Dr. David Frawley y Dr. Vasant Lad

# Guía de plantas medicinales

## Uso y combinación según el ayurveda

Ediciones Ayurveda

**Colección Ayurveda**
GUÍA DE PLANTAS MEDICINALES
*Dr. David Frawley y Dr. Vasant Lad*

1.ª edición: febrero de 2022

Título original: *The Yoga of Herbs, An Ayurvedic Guide to Herbal Medecine*

Traducción: *Edith Zilli*
Maquetación: *Carme Esteve*
Diseño de cubierta: *TsEdi, Teleservicios Editoriales, S. L.*



Edita: Ediciones Obelisco, S. L.
Collita, 23-25. Pol. Ind. Molí de la Bastida
08191 Rubí - Barcelona - España
Tel. 93 309 85 25
E-mail: info@edicionesobelisco.com

ISBN: 978-84-120755-5-7
Depósito Legal: B-1.668-2022

Impreso en los talleres gráficos de Romanyà/Valls S. A.
Verdaguer, 1 - 08786 Capellades - Barcelona

*Printed in Spain*

*Este libro está dedicado a Lenny Blank, gracias a cuyo esfuerzo, dirección, revisión y perseverancia pudo iniciarse y acabarse, como un fruto más de su continuo empeño por contribuir a la difusión del ayurveda en Occidente.*

# Índice

# Agradecimientos

A Santosh Krinsky, por su constante apoyo, sin el cual este libro no se hubiera realizado.

A Lavon Alt, mecanógrafa y herbolaria, que además de realizar el índice de la obra original contribuyó a su organización.

A Angela Werneke, artista y autora de la producción artística contenida en el libro original, incluyendo la cubierta y las ilustraciones. El trabajo de Angela ha realzado en gran manera la calidad del libro.

A Mina Yamashita, diseñadora de la obra original.

A Ed Tarabilda, por su aportación en la generación de ideas para la realización de este libro.

A Gerald Hausman, editor de la obra original.

A Laura Ware, editora adjunta de la obra original.

# PREFACIO

El término «yoga» tiene muchos significados tradicionales. En ayurveda, la ciencia médica de India, yoga hace referencia al «uso correcto» y «combinación correcta» de las plantas. Así pues, se denomina «yoga» a la combinación especial de sustancias destinadas a producir un efecto específico en el cuerpo o la mente.

Este uso coordinado o integrado de las plantas está basado en la antigua ciencia ayurvédica de la energética de las plantas. El ayurveda cuenta con un sistema para determinar el potencial y las cualidades de las plantas según las leyes de la naturaleza, y para poder utilizarlas objetiva y específicamente según las enfermedades de cada individuo. El uso yóguico de las plantas implica una aplicación armónica de sus potenciales.

En este libro se aplica por primera vez la herbología ayurvédica a las plantas occidentales y también a un pequeño grupo de plantas específicas de Oriente, concretamente de India y China. El propósito de esta obra no es presentar el ayurveda como algo lejano, arcaico o extraño, sino proponer una herbología de aplicación práctica.

Vivimos en una época muy especial y a la vez peligrosa en que una nueva cultura global lucha por nacer. La integración de la cultura y el conocimiento humanos es, por lo tanto, un desafío de nuestro tiempo. Es esencial que este proceso también se realice en el campo de las ciencias de la salud. Curar implica siempre unir. Si no podemos integrar nuestros conocimientos de salud, ¿cómo seremos capaces de conseguir la unidad entre nosotros, seres humanos?

El ayurveda es un sistema eterno que integra ocho ramas de sanación que van desde las plantas hasta la cirugía y la psicología. Como tal, ofrece un punto de unión, que es su mismo fundamento: el conocimiento espiritual de los sabios videntes indios y la conciencia cósmica en la que vivieron.

La presente obra no expone tan solo el conocimiento tradicional ayurvédico, sino que intenta ofrecer un ayurveda vivo, con aplicaciones creativas y prácticas para las circunstancias siempre cambiantes. Se trata de una unión entre Este y Oeste, resultado de la colaboración de un oriental, con un profundo conocimiento de Occidente, y de un occidental, con un amplio conocimiento de Oriente. Es nuestro deseo más profundo transmitir este espíritu de integración y colaboración.

Cuando se quiere aplicar el ayurveda en Occidente, ocurre que no se puede hacer un uso práctico de sus medicinas más tradicionales, bien porque numerosas plantas no están al abasto, bien porque contienen sustancias minerales especiales que requieren una larga y dificultosa preparación. Por consiguiente, este libro surge como un vehículo para que pueda aplicarse el conocimiento sanador del ayurveda a las sustancias que nos son más cercanas y que tienen unos efectos secundarios mínimos.

Al mismo tiempo, hemos intentado mantener la integridad del sistema ayurvédico de curación. Con este fin, incluimos los efectos especiales que producen las plantas en la mente, y los profundos aspectos espirituales y psicológicos de la sanación. La herbología forma parte de este amplio contexto de curación y si estos aspectos profundos de la vida humana no son tenidos en cuenta, ningún proceso de curación puede ser realmente efectivo.

Los términos sánscritos han sido reducidos al mínimo indispensable, y se proporciona al lector unas traducciones fáciles de entender. Para una aclaración más detallada de algunos conceptos médicos, el lector puede consultar *Ayurveda, la ciencia de curarse uno mismo.*

La clasificación de las plantas occidentales según la energética oriental no es algo que pueda establecerse de forma definitiva. Incluso en el ayurveda hay disparidad de criterios entre los diferentes autores en cuanto a la clasificación de las plantas.

Así pues, cualquier comentario o crítica en lo que a esto concierne será bien recibido, e invitamos a quienes quieran unirse a nosotros en este trabajo a contactarnos.

Es nuestro deseo expresar la más profunda gratitud a los numerosos amigos, estudiantes y personas en general que han contribuido con su ayuda e inspiración a la realización de este libro; y también a todos aquellos que realizan una labor análoga. Que sus trabajos sean fructíferos.

DR. DAVID FRAWLEY Y DR. VASANT LAD
SANTA FE DE NUEVO MÉXICO, MAYO DE 1986

# Prólogo

Como herbolario con más de dieciocho años de experiencia en el uso de plantas occidentales, chinas y ayurvédicas, hace tiempo llegué a la conclusión de que si no tenemos en cuenta el conjunto de la energética de las plantas y los alimentos en relación con las diferencias constitucionales de cada individuo, estamos abocados a un tremendo fracaso y a resultados poco consistentes. Tal enfoque nos impide extraer amplias conclusiones útiles, necesarias para la prevención y cura de las enfermedades. Para ello, la bioquímica por sí sola no es suficiente.

Mucho es lo que pueden compartir los antiguos métodos de curación de Oriente y los de la ciencia occidental. Algunos, imbuidos de la perspectiva científica occidental, creen que el nuestro es el más adelantado y, por supuesto, el único camino verdadero. Nos equivocamos al no querer reconocer la existencia de sistemas médicos en India y en China plenamente desarrollados y definidos teóricamente, cuya efectividad está probada desde hace más de 3.000 años. Los nuestros, sin embargo, se han desarrollado hace solo unos cientos de años.

La medicina ayurveda es, sin duda, uno de los sistemas más antiguos, con una base teórica coherente y una aplicación clínica práctica. En su ancestral pozo de profunda sabiduría de la sanación vertieron sus mejores ideas y descubrimientos algunos de los más grandes doctores y sabios. Sin embargo, para poder apreciar plenamente el néctar de esta sabiduría de la curación oriental, los occidentales hemos de traspasar el proceso lineal y literal del pensamiento para entrar en un razonamiento de carácter no lineal. Además, es necesaria una perspectiva basada en una visión intuitiva del «todo», más que en la visión microscópica de la ciencia contemporánea.

La fuerza del ayurveda radica en su amplia visión que todo lo abarca, en la interrelación dinámica de los procesos fisiológicos y orgánicos y los factores externos –incluidos el clima, el trabajo y la dieta– junto con los estadios emocionales internos. Por el contrario, la ciencia occidental se ha desarrollado a partir de un punto de vista más particular, basado en una estructura molecular y química específica. Resulta paradójico que ambos procedimientos sean capaces de describir la misma situación de maneras tan diferentes y con criterios tan diametralmente opuestos.

En la actualidad, muchas personas se sienten atraídas por la herbología y los métodos de curación orientales, porque sus procedimientos les ofrecen la promesa de una terapéutica suave, a la par que rápida y poderosamente efectiva, con unos mínimos peligros en cuanto a los efectos secundarios. Creen, muy acertadamente, que la enfermedad no surge como un fenómeno arbitrario, sino por unas determinadas razones que si se llegan a conocer, ayudan a alcanzar la curación y, lo que es más importante, a evitar una recaída.

El ayurveda, con su *tridosha* o sistema de los tres humores, permite una completa comprensión de la razón de la salud en términos de equilibrio metabólico. La enfermedad es considerada, sencillamente, un desequilibrio entre la energía del sistema nervioso (*vata*), la energía del sistema catabólico (*pitta*) y la energía nutritiva del sistema anabólico (*kapha*). Todos los alimentos y experiencias vivenciales tienen un efecto en la totalidad del equilibrio de los respectivos humores. Esto se demuestra cuando al equilibrar la dieta se alivian muchos problemas de salud (desafortunadamente, la mayoría de doctores occidentales con una formación médica occidental no considera que esto sea un dato).

Las plantas se administran como «alimentos especiales» para eliminar los excesos y fortalecer las deficiencias. Aunque puedan causar un poderoso impacto nutritivo en un cuerpo debilitado, su acción dinámica es la de estimular unas funciones orgánicas en particular. Este es el aspecto energético menos visible de las plantas y, de hecho, de todas las medicinas, fármacos y alimentos, y requiere ser conocido. Aparte de su función específica, una medicina o un alimento tiene un efecto más general en aquellas personas que están más predispuestas, puede aumentar o disminuir el metabolismo y estimular o sedar las energías nerviosas, nutritivas y catabólicas que integran el sistema humoral tridosha.

El error fundamental de la medicina occidental consiste en tratar la enfermedad en lugar del paciente. Si las medicinas se prescribieran con sensibilidad, de acuerdo con la naturaleza individual de cada persona, de la misma manera que se prescriben las plantas en los sistemas de curación orientales, podrían evitarse muchos efectos secundarios. El valor del uso de las plantas y de los alimentos se basa sobre todo en su efecto relativo no específico o en su suavidad. Si alguien hace un uso incorrecto de una planta los resultados son relativamente menores y actúan, por lo general, en el corto período de un día, que es el tiempo que tarda el cuerpo en eliminar los residuos de las plantas del sistema. En cambio, resulta más difícil si se trata de medicamentos sintéticos o extractos concentrados. El hígado puede ser incapaz de eliminar totalmente una medicina de los tejidos y células del cuerpo porque no ha podido descifrar cómo neutralizarla, ya sea para su asimilación o para su eliminación. Incapaz de procesar totalmente la sustancia, esta se almacena en el hígado y en los tejidos, o bien circula por el cuerpo, creando una carga tóxica que altera los necesarios procesos orgánicos fisiológicos.

Antes de conocer plenamente los beneficios de la curación mediante la medicina ayurveda o china –ambos sistemas «energéticos» de curación– todos los alimentos y plantas han de ser clasificados y conocidos en cuanto a sus extensos efectos energéticos sobre los procesos metabólicos. Creo que el libro de los doctores Lad y Frawley ofrece por primera vez, con gran éxito, una clasificación que incluye las plantas occidentales y las comunes a ambas culturas, oriental y occidental. Es una coincidencia que este manuscrito cayese en mis manos justo cuando casi acababa de completar mi propia investigación de clasificación de plantas occidentales según el sistema energético tradicional chino. Es también fascinante ver cómo, en muchos casos, el método de clasificación utilizado por ellos y el mío coinciden en la interpretación de su base energética.

Al escribir un libro de tal importancia, los doctores Lad y Frawley han realizado sin duda una valiosa y única contribución al cuidado natural y alternativo de la salud. Quizá todavía tenga que transcurrir algún tiempo para que la mayoría de personas aún no iniciadas en el conocimiento ayurvédico pueda comprobar los beneficios prácticos de un trabajo tan original. Sin embargo, se trata simplemente de la diferencia entre un trabajo aleatorio y el desarrollo de una herbología sanadora consistente y válida.

Este libro servirá no solo para dar a conocer por primera vez a los occidentales el gran valor práctico de la medicina ayurveda, sino también, y como resultado posterior, para aportar mayor eficacia a la herbología occidental. Creo que cualquier persona que esté interesada en el estudio de las plantas tendría que leerlo con detenimiento, tanto si le atrae la herbología occidental como la china o la medicina ayurveda.

MICHAEL TIERRA, HERBOLARIO<br>SANTA CRUZ, CALIFORNIA, ABRIL DE 1986

# 1
# Herbología: Oriente y Occidente

En Oriente y Occidente, las plantas fueron el principal agente medicinal de las terapias tradicionales y holísticas. En Oriente, sobre todo en India y China, se desarrolló una extensa y compleja ciencia herbaria. La medicina herbaria, que se originó a partir de la visión de hombres que compartían un conocimiento espiritual, se fue refinando a lo largo de miles de años de experiencia. En este sentido, el ayurveda cuenta probablemente con la más antigua, visionaria y desarrollada ciencia en el mundo de la medicina herbaria. Un sistema tan plenamente desarrollado no necesita refinamiento, sino más bien traducción y adaptación. Este libro surge con la idea de trasladar la antigua ciencia herbaria del ayurveda a nuestras necesidades modernas.

Habrá quien opine que la medicina herbaria de India no es relevante ni aplicable a nosotros en la actualidad, ya que se trata de un sistema antiguo y tradicional, impregnado de religión y superstición. Otros quizá crean que la mayoría de sus plantas son tropicales y por tanto difíciles de obtener, de escaso valor en nuestro clima o en nuestro medio ambiente. Al mismo tiempo, somos muchos los que nos damos cuenta de la necesidad de incorporar un enfoque espiritual/psicológico a la terapia. Dado que a los desequilibrios emocionales suelen seguirles enfermedades físicas, es posible que el uso espiritual de las plantas en la tradición india sea de particular importancia en nuestra sociedad desequilibrada.

Lejos de ser inadecuada y estar desfasada con el mundo actual, la medicina ayurveda es ahora más necesaria que nunca.

Mientras que algunas plantas de uso ayurvédico no tienen su equivalente en la herbología occidental, muchas otras plantas occidentales comunes como el mirto, el agracejo y el cálamo son también usadas de manera habitual en India, y el ayurveda tiene información muy útil sobre ellas. Algunas plantas ayurvédicas especiales, como ashwagandha y haritaki, pueden ser incorporadas al herbario occidental, así como el ginseng y el tang kuei, de origen chino, o el gotu kola, que originalmente provenía de India y que actualmente es muy utilizado en Estados Unidos de América. Muchas plantas ayurvédicas son especias comunes: jengibre, cúrcuma, cilantro y fenogreco. Se puede reunir una impresionante farmacología de plantas ayurvédicas solo con las plantas y especias comúnmente disponibles.

Ayurveda significa «ciencia de la vida». No se trata de medicina hindú ni tampoco hay que considerar que su herbología es una herbología india. Es una ciencia del vivir que abarca la totalidad de la vida y que relaciona la existencia del individuo con la del Universo. Como tal, es amplia e incluye la vida entera y cuantos métodos conducen a una mayor armonía con ella.

El ayurveda no es de Oriente o de Occidente, de tiempos antiguos o modernos, constituye una unidad con la totalidad de la vida, un conocimiento que pertenece a todos los seres vivos; no es un sistema que se imponga, sino al contrario, es un recurso que se puede elegir libremente y adaptar a las necesidades únicas del individuo en su entorno particular.

La herbología ayurvédica no solo nos proporciona plantas específicas, sino también una forma de entender todas las plantas. El ayurveda nos invita a franquear las barreras entre los seres humanos. Para que se desarrolle la nueva era que está por llegar, tiene que darse un intercambio de los conocimientos curativos. Pero tiene que encontrar su lugar en el mundo inmediato de hoy en día. Y este es el propósito de la presente obra.

# 2
# Manifestación de la conciencia en las plantas

*La esencia de todos los seres es la Tierra.*
*La esencia de la Tierra es el Agua. La esencia del Agua*
*son las plantas. La esencia de las plantas es el ser humano.*
CHANDOGYA UPANISHAD I, 1. 2.

La evolución es una manifestación de los potenciales latentes. En cada ser está contenido todo. En la semilla está el árbol; en el árbol, el bosque. Por tanto, la inteligencia se halla implícita en todas las áreas de la naturaleza y no solo en nuestro egocéntrico mundo humano. Otra manera de decirlo es que la conciencia existe en todas las formas de vida. Es la base misma de la creación, su capacidad de evolución. Vida, creación y evolución son etapas de la manifestación de la conciencia. No hay nada en la existencia que no tenga sentimientos, nada que sea profano o no espiritual, no hay nada en el cosmos que tenga un único valor. La vida implica relación, interdependencia, interrelación, un sistema de mutua nutrición y mutuo amor, no tan solo en lo físico sino también en lo psicológico y espiritual.

La conciencia, sin embargo, no es mero pensamiento, y mucho menos intelecto o razón. Es la sensación de estar vivo y de estar relacionado con toda forma de vida. La conciencia como sensación pura ya existe en la planta y se esconde en la roca, incluso en el propio átomo.

La atracción y la repulsión elementales son similares al amor y al odio, al agrado y al desagrado. Por esta razón, los antiguos videntes de India opinaban que solo existe el Ser; que la unidad es la base de toda existencia: que la unidad de la vida es la unidad de la conciencia.

Con esto quisieron decir que cada ente viviente es sensible, que todo es, en el sentido de conciencia, humano. La auténtica humanidad, que es el sentimiento humano por todo lo que es vida, está en el corazón de toda vida. A veces, las plantas y los animales parecen tener más este sentimiento cuidadoso que algunas personas, que se han quedado atrapadas en su aislado sentido de humanidad. Solo cuando llegamos a considerar todas las cosas como seres humanos somos capaces de conocer una existencia verdaderamente humana. Esta es la lección que nos enseñan los vegetales y las plantas, cuya existencia se basa en la unidad de la naturaleza, y mediante la cual quizá podamos volver a entendernos a nosotros mismos.

El hombre es un microcosmos en el que están contenidos los reinos mineral, vegetal y animal de la naturaleza. En la planta está el potencial del ser humano. De forma inversa, en el ser humano está oculta también la estructura energética subyacente de la planta. Podríamos decir que nuestro sistema nervioso es como un árbol cuya esencia vegetal es humana. Por lo tanto, las plantas pueden comunicarse directamente con esa esencia del sentimiento, que es lo que hace verdadero al ser humano.

El reino vegetal existe para que el sentimiento se manifieste. En el plano vegetal, el sentimiento existe de una forma pura y pasiva. El reino humano y el reino animal lo manifiestan de una forma más activa, más separada y, a menudo, con menos belleza. La conciencia en las plantas está en un nivel primario de unidad; por tanto, es más psíquica, más telepática.

Las formas de vida son estaciones que reciben y transmiten fuerzas, mediante las cuales todo se nutre. Todo existe para alimentar a los demás y, a cambio, ser alimentado. De esta manera cada reino natural sirve para transmitir y recibir vida; vida que está implícita en la luz y en la transmisión de fuerzas estelares y astrales.

La tierra es como un gigantesco receptor o una estación de radio que inhala y exhala fuerzas cósmicas y estelares, la esencia absorbida de lo que crece y se desarrolla como vida. Estas fuerzas no solo son materiales, sino que contienen energías sutiles de naturaleza oculta o espiritual. Las plantas transmiten los impulsos vitales-emocionales, la fuerza vital oculta en la luz. Este es el regalo, la bendición, el poder de las plantas.

Las plantas nos brindan el amor, el poder nutritivo del Sol, que es la misma energía de las estrellas, de la luz. Estas energías cósmicas que emanan de las plantas nutren, sustentan y hacen crecer nuestro cuerpo astral. De esta forma, la existencia de las plantas es una gran ofrenda, un sacrificio. Nos ofrecen no solo su propio poder nutritivo, sino la luz misma y el amor de las estrellas, del cosmos, como mensajeras suyas que son. Nos aportan la luz universal para que podamos participar de la vida universal. Existen para sustentarnos tanto física como psicológicamente. Nuestros sentimientos son, por consiguiente, nuestras propias plantas internas, nuestras propias flores internas. Crecen de acuerdo con nuestra percepción de la naturaleza de la vida.

La creación es luz. En los *Vedas*, las antiguas escrituras de India, el gran dios Agni, el principio del fuego, la clarividente Voluntad Divina, construye los mundos y hace de toda la creación una sucesión de autotransformaciones.

Las plantas existen para transmutar la luz en vida. Los seres humanos existen para transmutar la vida en conciencia, amor. Estas tres manifestaciones –luz, vida y amor– son una, cada una expresión de la otra, tres dimensiones de la misma existencia. Las plantas transmutan la luz en vida a través de la fotosíntesis. El ser humano transmuta la vida en conciencia por medio de la percepción. Mediante la percepción directa, el que ve es el visto, el observador es el observado. La palabra sánscrita para planta, *osadhi*, significa literalmente «receptáculo o mente», *–dhi–*, donde está la transformación ardiente, *–osa*. En los *Vedas* esto no solo se refiere a las plantas, sino a todas las entidades de la creación.

El ser humano es la planta de la conciencia. La planta, que efectúa un proceso similar en un «nivel más bajo» de evolución, alimenta nuestra mente y nuestro sistema nervioso para favorecer este proceso. Como es abajo, es arriba; todo el universo es una metamorfosis de la luz.

En el mundo exterior, un Sol central es la fuente de vida y de luz. En el mundo interior, un sol central es también la fuente de vida. Este sol interior es nuestro verdadero Yo, lo que los antiguos llamaron Purusha o Atman. Las plantas nos brindan la comunión con la energía del Sol exterior, mientras que nuestra planta interior, nuestro sistema nervioso, nos lleva a la comunión con el sol interior. Estableciendo el nexo correcto entre la planta exterior y la interior se completa el circuito de la luz y la vida y se crea el libre fluir de la conciencia donde la mente es liberada, unidos el Sol con el sol, fundido lo externo con lo interno, creándose una fiesta de la alegría de vivir.

El uso correcto de la planta o hierba, mediante el cual se libera su verdadera energía, implica una comunión con ella. Cuando constituimos una unidad con la planta, esta vitaliza nuestro sistema nervioso y vigoriza nuestra percepción. Esto significa valorar la planta como algo sagrado, como un medio de comunión con la naturaleza. Cada planta, como un mantra, nos ayudará a actualizar el potencial de vida cósmica de la que es representativa.

Por esta razón, desde la antigüedad, muchas personas han sentido un gran respeto por el reino vegetal. No se trata de un temor supersticioso, ni de una mera sensibilidad hacia la belleza, sino de la plena convicción del poder que las plantas nos ofrecen. Su fuerza no se recibe simplemente al ingerirlas, sino como resultado de nuestra total comunión con ellas.

Antiguamente, en India, los sabios abordaban la curación y las plantas con esta misma conciencia. Su ciencia no era experimental, sino una forma de participación directa. La experimentación implica distancia, una división entre el observador y lo observado, sujeto y objeto. Su resultado es medido, interpretado, traducido. Al diseccionar el cuerpo, se pierde la penetración del alma. La percepción directa, o meditación, es la ciencia del yoga. El yoga permite que la esencia, la cosa en sí misma, se revele. Cuando esto sucede, se produce la total revelación del potencial material y espiritual.

Los videntes, mediante el yoga de la percepción, dejan que las plantas les hablen. Y las plantas les descubren sus secretos, muchos de los cuales son mucho más sutiles que los resultados que pueda revelar un análisis químico.

Si hoy nos acercamos a las plantas de la misma manera, no como objetos para engrandecernos, sino como partes integrantes de nuestra propia unidad, el valor verdadero de la planta florecerá para nuestro uso desinteresado.

Por consiguiente, llegar a ser un buen herbolario, significa convertirse en vidente. Esto quiere decir ser sensible al Ser de las plantas, para comulgar con la planta-luz del universo en estado de conciencia receptiva. Es aprender a escuchar cuando la planta nos habla, conversar con ella como si fuera otro ser humano y considerarla un maestro.

# 3
# Antecedentes de la medicina ayurvédica

## Antecedentes espirituales

Para poder comprender la perspectiva ayurvédica de las plantas, hay que conocer el sistema básico del ayurveda, que es una ciencia sanadora completa que incluye los aspectos físicos, psicológicos y espirituales de la vida.

Los antiguos videntes de India percibieron dos principios fundamentales de la existencia: Purusha o Espíritu Primordial, que es el principio de la capacidad sensitiva de la conciencia, y Prakruti o Gran Naturaleza, que es el principio de la creatividad. La unión de ambos, Espíritu y Materia, da origen a todas las cosas.

Sin embargo, estos dos principios se convierten también en uno, el primordial Dos-en-Uno, la Conciencia y su fuerza creadora y ejecutiva, Shiva-Shakti. En todas las cosas está la esencia, la individualidad, la conciencia (Purusha). En todas las cosas está también el poder de manifestación, la capacidad del despliegue creativo (Prakruti).

De la unión inicial de estas dos grandes fuerzas nace la Inteligencia Cósmica, Mahat, que contiene la semilla de toda manifestación. Inherentes a Mahat están todas las leyes de la naturaleza.

La Inteligencia Cósmica también existe en el ser humano como la inteligencia del individuo. Como tal, se denomina *buddhi*, y al despertarla y desarrollarla plenamente uno se ilumina, se convierte en un *buda*. Buddhi es nuestra capacidad de percepción, nuestra habilidad para discernir lo real de lo irreal.

Pero esta inteligencia, en su evolución hacia formas materiales, puede generar el ego, el sentimiento del yo separado o *ahamkara*. Es el principio de la división, ya que solo nuestro sentimiento de un ego aislado es el que nos separa de la unidad de la vida.

A su vez, el ego da lugar a la mente condicionada o conciencia condicionada, llamada *manas* que, como sentido de la propia conciencia, crea un campo protector de pensamiento alrededor de sí mismo, al cual queda ligado.

Por último, esto nos une al inconsciente colectivo llamado *chitta*, el almacén de pensamientos de las mentalidades limitadas. Por culpa de chitta, permanecemos bajo la influencia de latencias, compulsiones e impulsos de los estadios tempranos de la evolución, lo que nos lleva al camino de regreso al reino animal o incluso a otro anterior.

El ayurveda aspira a una vida en armonía con la Inteligencia Cósmica, por la que nuestra propia inteligencia se perfeccione y mediante la cual podamos retornar a la unidad con la naturaleza y, a través de esta, a nuestro verdadero ser y espíritu, Purusha. Este es el origen espiritual del ayurveda, el mismo que el del yoga, y la base de la psicología ayurvédica.

Es necesario el despertar de la inteligencia, en la que vamos más allá del dominio del ego. El ego es la base de toda desviación de la naturaleza. La salud, *prakruti*, es natural. La enfermedad, *vikruti*, es artificial. Por eso la mayoría de las enfermedades, excepto las causadas de forma natural por el paso del tiempo, proviene del desequilibrio psicológico nacido de una conciencia propia superflua.

## Los tres *gunas*

Prakruti está compuesta de tres cualidades básicas, tres atributos primordiales (llamados *gunas* en sánscrito): *sattva*, el principio de la luz, la percepción, la inteligencia y la armonía; *rajas*, el principio de la energía, la actividad, la emoción y la turbulencia y *tamas*, el principio de la inercia, la oscuridad, la apatía y la resistencia.

## La evolución cósmica

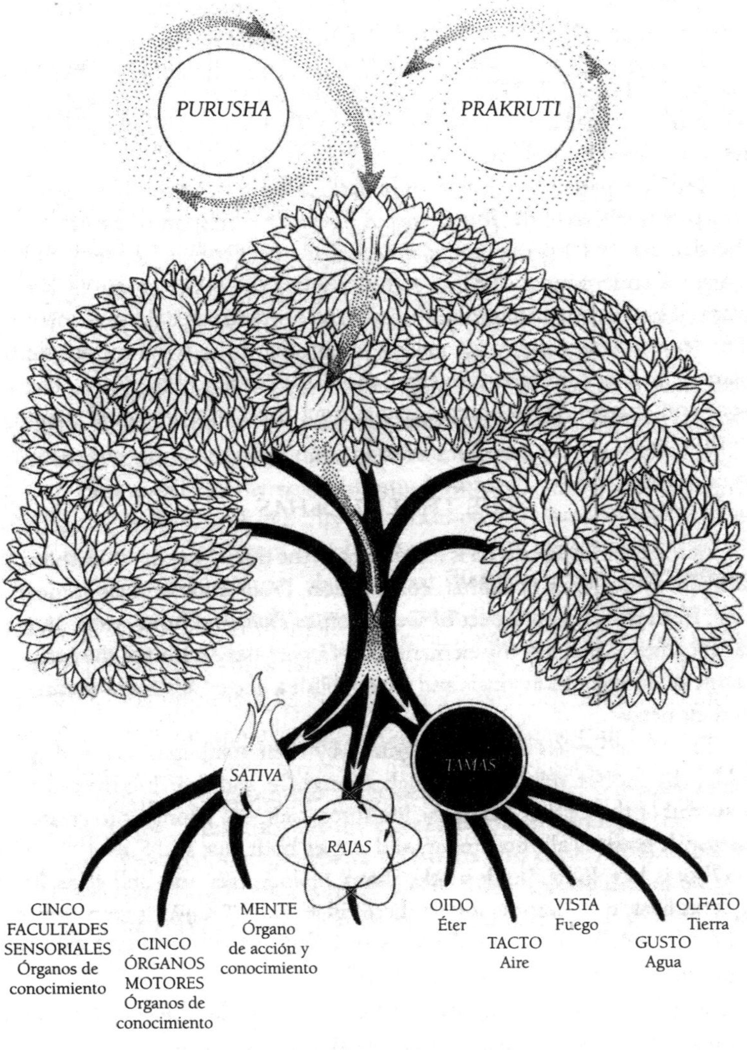


La flor abierta representa la inteligencia cósmica.
La flor cerrada representa el ego

Si bien las tres cualidades son necesarias en la naturaleza, sattva es la cualidad propia de la mente. Rajas y tamas, en la mente, se convierten en impurezas que debilitan el poder de percepción.

Las personas en las que predomina sattva valoran la verdad, la honestidad, la humildad y el bien de todos. Aquellos en los que predomina rajas valoran más el poder, el prestigio, la autoridad y el control. Los dominados por tamas se ven atrapados por el temor, el servilismo, la ignorancia y las fuerzas decadentes.

Por lo tanto, es importante seguir un estilo de vida predominantemente sátvico. Como estas tres cualidades existen en todo carácter, es conveniente utilizar ante todo alimentos y plantas sátvicos. El ayurveda clasifica las plantas de acuerdo con los tres gunas.

Ello no significa que no deban usarse aquellas de naturaleza rajásica o tamásica. Así pues, como sattva es el equilibrio entre rajas y tamas, las plantas rajásicas pueden tomarse para corregir una condición tamásica o viceversa. Pero el valor intrínseco de las plantas sátvicas es el de fomentar el desarrollo de la mente.

## Los cinco elementos

De los tres gunas surgen los cinco elementos. De sattva, que está compuesto de claridad, proviene el elemento éter. De rajas, que está compuesto de energía, proviene el elemento fuego. De tamas, que está compuesto de inercia, proviene el elemento tierra. De sattva y rajas surge el sutil y móvil elemento aire. Y de rajas y tamas surge el agua, por la combinación de movilidad e inercia.

Estos elementos constituyen los cinco estadios de la materia: sólido, líquido, radiante, gaseoso y etéreo, que definen las cinco densidades de las sustancias, la materia visible e invisible del universo. Tienen correspondencias psicológicas que indican estados mentales y cualidades de las emociones.

Las cinco partes de las plantas en ayurveda, *panchangam*, nos muestran cómo la estructura de la planta está relacionada con los cinco elementos. La raíz corresponde a la tierra, ya que es la parte más baja y densa, que conecta con este elemento. El tallo y las ramas corresponden al agua, ya que transportan el agua o savia de la planta. Las flores corresponden al fuego, ya que manifiestan luz y color. Las hojas corresponden al aire, ya que el aire mueve con ellas la planta. El fruto corresponde al éter, esencia sutil de la planta. La semilla contiene los cinco elementos y tiene en sí misma el potencial completo de la planta.

## Los tres *doshas*

El núcleo central del ayurveda es su concepto de los tres *doshas* o los tres tipos básicos de la constitución humana. Del éter y del aire proviene *vata*, del fuego y de un aspecto del agua proviene *pitta*, y del agua y de la tierra proviene *kapha*. Según los elementos y doshas, se determina la naturaleza básica de las personas y se establece una línea de tratamiento única para sus necesidades.

Los tres doshas pueden reconocerse por sus atributos. Vata es seco, frío, ligero, móvil, sutil, duro, áspero, cambiante y claro. Es el más poderoso de los doshas, es la fuerza vital misma, el que más enfermedades puede provocar. Rige todo movimiento y transporta pitta y kapha.

Pitta es caliente, ligero, fluido, sutil, penetrante, maloliente, suave y claro. Rige el calor, la temperatura y todas las reacciones químicas. Kapha es frío, húmedo, pesado, lento, embotado, estático, liso, denso y turbio. Mantiene la sustancia, el peso y la cohesión del cuerpo.

Vata, en su estado natural, sostiene la energía de la voluntad, la inhalación, la exhalación, el movimiento, la descarga de los impulsos, el equilibrio de los tejidos, la agudeza de los sentidos. Si se agrava causa sequedad, pigmentaciones oscuras, deseo de calor, temblores, distensiones abdominales, estreñimiento, pérdida de fuerza, insomnio, pérdida de agudeza sensorial, incoherencia en el habla y fatiga.

Pitta, en su estado normal, es responsable de la digestión, el calor, la percepción visual, el apetito, la sed, el lustre de la piel, la inteligencia, la determinación, el coraje y la tersura del cuerpo. Si se agrava, causa coloración amarillenta en la orina, las heces, los ojos y la piel, y puede provocar hambre, sed, sensación de ardor y dificultad para dormir.

Kapha, en su estado normal, es responsable de la solidez y la estabilidad, del mantenimiento de los fluidos corporales, de la lubricación de las articulaciones y de las emociones positivas como la paz, el amor y el perdón. Si se agrava, produce pérdida de la capacidad digestiva, acumulación de flema y mucosidad, agotamiento, sensación de pesadez, palidez, escalofríos, flojedad en las extremidades, dificultad para respirar, tos y excesivas ganas de dormir.

Vata está ubicado en el colon, las caderas, los muslos, las orejas, los huesos y en el sentido del tacto. Su sede principal es el colon, donde se acumula, causa la enfermedad, y desde donde puede expulsarse directamente del cuerpo. Pitta se ubica en el intestino delgado, el estómago, el sudor, las secreciones sebáceas, la sangre, el plasma, y en el sentido de la vista. Su sede principal es el intestino delgado, donde se acumula, y desde donde puede expulsarse directamente del cuerpo.

Kapha está ubicado en el pecho, la garganta, la cabeza, el páncreas, las costillas, el estómago, el plasma, la grasa, la nariz y la lengua. Su sede principal es el estómago, donde se acumula causando enfermedades, y desde donde puede expulsarse directamente del cuerpo.

## Determinar la constitución individual

La constitución individual se adquiere al nacer y permanece constante durante toda la vida. Aunque hay tres tipos generales de constitución según el dosha predominante, existen también combinaciones y variaciones. Por ejemplo, pueden existir dos doshas en igualdad de fuerza. Las siguientes indicaciones no son para crear estereotipos sino solo para mostrar las cualidades extremas.

### Vata

Las personas que tienen una constitución vata tienden a ser físicamente poco desarrolladas. Tienen el pecho plano y sus venas y ten-

## SEDES DE VATA, PITTA Y KAPHA

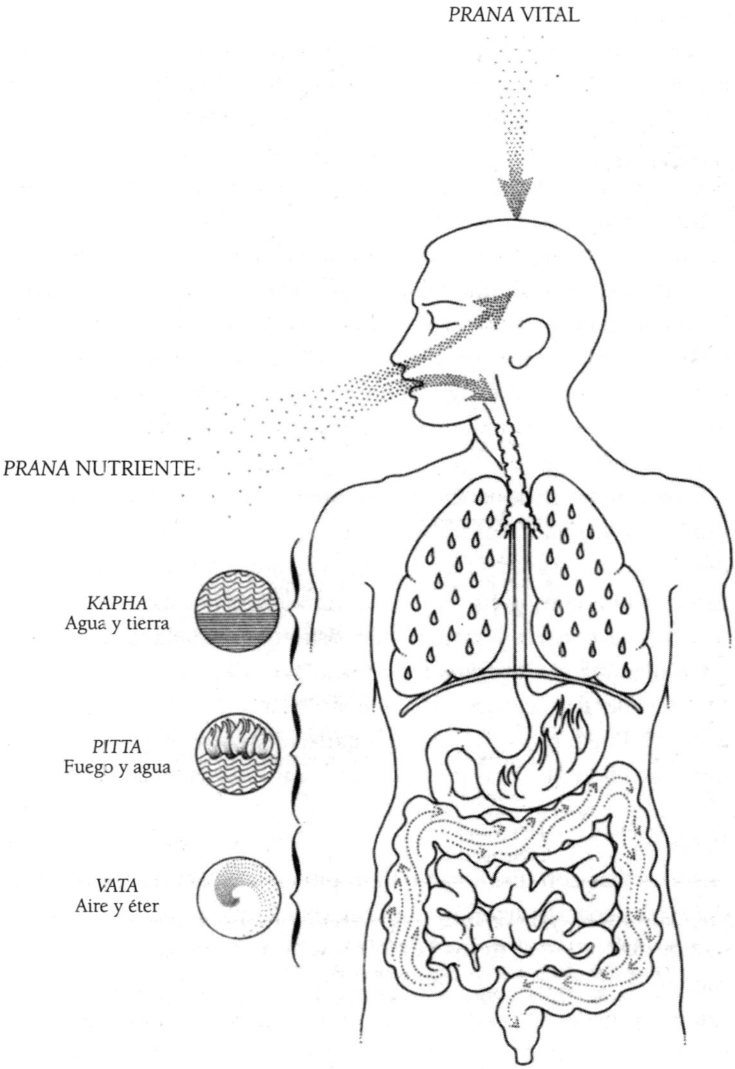

dones son visibles. Su cutis es de un tono marrón y su piel puede ser fría, áspera, seca y agrietada. Tienen pocos lunares y estos tienden a ser oscuros.

Las personas vata son, en general, altas o bajas, con cuerpos delgados que muestran articulaciones prominentes debido a su escaso desarrollo muscular. Su pelo es a menudo rizado y escaso, y las pestañas son finas. Los ojos pueden ser pequeños, activos, quizás hundidos o con falta de brillo y la conjuntiva seca y algo oscura. Las uñas pueden ser quebradizas o ásperas; la nariz puede estar torcida o ser respingona. Fisiológicamente, tienen el apetito y la digestión variables. A veces son capaces de comer sin problema una comida copiosa, y otras veces están totalmente faltos de apetito. Prefieren las bebidas calientes. La producción de orina tiende a ser escasa y las heces son secas, duras o escasas; tienen tendencia al estreñimiento. No suelen sudar demasiado. Su sueño es ligero, agitado y de corta duración. Sus manos y pies suelen estar fríos.

Dichos individuos suelen ser creativos, activos, despiertos e inquietos. Hablan rápido, se mueven y andan deprisa, pero pueden fatigarse o cansarse fácilmente. Psicológicamente se caracterizan por una comprensión mental rápida, pero a menudo poseen una memoria corta y pueden ser distraídos. Se adaptan con facilidad al cambio, pero pueden mostrarse indecisos o impacientes. Por lo general, necesitan desarrollar la resistencia, la confianza y la audacia. Pueden pensar y preocuparse en exceso, están a menudo nerviosos y lo que más les afecta es el miedo y la ansiedad.

### Pitta

Las personas con una constitución pitta suelen ser de estatura media y de peso, desarrollo y musculatura moderados. Su pecho no es tan plano como en las personas vata, y en ellos es visible una moderada cantidad de venas y tendones. Pueden tener muchos lunares o pecas, de color azulado o marrón rojizo. Sus huesos no son tan prominentes como en los tipos vata.

Tienen el cutis cobrizo, amarillento, rojizo o blanco. Su piel es suave, caliente y con menos arrugas que la de los tipos vata. Tienen buen color y suelen ruborizarse. Su pelo es fino, sedoso, rojo o tirando a castaño y suelen presentar una tendencia a encanecer o quedarse calvos prematuramente. Sus ojos son grises, verdes o de un castaño cobrizo. Su globo ocular suele ser algo prominente y a menudo tienen mala vista. Su conjuntiva suele estar húmeda y ser de color cobrizo; tienen las uñas suaves y la nariz afilada y rojiza en la punta.

Desde un punto de vista fisiológico, las personas pitta tienen un buen metabolismo, buena digestión y un apetito excelente. Suelen ingerir comida y líquido en cantidad y disfrutan con las bebidas frías. Su sueño es de duración moderada e ininterrumpido. Sus heces son amarillentas, suaves y abundantes. Por lo común sudan mucho. Tienen la temperatura del cuerpo elevada y sus manos y pies acostumbran a estar calientes. No toleran bien el calor ni el sol. Psicológicamente, los tipos pitta tienen una buena capacidad de comprensión; son inteligentes, agudos y pueden ser buenos oradores. Emocionalmente tienden a la cólera, la envidia e incluso al odio. A menudo son ambiciosos y les gusta ser líderes.

### Kapha

Las personas kapha suelen tener cuerpos bien desarrollados. Tienden al exceso de peso. Su pecho es ancho y desarrollado; sus venas y tendones no son visibles a causa del grosor de la piel. Su desarrollo muscular es bueno y sus huesos no son prominentes.

El cutis de kapha suele ser claro, blanco o pálido. Su piel tiende a ser suave, aceitosa, húmeda y fría. Su pelo es grueso, oscuro, suave y ondulado. Sus ojos son densos, negros o de color azul; el blanco de su ojo es muy marcado, grande y atractivo. Su conjuntiva raramente es rojiza.

Desde un punto de vista fisiológico, las personas kapha tienen poco apetito pero es regular; su digestión es lenta y comen menos que las personas de otros tipos. Tienden a moverse lentamente. Sus heces suelen ser suaves, de color pálido y de evacuación lenta.

Su transpiración es moderada. Tienen el sueño profundo, largo y excesivo. Por lo general, tienen gran resistencia y vigor, y suelen sentirse sanos y satisfechos.

Psicológicamente, tienden a ser tolerantes, tranquilos, indulgentes y cariñosos. Su lado negativo es que son propensos a mostrar rasgos de codicia, apego, envidia y posesión. Son de comprensión lenta, pero definitiva. Aunque necesiten tiempo para entender algo, retienen lo aprendido.

#### Tabla de la constitución humana

Quienes deseen conocer su constitución general, pueden marcar la descripción de cada rasgo con la que más se identifiquen. Al final, súmense todas las letras. La letra que haya salido más veces les dará a conocer su dosha o constitución principal. La siguiente letra que haya salido con mayor frecuencia indicará el dosha secundario. Puede suceder que dos letras aparezcan en un número casi equivalente, lo que significará que se trata de una constitución dual (vata/pitta, vata/kapha, kapha/pitta). Ocasionalmente, las tres letras pueden darse en igual número, lo que significará que existe un tipo equilibrado o tridóshico.

## La constitución humana (prakriti)

Vata (V) – Pitta (P) – Kapha (K)

#### Complexión

V – delgado
P – desarrollo físico moderado
K – corpulento

#### Peso

V – bajo
P – medio
K – pesado

### Piel
V – seca, áspera, fría, marrón, negra
P – suave, grasa, caliente, blanca, rojiza o amarillenta
K – gruesa, grasa, fría, pálida, blanca

### Pelo
V – negro, seco, rizado
P – fino, graso, dorado, rojizo, con canas prematuras o calvicie
K – abundante, graso, ondulado, oscuro o claro

### Dientes y encías
V – saltones, espaciados, torcidos, encías retraídas
P – de tamaño medio, suaves, encías rosadas o sangrantes
K – fuertes, blancos, de encías grasas y rosadas

### Ojos
V – pequeños, secos, activos, castaños, negros
P – agudos, penetrantes, verdosos, grises o amarillentos
K – grandes, atractivos, azules, con pestañas espesas

### Apetito
V – variable, irregular
P – bueno, intenso, excesivo
K – lento pero regular

### Tendencia a la enfermedad
V – enfermedades del sistema nervioso, dolor
P – fiebres, infecciones, enfermedades inflamatorias
K – enfermedades del aparato respiratorio, mucosidad, edema

### Sed
V – variable
P – excesiva
K – poca

**Heces**
V – escasas, secas, duras, estreñimiento
P – suaves, aceitosas, diarrea
K – espesas, aceitosas, pesadas y lentas

**Actividad física**
V – muy activa
P – moderada
K – letárgica

**Mente**
V – intranquila, activa, curiosa
P – inteligente, agresiva
K – lenta, calmada, receptiva

**Tendencias emocionales**
V – miedoso, ansioso, inseguro
P – agresivo, irritable, celoso
K – avaricioso, apegado, egoísta

**Fe**
V – errática, cambiante
P – decidido
K – constante, leal

**Memoria**
V – memoria reciente buena, pero la remota es mala
P – aguda
K – lenta pero prolongada

**Sueños**
V – volando, en movimiento, inquieto, pesadillas
P – en color, apasionados, conflicto
K – románticos, sentimentales, acuosos, pocos sueños

**Sueño**
V – ligero, interrumpido
P – poco pero profundo
K – pesado, prolongado, excesivo

**Discurso**
V – rápido, inconsistente, errático, hablador
P – agudo, claro, cortante
K – lento, monótono, melodioso

**Relación con el dinero**
V – gasta rápida e impulsivamente
P – gasta moderada y metódicamente
K – gasta con lentitud, ahorra

**Pulso**
V – débil y suave como una serpiente
P – moderado como una rana
K – profundo, lento, deslizante como un cisne

**TOTAL V_______ P_______ K_______**

---

## Los tres doshas y las plantas

Los tres doshas existen en las plantas, como en toda la naturaleza. Las plantas kapha se caracterizan por un crecimiento exuberante, hojas y savia abundantes; son tupidas, pesadas, suculentas y contienen mucha agua. Las plantas vata tienen pocas hojas, son ásperas, de corteza agrietada, están torcidas, tienen ramas nudosas, tienden a crecer finas y altas y contienen poca savia. Las plantas pitta son de colores brillantes, con flores de gran viveza; de fuerza y savia moderadas, esta última puede ser venenosa o producir quemaduras.

De modo parecido, se pueden clasificar en doshas los suelos, climas, zonas geográficas y países. Gracias a esto podemos entender las formas de vida que producen y cómo se adaptan a ellas sus habitantes.

La raíz y la corteza de las plantas (que representan los elementos tierra y agua) tienden a actuar en las enfermedades kapha. Las flores (fuego) tienden a actuar en las enfermedades pitta. Las hojas y frutos (aire y éter) tienden a actuar en las enfermedades vata.

## Los tres doshas y el tratamiento de la enfermedad

Para utilizar las plantas o para aplicar de forma efectiva cualquier terapia, es necesario conocer la constitución de la persona y la naturaleza específica de la enfermedad. La medicina occidental y, hasta cierto punto, la herbología occidental carecen de esta ciencia de la constitución.

Una misma enfermedad puede darse en constituciones diferentes y por tanto debe ser tratada de una manera diferente. El asma, por ejemplo, puede ser producido por una alteración de kapha, exceso de agua en los pulmones; por una alteración de vata, hipersensibilidad nerviosa de los pulmones; o por una alteración de pitta, acumulación de calor húmedo en los pulmones. No puede aplicarse a cada caso el mismo tratamiento. El mero hecho de saber que cierta planta «actúa» en una determinada enfermedad no proporcionará una curación definitiva.

Por otro lado, el mismo problema constitucional, la misma alteración de un dosha, puede producir diferentes enfermedades que pueden tratarse de la misma manera: reduciendo el dosha agravado. Un exceso de vata, por ejemplo, puede manifestarse como un dolor ciático, artritis, estreñimiento, dolores de cabeza, sequedad de piel, gases e indigestión, que pueden aliviarse con una única línea de tratamiento.

Saber para qué enfermedad sirve una planta nos da una línea de referencia. Conocer la constitución en la que actúa nos ofrece otra línea de referencia en intersección con la anterior. Al considerar a ambas resulta más fácil determinar con precisión un tratamiento realmente efectivo.

## Los siete *dhatus* y *ojas*

El ayurveda clasifica las plantas de acuerdo con los tejidos (*dhatus*) en los que actúan. También incluye un conocimiento de plantas especiales y sustancias (minerales y metales) que actúan en los tejidos sutiles, incluyendo el tejido nervioso y el reproductor.

El semen o tejido reproductor es la esencia de todos los tejidos corporales y contiene no solo el poder de reproducción, sino el de rejuvenecimiento. La esencia del semen, la «crema» del cuerpo, se denomina *ojas*, que significa «lo que vigoriza». Ojas es, pues, la esencia del cuerpo, el extracto de todas las secreciones hormonales, y sostiene el sistema inmunitario.

La planta, como el ser humano y el mismo universo, se compone de forma similar de siete tejidos (*dhatus*) o siete planos. El jugo de la planta es su plasma. La resina de la planta es su sangre. La madera blanda el músculo. La goma es la grasa. La corteza corresponde a sus huesos. Las hojas son su médula y su tejido nervioso. Las flores y los frutos son su tejido reproductor. El árbol en flor muestra estos tejidos en su estado más desarrollado. El árbol es al mundo vegetal lo que el ser humano es al reino animal.

Los tejidos (*dhatus*) de la planta actúan en los correspondientes tejidos (*dhatus*) del cuerpo humano: su jugo actúa en nuestro plasma; la resina en nuestra sangre; la madera blanda en nuestros músculos; la goma en nuestra grasa; la corteza en nuestros huesos; las hojas en nuestra médula y nuestros nervios; las flores y los frutos en nuestros órganos reproductores. Las semillas de las plantas tratan las enfermedades congénitas y las disfunciones, por su afinidad con nuestra propia semilla y raíz congénita.

De la misma forma, las plantas poseen su propio ojas: la energía y el amor que hay en su sistema. Pueden, pues, transmitir ojas si se utilizan con amor. Los remedios preparados con amor, incluso sin «so-

## Los siete dhatus en las plantas

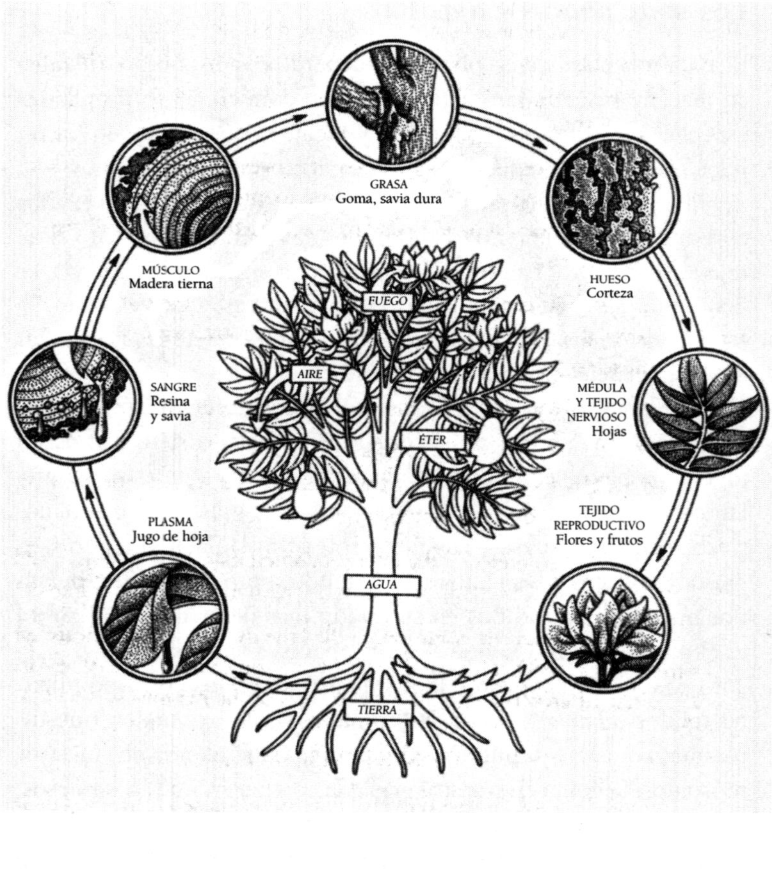

nido terapéutico», pueden hacer maravillas. El amor es la verdadera fuerza sanadora; las plantas y los otros recursos son meros vehículos.

Hay plantas especiales, como el ashwagandha, que contienen gran cantidad de ojas, y hay formas especiales de preparar las plantas que ayudan a transmitirlo directamente. Los mantras y la meditación son parte de ese proceso.

Podemos imaginar a la planta como a un ser humano y al ser humano como a una planta, ambos compuestos de siete dhatus. En la meditación armonizamos los tejidos de nuestro cuerpo con los enormes poderes sanadores de la naturaleza.

## Los cinco *pranas*

El concepto de fuerza vital es esencial en todas las tradiciones antiguas de sanación, como el concepto de *chi* en la medicina china. En el ayurveda, esta fuerza vital llamada *prana* tiene cinco variaciones funcionales. Las plantas se clasifican según dichos tipos de prana en los que actúan.

1. *Prana*: centrado en el cerebro, se mueve hacia abajo y rige la inhalación y la deglución. Se relaciona con la inteligencia, la capacidad sensorial y las funciones motoras, y ante todo con los sistemas nervioso y respiratorio.
2. *Vyana*: centrado en el corazón, actúa por todo el cuerpo; rige el sistema circulatorio y el movimiento de las articulaciones y los músculos.
3. *Samana*: centrado en el intestino delgado, rige el sistema digestivo.
4. *Udana*: centrado en la garganta, rige el habla, la energía, la voluntad, el esfuerzo, la memoria y la exhalación.
5. *Apana*: centrado en la parte inferior del abdomen rige la evacuación descendente de las heces, la orina, el semen, el fluido menstrual y el feto.

Los cinco pranas suelen denominarse comúnmente los cinco *vayus* (*vayu*, significa «aire o fuerza motivadora»). Son una quíntuple división de la fuerza vital y de su diferenciación funcional según su aporte de energía al sistema nervioso.

## Los sistemas corporales (*srotas*)

El ayurveda concibe el cuerpo humano compuesto por innumerables canales. Estos mantienen el metabolismo de los diversos tejidos y rigen su proceso de asimilación y eliminación. La enfermedad es, pues, una alteración en el flujo por dichos canales: flujo excesivo, flujo deficiente, flujo en una dirección errónea, por un canal erróneo o un bloqueo del flujo.

El principal factor de la enfermedad es el bloqueo del flujo en los canales. Esto puede ser causado por los humores biológicos vata, pitta o kapha, o por la acumulación de toxinas o *ama* (véase página 78). Es esencial para la salud y para la prevención de la enfermedad mantener el flujo correcto en los canales.

Algunos de estos sistemas son idénticos a los sistemas de la fisiología occidental; otros son similares al concepto de los meridianos en la medicina china. Las plantas se clasifican de acuerdo con los sistemas corporales de canales a los que afectan. Son los siguientes:

1. *Pranavaha srotas*: canales que transportan el aliento o el prana. Son similares al sistema respiratorio.
2. *Annavaha srotas*: canales que transportan los alimentos y que son esencialmente lo mismo que el sistema digestivo.
3. *Ambuvaha srotas*: canales que transportan el agua o que regulan el metabolismo hídrico y que son otro aspecto del sistema digestivo.

Estos tres primeros sistemas de canales rigen la ingestión de sustancias en el cuerpo. Los siete siguientes abastecen a los siete dhatus o tejidos corporales.

## La respiración de las plantas

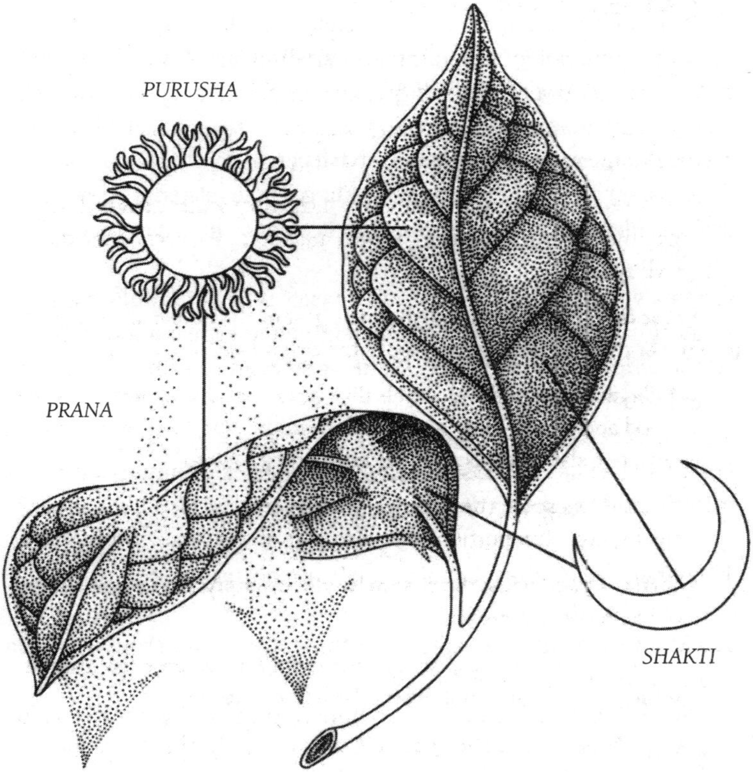


Las partes superiores y derecha de la hoja representan a Purusha, la fuerza masculina, y la energía solar que es la inhalación. Las partes inferiores e izquierda de la hoja representan a Shakti, la fuerza femenina, y la energía lunar que es la exhalación.

4. *Rasavaha srotas*: canales que transportan la parte de la sangre que es plasma y tejido. Específicamente se relacionan con el sistema linfático y también con algunos aspectos del sistema circulatorio.
5. *Raktavaha srotas*: canales que transportan la sangre, específicamente la hemoglobina; también parte del sistema circulatorio.
6. *Mamsavaha srotas*: canales que abastecen a los tejidos musculares o sistema muscular.
7. *Medavaha srotas*: canales que abastecen al tejido adiposo o grasa, gobiernan el metabolismo de la grasa, el sistema adiposo.
8. *Asthivaha srotas*: canales que abastecen a los huesos; constituyen el esqueleto.
9. Majjavaha srotas: canales que abastecen a la médula ósea, los nervios y el tejido cerebral; esencialmente el sistema nervioso.
10. *Shukravaha srotas*: canales que gobiernan el semen o aparato reproductor masculino.

Los tres sistemas o canales siguientes rigen la eliminación de los materiales de desecho del cuerpo.

11. *Purishavaha srotas*: canales que transportan las heces; constituyen el sistema excretor.
12. *Mutravaha srotas*: canales que transportan la orina o sistema urinario.
13. *Svedavaha srotas*: canales que transportan el sudor o glándulas sebáceas.

En la mujer existen otros dos sistemas:

14. *Artavavaha srotas*: canales que transportan la menstruación o el aparato reproductor femenino; corresponde a shukravaha srotas en el hombre.
15. *Stanyavaha srotas*: canales que transportan la leche materna, que son otro aspecto del sistema hormonal femenino.

Finalmente hay un sistema especial de canales para la mente. Estos se conectan principalmente a majjavaha srotas, el sistema nervioso, y también al aparato reproductor.

16. *Manovaha srotas*: canales que abastecen a la mente o transportan la energía mental; el sistema psicológico.

En nuestra clasificación de las plantas, cuando mencionamos el tejido sobre el que actúa una de ellas no siempre indicamos el sistema al que corresponde. Por ejemplo, si sabemos que una planta actúa en los huesos, no parece necesario mencionar que lo hace en el esqueleto.

## El *agni* y las plantas

El ayurveda considera la salud del cuerpo como el funcionamiento de un fuego biológico que regula el metabolismo. Este fuego recibe el nombre de *agni*. *Agni* no es simplemente un símbolo de la capacidad digestiva; en un sentido más amplio, es la llama creativa que obra tras toda vida y que construye la totalidad del universo como un despliegue gradual de sí mismo, que, de este modo, contiene en sí mismo la clave de todas las transformaciones.

Agni está presente no solo en los seres humanos, sino en toda la naturaleza, especialmente en las plantas, que contienen el agni de la fotosíntesis.

Si el agni es fuerte, la comida se digiere correctamente, pero si no lo es, se acumulan los distintos tipos de toxinas, en su mayoría partículas de comida sin digerir (*ama*), y como consecuencia generan enfermedades.

Las plantas contienen agni y a través de este digieren la luz solar y producen vida. Las plantas pueden transmitirnos su agni, su capacidad de digerir y transformar, lo que puede aumentar nuestro propio poder digestivo y proporcionarnos la capacidad de digerir sustancias que normalmente no podemos digerir. El agni de las plantas puede alimentar nuestro agni. Mediante esta interconexión, nos unimos con el agni cósmico, la fuerza creativa de la vida y la sanación.

El agni de las plantas es atraído magnéticamente por su naturaleza opuesta a la negativa fuerza vital de ama, o a las diversas acumulaciones de toxinas en nuestro cuerpo. El resultado es su neutralización y la restauración de la armonía.

Las plantas pueden utilizarse para complementar el agni y restablecer, de este modo, nuestro sistema autoinmunitario. Esto restaura la energía de nuestra aura, que no es otra cosa que el brillo de nuestro agni.

Por su naturaleza intrínseca, las plantas y especias adecuadas pueden nutrir el agni, fortaleciendo directamente la energía básica del cuerpo-mente y favoreciendo una buena digestión, no solo de los alimentos sino también de las vivencias.

# 4
# Energética de las plantas

El ayurveda aborda el estudio de las plantas mediante los conocimientos de la energética. Las propiedades de las plantas son descritas de manera sistemática según su sabor, efecto calorífico o refrescante, efecto postdigestivo y otras potencialidades especiales que puedan tener. Tan diferente de esos complejos análisis químicos que a menudo nos confunden con su laberinto de detalles, este simple sistema de la energética esclarece las propiedades básicas de las plantas. Proporciona una estructura gracias a la cual las plantas pueden identificarse y entenderse fácilmente. De este modo, pueden utilizarse para la constitución individual y las enfermedades.

Este sistema de la energética de las plantas es el factor principal para entenderlas en su dimensión ayurvédica. La herbología china tiene un sistema similar en cuanto a sabor y energía. La inexistencia de tal sistema en la herbología occidental la ha colocado en una situación de desventaja.

En este libro tratamos de explicar el efecto de muchas plantas occidentales de acuerdo con la energética del ayurveda. Es nuestro deseo contribuir a llenar esta laguna y facilitar el uso de las plantas al nivel de sofisticación oriental. El conocimiento de los principios de la energética es esencial para los tratamientos a base de plantas.

## Sabor (*rasa*)

Para el ayurveda, el sabor de una planta no es fortuito, sino que es indicativo de sus propiedades. A sabores distintos efectos distintos.

En general, no suele relacionase el sabor con las propiedades terapéuticas. Se considera el sabor de los alimentos solo en función del deleite del paladar. En la herbología occidental probamos el sabor de una planta más para identificarla que para comprender sus efectos. Existe la idea general de que las plantas fuertes y picantes suelen producir calor y ser estimulantes, o que las plantas amargas ayudan a reducir la fiebre, pero esto no se ha convertido en la base de ninguna clasificación de las plantas según su sabor.

La palabra sánscrita para sabor, *rasa*, tiene muchos significados. Todos ellos ayudan a comprender la importancia del sabor en ayurveda. *Rasa* significa «esencia». El sabor es lo que indica la esencia de la planta y, por lo tanto, es quizá el primer factor para conocer sus cualidades. *Rasa* significa «savia», por lo que el sabor de una planta refleja las propiedades de la savia que la vigoriza.

*Rasa* significa «apreciación», «disfrutar del arte», «nota musical». Así pues, el sabor transmite sentimiento, que es también, de nuevo, la esencia de la planta. A través del sabor se pueden percibir la belleza y la fuerza de la planta. *Rasa* significa «circulación», «sentirse vivo», «danzar», y todo ello se refleja en el poder energético del sabor.

El sabor afecta directamente al sistema nervioso a través del prana –la fuerza vital de la boca–, que está conectado con el prana del cerebro. El sabor estimula los nervios, despierta la mente y los sentidos y vivifica.

Así, el sabor moviliza el propio rasa o fluido vital. Al estimular prana, especialmente los nervios gástricos, el sabor afecta a agni y aumenta la capacidad de digerir. El sabor agradable de la comida es lo que se necesita para despertar el agni y tener una buena digestión.

Por esta razón, una comida sosa puede no ser nutritiva a pesar de su contenido en vitaminas y minerales. Si no se estimula el agni, no hay una auténtica capacidad de digerir. La medicina ayurveda, por tanto, siempre incluye la ciencia de cocinar con las especias adecuadas. Ambas, conjuntamente, forman parte del ámbito de la ciencia herbaria ayurvédica.

Cuando enfermamos perdemos el apetito y el paladar. El sabor, el apetito y la digestión están relacionados. La pérdida de paladar indica la existencia de enfermedad, fiebre, un agni bajo y una ama elevada. Para mejorar el agni y eliminar la enfermedad, es necesario aumentar nuestro paladar. Este es el motivo por el cual las especias son plantas tan importantes para el ayurveda. El deseo de comida sabrosa indica un agni pobre o una enfermedad. El problema es que hemos maltratado nuestro paladar con sustancias artificiales.

El sabor es la cualidad sensorial que pertenece al elemento agua. Las plantas son la forma vital perteneciente al elemento agua. El sabor refleja las energías y los elementos que actúan en una planta en particular.

El agua de las nubes carece, en principio, de sabor, pero todos los sabores están latentes. Estos se recogen a medida que el agua cae y pasa a través de los cinco elementos de la atmósfera, tomando sus cualidades.

El ayurveda reconoce seis sabores principales: dulce, ácido, salado, picante, amargo y astringente, que derivan de los cinco elementos; cada sabor está compuesto a su vez por dos elementos. El sabor dulce se compone de tierra y agua; el ácido, de tierra y fuego; el salado, de agua y fuego; el picante, de fuego y aire; el amargo, de aire y éter; y el astringente, de tierra y aire.

El sabor dulce es básicamente el de los azúcares y los almidones. El sabor ácido es el de las cosas fermentadas o ácidas. El salado es el de la sal y los álcalis. El picante equivale al especiado o acre y a menudo es aromático. El amargo es el de las plantas amargas, como la genciana o el sello de oro. El sabor astringente tiene una cualidad constrictora, como el de las plantas que contienen taninos o la corteza de roble.

Mediante los seis sabores se transmiten las propiedades de los cinco elementos, todos ellos basados en el elemento agua, a través del cual se manifiestan. Solo se puede apreciar el sabor si la lengua está húmeda.

## Energía (*virya*)

*Virya* es la energía, potencia o poder de las plantas, que el ayurveda diferencia entre calorífica o refrescante. Por medio de su sabor, las plantas tienden a calentar o enfriar el cuerpo, lo que produce el efecto energizante más elemental en el organismo.

El sabor picante, que hallamos en la pimienta, los chiles, el jengibre y otras especias picantes, tiene un efecto calorífico. Los alimentos de sabor ácido o agrio, como los cítricos, y los productos fermentados, como el vino, el yogurt y los encurtidos, son caloríficos. La fermentación crea combustión, la cual libera calor. La sal también es calorífica; esto se puede experimentar por la sensación de ardor que produce en cortes y heridas.

El sabor dulce es refrescante, pues el azúcar contrarresta las sensaciones de ardor en el cuerpo. Amargo y frío son a menudo sinónimos, como en las plantas amargas genciana y sello de oro, que reducen la fiebre y la inflamación. El sabor astringente tiene un efecto constrictor, que es el producido por algo frío, como el hielo, y se encuentra en sustancias astringentes tales como el alumbre, la corteza de roble y el hamamelis.

Las plantas caloríficas producen mareos, sed, cansancio, sudor, sensación de ardor y aceleran la digestión. Aumentan pitta y normalmente reducen vata y kapha.

Las plantas frías son refrescantes, vivificantes y dan firmeza a los tejidos. Apaciguan a pitta y licuan la sangre, y por lo general aumentan vata y kapha.

«Energía calorífica o refrescante» significa que estas sustancias contienen, respectivamente, la energía del fuego o la del agua (*agni* o *soma*).

Según su energía, los seis sabores se dividen en dos grupos:

1. Picante, ácido y salado, que producen calor y aumentan pitta
2. Dulce, astringente y amargo, que enfrían y disminuyen pitta.

La energía (*virya*) indica el efecto de una planta en el dosha pitta.

El sabor picante es el más calorífico, seguido por el ácido y el salado. El amargo es el más refrescante, seguido por el astringente y el dulce.

## Otras distinciones

Otra distinción importante respecto a los sabores, aunque no está basada en un principio independiente como es la energía, es la que clasifica las plantas en secantes o humectantes.

La cualidad principal del dosha vata es la sequedad, mientras que la de kapha es la humedad. Los sabores que son secantes (amargo, picante y astringente) aumentan vata y disminuyen kapha. Los que son humectantes (dulce, salado y ácido) aumentan kapha y disminuyen vata.

El sabor picante es el más secante, seguido por el amargo y luego el astringente. El sabor dulce es el más humectante, seguido por el salado y el ácido.

Las plantas secantes están compuestas principalmente por el elemento aire, mientras que las plantas humectantes se componen esencialmente de agua. Producen los mismos efectos que el elemento que las compone.

Otra distinción de menor importancia es la que diferencia entre pesado y ligero, según la tendencia de las plantas a aumentar o aligerar el peso corporal. Esta clasificación es similar a la de secante o humectante. El sabor ácido, por su potencia calorífica y su capacidad para acelerar la digestión, se considera ligero. El sabor astringente, debido a su efecto constrictor de los tejidos, se considera pesado.

El dulce es el más pesado de los sabores, seguido por el salado y el astringente. El sabor amargo es el más ligero, seguido por el picante y el ácido. Los sabores que son de cualidad pesada aumentan el peso y la firmeza del cuerpo; los que tienen una cualidad ligera provocan pérdida de peso, pero son más fuertes para estimular la digestión.

## *Vipaka*, efecto postdigestivo

Los seis sabores se reducen a tres en su efecto postdigestivo o *vipaka*. Los sabores dulce y salado tienen un vipaka dulce, el ácido tiene un vipaka ácido, y el picante, el amargo, el astringente poseen un vipaka picante.

Estos efectos postdigestivos están relacionados con los procesos de absorción y eliminación, que son el fin último de la digestión. La primera fase de la digestión, humedecer, se produce en la boca y en el estómago; está dominada por el sabor dulce. La segunda fase de la digestión, calentar, se produce en el estómago y el intestino delgado; está dominada por el sabor agrio o ácido. La tercera fase, secar, transcurre en el colon y está dominada por el sabor picante. Estas fases son, a su vez, kapha, pitta y vata, respectivamente.

Las plantas, sobre todo si se usan durante un periodo largo, tienden a agravar el dosha cuyo vipaka poseen. Las sustancias dulces y saladas fomentan la salivación y otras secreciones kapha. Las plantas ácidas provocan acidez de estómago, bilis, y otras manifestaciones de pitta. Las plantas amargas, picantes y astringentes aumentan la sequedad y los gases en el colon, lo que agrava vata.

Los vipakas dulce y ácido, a causa de su propiedad humectante, permiten una fácil y cómoda eliminación de orina, heces y gases intestinales. El vipaka picante, por su propiedad secante, provoca dificultad y malestar en la eliminación de los desechos corporales.

El vipaka dulce fomenta la secreción de kapha, incluyendo el semen y las secreciones sexuales, y favorece una fácil eliminación. El vipaka ácido aumenta pitta y la formación de ácido en el cuerpo, reduce el semen y las secreciones sexuales, si bien promueve otros elementos tisulares del cuerpo.

El vipaka picante tiende a causar gases, estreñimiento y micción dolorosa. Reduce el semen y las secreciones sexuales y dificulta y produce malestar en su eliminación.

Los vipakas dulce y ácido agravan kapha y reducen vata. El vipaka picante agrava vata y reduce kapha. El vipaka ácido agrava pitta, mientras que el vipaka dulce lo reduce. El vipaka picante tiende a agravar pitta durante un tiempo.

El efecto postdigestivo da otra referencia para entender el efecto de las plantas, sobre todo cuando se usan durante un periodo largo. Se trata de un concepto que pertenece únicamente al ayurveda.

## *Prabhava*, la potencia especial

El sabor, la energía y el efecto postdigestivo son solamente unos esquemas generales para conocer las propiedades de las plantas. Las plantas también poseen cualidades específicas más sutiles que trascienden el pensamiento y que no pueden incluirse en una clasificación de la energética. *Prabhava* puede definirse como «la potencia especial» de la planta. Es su singularidad, al margen de cualquier otra regla general acerca de ella.

Algunas plantas poseen una propiedad contraria a su energética básica. Por ejemplo, una planta que se puede clasificar como de potencia calorífica, ayuda a disminuir todo tipo de fiebre, incluso la que está causada por el calor. Algunas propiedades de las plantas, como el efecto purgante fuerte, tampoco están definidas solo por su energética . Otras plantas que comparten una energética idéntica, pueden diferenciarse ampliamente por su «potencia especial», una puede ser purgante y la otra no. Esto es prabhava.

Prabhava incluye las propiedades ocultas de las plantas, su capacidad de afectar la psique y la mente a un nivel directo y sutil. El poder especial de trascender el pensamiento que tienen los mantras y los rituales y el uso externo de las gemas para provocar cambios internos, son también prabhava. Prabhava incluye la influencia en el aura, la influencia astral, el efecto magnético y la radiación. Incluso algunas enfermedades como el cáncer se originan por un determinado prabhava o predisposición especial, cuya etiología trasciende el pensamiento y el razonamiento de una mente materialista.

El ayurveda investiga los efectos ocultos y espirituales de las sustancias y no se limita a ninguna teoría basada en el materialismo o la química. El ayurveda conoce el valor y la limitación de las clasificaciones y solo las utiliza como una guía, no como una norma rígida. Esta orientación espiritual se podría decir que es el prabhava del ayurveda, el poder especial del cual se puede aprender.

Mientras que el prabhava de las plantas de India es ampliamente conocido, el de las plantas occidentales es un gran desconocido u olvidado. Por cierto, los indios americanos tenían un conocimiento similar, pero lo perdieron después de las depredaciones del hombre blanco. Debemos aplicar la ciencia de la energética a las plantas occidentales con cuidado, coherencia y con la convicción de que las excepciones también hacen la regla.

## Descripción de los seis sabores

### Dulce

*El sabor dulce (que tiene la misma naturaleza que el cuerpo humano, cuyos tejidos son de sabor dulce) fomenta el crecimiento de los tejidos corporales y de ojas. Favorece la longevidad, es calmante para los cinco sentidos y la mente, proporciona fuerza y un buen aspecto. El sabor dulce alivia pitta, vata y atenúa los efectos del veneno. También calma la sed y la sensación de ardor, favorece la salud y el crecimiento de la piel y el cabello; es beneficioso para la voz y la energía. El sabor dulce es nutritivo, vigorizante, satisface, da volumen al cuerpo y firmeza. Es un reconstituyente contra la debilidad, la emaciación y es aconsejable para los afectador por cualquier enfermedad. Es de efecto refrescante para la nariz, la boca, la garganta, los labios y la lengua, y alivia los ataques de cólera y los desmayos. Es el predilecto de los insectos, sobre todo de abejas y hormigas; el sabor dulce es húmedo, refrescante y pesado. Pero cuando se usa en exceso, el sabor dulce produce obesidad, flaccidez, pereza, sueño excesivo, pesadez, pérdida de apetito, digestión débil, crecimiento anormal de los músculos de la boca y garganta, dificultad respiratoria, tos, dificultad en la micción, pereza intestinal, fiebre debida al frío, distensión abdominal, salivación excesiva, pérdida de la facultad sensorial y de la voz, bocio, ganglios linfáticos inflamados, piernas y cuello, acumulaciones en la vejiga y en los vasos sanguíneos, secreciones mucosas en la garganta y en los ojos, y otras enfermedades provocadas por kapha.*

CHARAKA SAMHITA XVI, 43

El sabor dulce, en la terminología herbaria occidental, se define como nutritivo, tónico y rejuvenecedor. Aumenta el semen, la leche materna, los tejidos nerviosos y fomenta la regeneración interna y externa de los tejidos. Es demulcente, emoliente, humectante, suavizante y calmante.

Las plantas dulces: el sabor dulce se encuentra en las plantas que contienen azúcares, almidones o mucílagos. Incluye sabores agradables, suaves y feculentos y puede mezclarse con sabores secundarios menos agradables. Es relativamente poco común. Algunas plantas dulces típicas son: almendras, raíz de consuelda, dátiles, hinojo, linaza, regaliz, culantrillo, malvavisco, zaragatona, pasas, semillas de sésamo, olmo rojo y sello de Salomón. El sabor dulce de las plantas puede aumentarse al procesarlas con diversas clases de azúcar sin refinar, miel, o al cocinarlas en leche.

## Ácido

*El sabor ácido mejora el sabor de la comida, enciende la combustión digestiva, aporta volumen al cuerpo, vigoriza, despierta la mente, reafirma los sentidos, aumenta la fuerza, disipa los gases intestinales y el flato, proporciona alegría al corazón, estimula la salivación, favorece la deglución, la humidificación y la digestión de la comida, tiene propiedades nutritivas. Es ligero, caliente y húmedo. Pero si se usa en exceso el sabor ácido produce sensibilidad en los dientes, provoca sed, parpadeo, piel de gallina, licua kapha, agrava pitta y causa acumulación de toxinas en la sangre. Reduce los músculos y causa laxitud en el cuerpo, produce edemas en las personas débiles, heridas o convalecientes. Por su propiedad calorífica fomenta la maduración y supuración de llagas, heridas, quemaduras, fracturas y otras dolencias. Produce sensación de ardor en la garganta, el pecho y el corazón.*

CHARAKA SAMHITA XVI, 43

El sabor ácido, según la terminología herbaria occidental, es estimulante, favorece la digestión, aumenta el apetito y es carminativo (ayuda a eliminar las flatulencias). Es nutritivo para todos los elementos tisulares, excepto para el tejido reproductor (*sukra dhatu*). Activa el metabolismo, la circulación y el funcionamiento sensorial y del cerebro.

Las plantas ácidas: el sabor ácido se produce en gran parte por la presencia de varios ácidos en las plantas, como en la fruta ácida. El sabor ácido es menos frecuente que el dulce. Las plantas ácidas más representativas son las bayas de espino blanco, el limón, la lima, las frambuesas y los escaramujos. El sabor ácido de las plantas se puede aumentar al fermentarlas en vinos de plantas o en tinturas de alcohol (de sabor ácido).

## Salado

*El sabor salado activa la digestión, es humectante, aviva el fuego digestivo, es cortante, picante, penetrante y fluido. Actúa como sedante, laxante, desatascador. Alivia vata, la rigidez y las contracciones, ablanda las acumulaciones y anula los otros sabores. Estimula la salivación, licua kapha, limpia los vasos sanguíneos, suaviza los órganos del cuerpo, da sabor a la comida. Es pesado, oleoso y caliente. Pero si se usa en exceso agrava pitta, provoca estancamiento de la sangre, sed, desmayos, sensación de ardor, desgaste y erosión en los músculos. Agrava las enfermedades infecciosas de la piel, produce síntomas de envenenamiento, provoca la apertura de los tumores, la caída de los dientes, disminuye la virilidad, obstaculiza el funcionamiento de los sentidos, y produce arrugas en la piel, canas y alopecia. El sabor salado favorece las enfermedades que van acompañadas de hemorragias, también provoca hiperacidez en la digestión, enfermedades inflamatorias de la piel, gota, y otras dolencias de naturaleza pitta.*

CHARAKA SAMHITA XVI, 43

El sabor salado en pequeñas cantidades activa la digestión y aumenta el apetito; en dosis moderadas actúa como laxante y purgante y en dosis elevadas es un emético y provoca el vómito. Es demulcente, emoliente, suavizante de los tejidos corporales, calmante y ligeramente sedante. Favorece el crecimiento de tejidos en todo el cuerpo y produce retención de agua.

Las plantas saladas: el sabor salado no es, en realidad, un sabor de planta sino de mineral, y es muy poco usual en los vegetales como sabor primario. Las sustancias saladas más características son: la sal de Epsom, el musgo de Irlanda, el fucus, la sal de roca, la sal marina y las algas marinas. El sabor salado se puede aumentar en las plantas al añadir sal en sus preparados.

## Picante

*El sabor picante limpia la boca, aviva el fuego digestivo, purifica la comida, aumenta las secreciones nasales, el lagrimeo y aclara los sentidos. Ayuda a curar enfermedades como la pereza intestinal, la obesidad, la distensión abdominal y el exceso de líquido en el cuerpo. Favorece la eliminación de los productos de desecho oleosos, con sudor y pegajosos. Da sabor a la comida, detiene la comezón, favorece la curación de tumores de la piel, elimina las lombrices intestinales, es germicida, reduce los tejidos musculares, mueve los coágulos de sangre y el estancamiento sanguíneo, estimula la apertura de los vasos sanguíneos, alivia kapha. Es ligero, calorífico y seco. Pero cuando se utiliza en exceso ocasiona debilitamiento de la virilidad debido a su efecto postdigestivo. Por su sabor y su potencia calorífica produce alucinaciones, cansancio, languidez y emaciación. El sabor picante provoca desmayos, postración, pérdida de conciencia y vértigo.*

*Produce sensación de ardor en la garganta y el cuerpo, disminuye la fuerza y provoca sed. Por su predominancia de fuego y aire, el sabor picante produce sensación de ardor, temblores, dolores punzantes y penetrantes por todo el cuerpo.*

Charaka Samhita XVI, 43

El sabor picante es estimulante, activa la digestión, despierta el apetito. También es diaforético (hace sudar), expectorante (remueve la flema) y vermicida (elimina los parásitos). Activa la circulación y, en general, aumenta las funciones corporales al tiempo que reduce las acumulaciones en el cuerpo.

Las plantas picantes: el sabor picante proviene de varios aceites aromáticos. Es más común que el sabor dulce, pero no se presenta con demasiada frecuencia. Sin embargo, muchas plantas que pertenecen a esta categoría son muy útiles y, a menudo, se convierten en especias y condimentos.

Entre las plantas picantes se encuentran: angélica, asafétida, albahaca, mirto, hojas de laurel, pimienta negra, alcanfor, cardamomo, pimentón, canela, clavo, cilantro, comino, efedra, eucalipto, ajo, jengibre, rábano picante, mostaza, cebolla, orégano, menta piperita, zanthoxylum, romero, salvia, sasafrás, hierbabuena o menta verde, tomillo y valeriana.

## Amargo

*El sabor amargo, aunque no es agradable en sí mismo, devuelve el sentido del gusto. Es purificador, bactericida, germicida y mata los parásitos intestinales. Alivia los desmayos, la sensación de ardor, la comezón, las enfermedades inflamatorias de la piel y la sed. El sabor amargo estira la piel y los músculos. Es antipirético, febrífugo; enciende el fuego digestivo, activa la digestión de las toxinas, purifica la secreción de leche materna, contribuye a eliminar la grasa y las acumulaciones tóxicas en esta y en la médula, la linfa, el sudor, la orina, las heces, en pitta y en kapha. Es seco, frío y ligero. Pero cuando se usa en exceso, a causa de sus propiedades naturales*

*secantes, ásperas y purificantes, desgasta los tejidos corporales.*
*El sabor amargo provoca aspereza en los vasos corporales, debilidad, emaciación, cansancio, alucinaciones, vértigo, sequedad de boca y otras enfermedades vata.*
CHARAKA SAMHITA XVI, 43

El sabor amargo disminuye la fiebre, es antiinflamatorio, bactericida, purificador y germicida. Limpia la sangre y, en general, todos los tejidos del cuerpo y ayuda a reducir los tumores. Tiene un efecto reductor, agotador y sedante en el cuerpo, aunque en pequeñas cantidades es estimulante, sobre todo de la digestión.

Las plantas amargas: el sabor amargo es muy común en las plantas. Procede de distintos elementos amargos como la berberina. El sabor amargo puede ser simple, como en el caso de la genciana; también puede ser aromático (secundariamente picante), como en el ajenjo, o puede ser astringente (secundariamente) como en el sello de oro.

Las plantas amargas más representativas son: aloe, agracejo, cardo mariano, lirio azul, chaparral, crisantemo, diente de león, equinácea, genciana, sello de oro, palo de arco, corteza del quino, ruibarbo, ruda, tanaceto, álamo temblón, milenrama y acedera.

## Astringente

*El sabor astringente es sedante, antidiarreico, favorece la curación de las articulaciones, activa la cicatrización y la curación de llagas y heridas. Es secante, reafirmante, contractivo. Alivia kapha, pitta y detiene las hemorragias. El sabor astringente favorece la absorción de los fluidos corporales. Es seco, refrescante y ligero.*
*Pero cuando se usa en exceso, provoca sequedad en la boca, sensación de dolor en el corazón, estreñimiento, debilidad en la voz, obstruye los canales circulatorios, produce oscurecimiento de la piel, merma la vitalidad y provoca envejecimiento prematuro. El sabor astringente provoca la retención de gases, orina y heces, produce emaciación, debilidad, sed y entumecimiento. Debido a sus propiedades naturales*

*de aspereza, sequedad y ligereza, provoca enfermedades vata como la parálisis, los espasmos y las convulsiones.*
CHARAKA SAMHITA XVI, 43

El sabor astringente es hemostático (detiene las hemorragias), detiene el sudor, es antidiarreico, estimula la absorción de los fluidos e inhibe su eliminación. Es antiinflamatorio, vulnerario (cierra las heridas y activa su curación al restituir las membranas a su posición inicial). Es constrictor de los músculos y favorece la recuperación de los órganos con prolapso.

Las plantas astringentes: el sabor astringente es muy común en las plantas, pero no es de importancia terapéutica, ya que el efecto astringente se usa principalmente con finalidad sintomática. La astringencia se deriva principalmente de la presencia de varios taninos.

Las plantas astringentes más representativas son: geranio, semillas de loto, gordolobo, llantén, granado, hojas de frambueso, zumaque, uva ursi, nenúfar, corteza del roble blanco y hamamelis de Virginia.

## LOS SEIS SABORES

**DULCE**
*Elementos*: tierra y agua
*Energía*: refrescante (3)
*Efecto postdigestivo*: dulce
*Húmedo/seco*: húmero (1)
*Pesado/ligero*: pesado (1)

**ÁCIDO**
*Elementos*: tierra y fuego
*Energía*: calorífica (2)
*Efecto postdigestivo*: ácido
*Húmedo/seco*: húmedo (3)
*Pesado/ligero*: ligero (3)

**SALADO**
*Elementos*: agua y fuego
*Energía*: calorífica (3)
*Efecto postdigestivo*: dulce
*Húmedo/seco*: húmedo (2)
*Pesado/ligero*: pesado (2)

**ASTRINGENTE**
*Elementos*: tierra y aire
*Energía*: refrescante (2)
*Efecto postdigestivo*: picante
*Húmedo/seco*: seco (3)
*Pesado/ligero*: pesado (3)

**PICANTE**
*Elementos*: aire y fuego
*Energía*: calorífica (1)
*Efecto postdigestivo*: picante
*Húmedo/seco*: seco (1)
*Pesado/ligero*: ligero (2)

**AMARGO**
*Elementos*: aire y éter
*Energía*: refrescante (1)
*Efecto postdigestivo*: picante
*Húmedo/seco*: seco (2)
*Pesado/ligero*: ligero (1)

1. Primer grado, la acción más fuerte
2. Segundo grado, una acción moderada
3. Tercer grado, la acción más suave

---

## Los sabores combinados

No es frecuente que haya un solo sabor en las plantas, aunque suele predominar uno.

Los sabores dulce y picante a veces se combinan, como en la canela, el hinojo, el jengibre y la cebolla. Estas plantas son buenas para vata.

Los sabores dulce y astringente se combinan a menudo, como en la consuelda, el loto, el olmo rojo y el nenúfar. Estas plantas son buenas, sobre todo, para pitta, pero pueden ser difíciles de digerir.

Los sabores dulce y amargo se amalgaman a veces, como en el regaliz. Las plantas que contienen esta combinación son favorables, sobre todo, para pitta.

Los sabores dulce y ácido se mezclan en algunos frutos como el del espino blanco y las naranjas. Son muy aconsejables para vata.

Los sabores picante y amargo a veces se combinan, como en la agripalma, la artemisa, el ajenjo y la milenrama. Estas plantas son muy beneficiosas para kapha.

Los sabores picante y astringente se encuentran ocasionalmente unidos, como en el mirto, la canela y la salvia. También actúan en kapha.

Los sabores amargo y astringente se combinan a menudo, como sucede en muchos diuréticos. Son plantas representativas de esta combinación el sello de oro, el llantén y la uva ursi. Actúan principalmente en pitta.

Algunas plantas poseen tres sabores o más. En las plantas con sabores múltiples, la energía y el efecto postdigestivo son importantes para determinar su efecto. Las plantas de sabores múltiples poseen a menudo un poderoso o amplio espectro de efectos curativos, como es el caso del ajo.

### Sabores y comidas

Como las plantas, los alimentos tienen propiedades terapéuticas relacionadas con sus sabores y sus elementos predominantes. En ayurveda, se prescribe una dieta especial junto con el uso de determinadas plantas. En general, se aconseja al paciente seguir una dieta que alivie su dosha particular. Sin embargo, se prescriben terapéuticamente alimentos concretos a base de plantas o en combinación con estas. Tales sustancias son, por ejemplo: la leche, la miel, el *ghee*, las pasas, los dátiles y las almendras. La herbología y la nutrición constituyen una sola ciencia en el ayurveda y ningún tratamiento es realmente eficaz si se descuida la una o la otra. La comida se relaciona con la «nutrición burda» del cuerpo, mientras que la planta aporta la nutrición sutil y estimula los órganos y los tejidos corporales más profundos.

### Sabores y emociones

Las emociones también tienen un cierto sabor o aroma y, en función de sus cualidades, afectan al cuerpo. Existen emociones amargas, como la aflicción, y emociones astringentes, como el miedo; ambas agravan vata. Existen emociones agrias, como la envidia, y picantes, como la ira; ambas agravan pitta. Y hay emociones dulces, como el deseo, y saladas, como la avaricia; ambas agravan kapha.

Las emociones pueden crear los mismos efectos en el cuerpo que los alimentos inadecuados, los fármacos, el alcohol y las infecciones. Los factores psicológicos tienen el poder de vencer a los factores fisiológicos en el tratamiento. Por este motivo, el ayurveda abarca también la ciencia de la energética de la psique. La ciencia unificada cuerpo-mente del ayurveda nos permite utilizar las plantas para ayudarnos a contrarrestar estados mentales y problemas emocionales.

La ciencia del rasa, o sabor, y su energética comprende no solo las plantas y los alimentos sino también la mente. Como otros aspectos del lenguaje sanador del ayurveda, el sabor tiene valor en todos los niveles de manifestación, tanto internos como externos.

# 5
# Tratamiento según la constitución individual

En el ayurveda los pacientes son tratados según su constitución. El procedimiento no es sintomático, se dirige a la raíz psicológica y fisiológica del individuo. El propósito del ayurveda no es curar una enfermedad en particular, sino conducir a cada persona hacia su propia armonía natural, para así llegar al núcleo de todas las enfermedades que se manifiestan en el individuo. Al tratar la «enfermedad», el sanador está actuando solo de forma general o superficial.

Conocer la constitución es la clave para un cuidado holístico e integral de la salud; es la base real de cualquier medicina preventiva. Al diferenciar las enfermedades conforme a la constitución del individuo, se entiende por qué diferentes plantas tratan la misma enfermedad o por qué ciertas plantas tratan muchas enfermedades.

En el ayurveda se trata la constitución individual según su dosha predominante. En general, se trata el dosha con plantas y terapias que tienen una naturaleza opuesta a sus cualidades. Las terapias de calor y secantes se utilizan para una constitución kapha, que tiende al frío y la humedad; el calor y la humedad se usan para vata, que tiende al frío y la sequedad; y se utilizan tratamientos refrescantes y secantes para pitta, cuyas propiedades características son el calor y la humedad.

Sin embargo, a veces algunas plantas que aumentan un dosha en concreto pueden ayudar a tratarlo. Algunas plantas que aumentan kapha, como el regaliz, al licuar el exceso o la acumulación de kapha por el efecto humectante de la planta, facilitan su eliminación del cuerpo. Por tanto, que una planta pueda aumentar un dosha en particular no significa que no pueda utilizarse nunca para su tratamiento. Puede ser eficaz durante un corto periodo de tiempo o equilibrarla con otras plantas que presenten propiedades más opuestas al dosha. Las terapias y las fórmulas herbarias han de examinarse como un todo, siguiendo una estrategia completa para obtener un resultado final.

## Constitución individual y tipos de enfermedad

La constitución individual representa generalmente la enfermedad a la cual el individuo es propenso; por ejemplo, las personas kapha tienden a sufrir enfermedades de tipo kapha, como los resfriados y los problemas congestivos. Sin embargo, también pueden sufrir enfermedades de naturaleza diferente a las de su propia constitución, como el resfriado común de tipo kapha que puede tener una persona pitta. Así pues, se ha de tener en cuenta no solo la naturaleza del individuo, sino también la de la enfermedad, y tratar ambas.

La constitución individual se denomina en sánscrito *prakruti*, que significa «naturaleza». El estado de la enfermedad se denomina *vikruti*, que significa «desviarse de la naturaleza». Para determinar la constitución de una persona hay que tener en cuenta factores innatos como la constitución física, las tendencias y apetencias. Para determinar el tipo de enfermedad hay que considerar los síntomas, que pueden ser temporales.

Cuando el tratamiento herbal se aplica en enfermedades agudas, pasajeras o superficiales, no tiene tanta importancia determinar la constitución del individuo. Se puede tratar la situación de una manera más simple y directa. Pero cuando se trata de enfermedades más arraigadas y crónicas, es decir, que requieren un tratamiento de larga duración, es esencial conocer la constitución para aplicar una terapia completa y efectiva.

Las enfermedades de naturaleza diferente de la del individuo son relativamente fáciles de tratar, no así las que son de la misma índole, cuyo tratamiento es más difícil porque la naturaleza de la persona refuerza la naturaleza de la enfermedad.

## Tratamiento de kapha

Los atributos de kapha, dosha en el que predomina el elemento agua, son: frío, húmedo, lento y pesado. Por lo tanto, se trata con una terapia de calor, seca, ligera y estimulante. Los sabores para tratar kapha son: picante, amargo y astringente, que son secos, ligeros y de acción catabólica. El sabor picante, que también es calorífico, tiene exactamente las cualidades opuestas a las de kapha, por lo tanto suele prescribirse específicamente para tratar las enfermedades kapha.

Las terapias para tratar kapha son reductoras. Suelen ser prescritas combinadas con ayuno o una dieta ligera. Su acción reduce el peso, el elemento tierra en el cuerpo, y disipa el agua.

El agua se elimina del cuerpo de varias maneras. La más directa es a través de los riñones por medio de la orina, con la diuresis. Por lo tanto, el tratamiento diurético terapéutico, que aumenta la función de los riñones, es una de las principales terapias antikapha. Ayuda a disipar el edema, el estancamiento del agua en el cuerpo y reduce la grasa, que generalmente también es un exceso de agua. Sin embargo, las plantas diuréticas no llegan a la raíz de los desórdenes kapha. Las sedes principales de acumulación de kapha son los pulmones y el estómago, y como los diuréticos actuan en los riñones no los afectan directamente.

El agua también se elimina del cuerpo por medio del sudor. Las plantas diaforéticas activan la sudoración y, por consiguiente, disipan el exceso de kapha a través de la piel. La sudoración es otra de las principales terapias anti-kapha. Es efectiva para tratar los resfriados y gripes, que son generalmente enfermedades kapha, y también disipa el agua de la superficie, bajo la piel, la cara y de la parte superior del cuerpo. Es útil en los estados iniciales de las enfermedades febriles, el asma, la bronquitis y la congestión linfática.

El agua se encuentra también en el organismo en forma de flema o mucosidad, que es la forma básica de kapha en el cuerpo. Puede acumularse en los pulmones y el estómago y propagarse hacia otras partes del tracto gastrointestinal. El agua puede acumularse bajo la piel y originar diversos tumores, generalmente benignos. La flema puede alojarse en cualquier parte del cuerpo y bloquear los canales circulatorios, los srotas, dando origen a algunas enfermedades como las de corazón, causadas por un colesterol elevado. Para disipar kapha, cuando se encuentra en forma de flema o moco, se usan plantas expectorantes o que disuelvan la mucosidad.

Según el ayurveda, la manera más eficaz de reducir kapha es mediante una terapia emética. Kapha se encuentra, ante todo, en los pulmones y el estómago, y es desde allí desde donde mejor se puede eliminar del cuerpo utilizando el vómito terapéutico. Se trata de una extensión de los métodos diaforético y expectorante. Kapha, cuya energía es descendente, se disipa mediante una acción de movimiento ascendente y de dispersión.

Pero para que esta sea efectiva, el vómito terapéutico debe realizarse con una buena preparación y en correctas condiciones. Debe ser administrado solo por quienes hayan recibido una formación especial y tengan un buen conocimiento de esta terapia. El vómito inducido en un momento erróneo o en una constitución inadecuada puede afectar gravemente al cuerpo y los nervios.

Kapha es frío y pesado, que son las cualidades opuestas a agni, por lo que reduce o apaga el fuego digestivo. Es esta debilidad del fuego digestivo (el elemento fuego) lo que produce el aumento de agua (*kapha*) y provoca algunas enfermedades.

Respecto a esto, las plantas que activan la digestión, las estimulantes y carminativas, son otra buena terapia anti-kapha. Se trata, sobre todo, de plantas calientes y picantes que refuerzan agni, aumentan el metabolismo, la circulación y promueven la actividad que rompe la inercia de kapha. Este es el motivo por el cual las especias son sumamente beneficiosas para la constitución kapha.

Las plantas amargas, sobre todo las llamadas tónicas amargas, son las mejores para reducir la grasa del cuerpo y por tanto también son de gran utilidad para reducir kapha. Las plantas amargas se componen principalmente de aire y por consiguiente reducen el peso al disminuir el elemento tierra del cuerpo, que es también kapha. Las plantas amargas disminuyen el deseo de comer dulces y estimulan la función del bazo y el páncreas.

Las plantas laxantes y purgantes, es decir, las que activan la evacuación, pueden ayudar de manera similar a reducir el elemento tierra del cuerpo y, como es lógico, a disminuir kapha (aunque solo deben utilizarse cuando las condiciones lo justifiquen).

Las plantas astringentes, por su efecto secante y a menudo diurético o expectorante, también son útiles para reducir kapha.

Muchas de estas plantas terapéuticas se relacionan entre sí: la mayoría de las plantas calientes y picantes, como el jengibre, la canela y el clavo, ejercen no solo un efecto estimulante y carminativo, sino también diaforético y expectorante. La mayor parte de los estimulantes caloríficos tienen un efecto expectorante y algunos, diaforético. La mayoría de los diaforéticos son también expectorantes. Actúan según el mismo principio: aumentar el fuego y reducir el agua.

La medicina herbaria es la terapia más efectiva para reducir kapha. Esto se debe a que los sabores predominantes en las plantas son el amargo, el astringente y el picante, los tres sabores que disminuyen kapha. Son pocas las plantas que incrementan kapha. Las plantas dulces, tónicas y demulcentes pueden ser de utilidad para licuar kapha y contribuir a expulsarlo del cuerpo. Las plantas son básicas en las terapias de aligerar, reducir y purificar que se utilizan en el tratamiento de kapha.

## Tratamiento de pitta

El atributo principal de pitta, constituido principalmente por el elemento fuego, es su acción calorífica. Por consiguiente, es tratado con una terapia de enfriamiento o de dispersión del calor. Pitta también es húmedo, ligero y móvil, por lo que puede beneficiarse de las terapias que tienen un efecto secante, nutritivo o calmante. Sin embargo, antes de tratar pitta siempre debe realizarse una terapia enfriadora.

Los sabores que se utilizan para tratar pitta son dulce, astringente y amargo –todos ellos de naturaleza fría. El sabor amargo, al ser el más frío y seco de los seis, es el que más poder tiene para reducir pitta.

El tratamiento de pitta está asociado íntimamente al de la sangre (*rakta*), el elemento-tejido del cuerpo que está relacionado con pitta. En las terapias de dispersión de calor se suele enfriar la sangre juntamente con pitta. La mayoría de los problemas de calor en la sangre, toxicidad y hemorragias están relacionados con pitta.

La mayor parte de enfermedades que conllevan calor corporal, fiebre, inflamación, infección o acidez están relacionadas habitualmente con pitta. Cuando está alterado, pitta se manifiesta con los desequilibrios anteriormente citados. Pero se puede detener o activar pitta o agni con vata y kapha. Esto crea síntomas de calor, como la fiebre, que han de tratarse aliviando el dosha causante del problema. No se puede tratar todo calor simplemente como pitta.

El calor puede disiparse del cuerpo de diferentes maneras. Hay que determinar la naturaleza, la profundidad y localización de su manifestación para descubrir el tratamiento apropiado.

El calor superficial, como el de la fiebre causada por un resfriado o el de las enfermedades inflamatorias temporales de la piel (no necesariamente crónicas o profundas), suele tratarse utilizando plantas diaforéticas. Las diaforéticas caloríficas aumentan el calor y causan sudoración, y por consiguiente agravan pitta. Pero también hay un tipo de diaforéticas refrescantes que disipan el calor y eliminan pitta a través del sudor. Estas son las apropiadas para eliminar el calor superficial causado por pitta, para los resfriados pitta, etcétera.

El calor en la sangre, que se produce en diferentes enfermedades inflamatorias e infecciosas, llagas, úlceras, forúnculos, infecciones, etc., puede tratarse con plantas depurativas que son, por lo común, plantas anti-pitta amargas o astringentes, y que a menudo poseen propiedades bactericidas y favorecen la curación. Cuando un exceso de calor sanguíneo provoca una hemorragia, como suele suceder, se pueden utilizar plantas astringentes o hemostáticas, cuyo sabor y energía mitigan pitta.

Cuando se da calor excesivo, fiebre y enfermedades pitta, se usan plantas amargas purgantes de la fiebre y disipadoras del calor. En la herbología occidental se denominan tónico-amargas. Son las plantas más fuertes para refrescar pitta, para sedar y purificar el hígado y para reducir la fiebre y el calor elevado profundamente arraigados en el cuerpo. El ayurveda las denomina plantas febrífugas o antipiréticas, y además recomienda el uso del sabor amargo para bajar la fiebre. Su efecto es similar al de las depurativas, pero son más potentes, porque alcanzan tejidos más profundos que la sangre y la linfa.

Los purgantes, plantas que estimulan la excreción y cuya energía es refrescante, son otra potente terapia anti-pitta. Cuando la temperatura de pitta es elevada o existe una fiebre alta, el calor se acumula en el tracto gastrointestinal y reseca las heces causando estreñimiento. Entonces la purgación puede mitigar pitta directamente, y es entonces cuando suelen usarse los purgantes más fuertes.

Sin embargo, cuando el atributo líquido de pitta es alto, que es lo más común, puede producirse diarrea o heces sueltas de naturaleza caliente. En tal caso se pueden usar también estos purgantes refrescantes, ya que la causa es de nuevo el calor.

El ayurveda considera que la purgación (*virechana karma*) es el procedimiento más potente para eliminar el exceso de pitta del cuerpo, puesto que elimina a pitta del lugar donde se acumula: el intestino delgado. Es la manera más natural de eliminarlo, pero requiere supervisión, porque es una terapia fuerte.

El calor se elimina del cuerpo hacia abajo. El calor se eleva y expande y la manera de eliminarlo es por medio de una acción descendente y de contracción. Por esta razón, una acción no solo purgante sino también diurética puede aliviar pitta. Con la orina no solo se expulsa el agua, sino también el calor y la acidez, y al mismo tiempo se ejerce una gran acción anti-pitta.

Pitta se manifiesta a menudo con una sudoración excesiva, diarrea, pérdida de sangre y piel o membranas inflamadas y ulceradas. Para contrarrestar estas pérdidas excesivas y estimular la curación de las llagas ulceradas, se pueden usar las plantas de efecto astringente adecuadas para tratar enfermedades pitta.

Cuando pitta, debido a un exceso de atributo líquido, suprime la combustión digestiva y causa la indigestión y la acumulación de toxinas, pueden utilizarse algunas plantas picantes como el jengibre, por su efecto estimulante y digestivo. Pero deben usarse con cuidado, moderación y en equilibrio con otras plantas. Las tónico-amargas también ayudan a aumentar agni por su efecto secante y, además, no agravan pitta.

## Tratamiento de vata

Los atributos básicos de vata, que está constituido principalmente por el elemento aire, son: frío, seco, ligero y móvil. Por consiguiente, es tratado con una terapia caliente, humectante y que ayude a aumentar de peso. Esta terapia debe calmar también la hiperactividad. Los sabores que disminuyen vata son dulce, ácido y salado, porque tienen un efecto humectante y nutritivo.

No obstante, muchas plantas picantes pueden disminuir vata. En la práctica, la mayoría de plantas picantes pueden usarse con este fin, incluidas algunas de las plantas más anti-vata. El sabor picante solo agrava vata si se usa en exceso.

A este respecto se deben distinguir dos tipos de desequilibrios generales de vata: los causados por una «deficiencia causada por vata» («vata deficiente» para abreviar) y los causados por un «vata obstructor». La «deficiencia causada por vata» (*dhatu-kshaya*) consiste en una reducción de tejido por la propiedad secante y ligera de vata. La mayor parte de los casos de emaciación, deshidratación y deficiencia de fluidos vitales son debidos a este tipo de problema vata. Un «vata obstructor» es aquel que bloquea los canales con su acumulación y provoca trastornos. Vata también puede unirse con ama, kapha o pitta. Esto abarca enfermedades tales como la artritis y el reumatismo, y también muchos problemas digestivos de distensión abdominal, gases y estreñimiento. Este vata acumulado puede provocar obesidad o el llamado «vata anabólico».

La deficiencia cursada por vata se trata con una terapia tónica basada, sobre todo, en plantas y alimentos dulces y nutritivos. En el vata obstructor hay que eliminar la oclusión, en cuyo caso una terapia tónica no funciona. Una terapia tónica solo alimentaría la obstrucción e incrementaría el estancamiento, creando más dolor y malestar. Por lo tanto, se utilizan plantas picantes para eliminar la obstrucción y así aliviar vata.

El sabor picante tiene un efecto estimulante en vata y, por consiguiente, ayuda a mover y disipar su acumulación y estancamiento. Esto disminuye vata a corto plazo; pero a largo plazo, una vez el movimiento de vata se haya desbloqueado, tenderá a aumentar vata.

El sabor picante es el más calorífico. Es eficaz para disipar el atributo frío de vata. Agrava vata solo en cuanto a su sequedad. Cuando el frío es el principal atributo de vata, y este ha de ser combatido, se puede utilizar el sabor picante. Pero cuando hay sequedad y deshidratación pronunciada, este suele estar contraindicado.

En las digestiones débiles o irregulares, características de una constitución vata, las plantas picantes también son eficaces. Como son las plantas más potentes para estimular agni y para destruir las toxinas, contrarrestan la indigestión y la mala asimilación, causadas por un exceso de vata.

Según la terminología de la herbología occidental, se pueden utilizar las siguientes plantas y terapias para aliviar vata: los diaforéticos de naturaleza caliente se pueden usar para disipar el vata relacionado con los resfriados y las gripes (es el viento el que mete el frío en el cuerpo). Los diaforéticos son también eficaces para humedecer la piel en los diversos problemas de piel seca causados por vata. Deben usarse con moderación para no sudar demasiado y secar más vata. Se usan sobre todo cuando vata está bloqueado. Muchos poseen propiedades antirreumáticas y son eficaces con la artritis (*ama vata*).

Las plantas carminativas, que disipan los gases del tracto gastrointestinal, se utilizan principalmente en casos de vata bloqueado. Las plantas nervinas y antiespasmódicas, que ayudan a aliviar la tensión muscular, detienen los espasmos y los temblores nerviosos, también son terapéuticas para el vata obstruido.

Las terapias laxantes y purgantes se utilizan para tratar el estreñimiento, que tan a menudo va unido a vata. Se usan principalmente para la obstrucción de vata, pero si se utilizan en exceso pueden agravar mucho vata. Los laxantes que son humectantes y aumentan la masa fecal, como la linaza y las semillas de zaragatona, son aconsejables para el vata deficiente. Los purgantes fuertes, como el ruibarbo y el sen, pueden utilizarse de manera temporal para tratar el vata obstruido. Pero deben usarse con cuidado.

Las terapias estimulantes que fomentan la digestión, el apetito y la neutralización de ama, son eficaces contra las enfermedades vata. Cuando vata se encuentra bloqueado, deshacen los bloqueos de ama y de kapha. Cuando el vata es deficiente, activan el apetito y la digestión y favorecen la reconstitución.

El vata deficiente se trata con terapias y dietas vegetales tónicas, nutritivas y rejuvenecedoras. Las plantas tónico-amargas de la herbología occidental están contraindicadas, ya que poseen los mismos atributos de vata. Las plantas dulces demulcentes y emolientes como el regaliz, el olmo rojo y la raíz de consuelda son las más similares a las plantas tónicas y nutritivas en el sentido ayurvédico.

En ayurveda se considera el enema (*basti*) como la mejor terapia para eliminar el exceso de vata del cuerpo y, por lo tanto, para llegar a la raíz de los desarreglos de vata. En este tratamiento se preparan enemas de aceites y plantas medicinales bajo la supervisión de un experto.

Las fórmulas ayurvédicas para reducir vata contienen muy a menudo sal, especialmente sal de roca, que es más ligera que la sal marina y un buen estimulante digestivo para los vata.

## Desintoxicación/tratamiento de ama

Ama, la acumulación de toxinas, de alimentos no digeridos y desechos, complica el tratamiento de los tres doshas. En general, ama tiene las mismas características que kapha; es pesada, densa, fría y viscosa y está formada en su mayor parte por acumulaciones mucosas. Pero puede unirse a cualquiera de los doshas.

Los doshas unidos a ama se denominan en sánscrito *sama* (de *sa* que significa «con» y *ama*). Vata puede acumularse en forma de gases en el intestino grueso y difundirse por el intestino delgado, bloqueando la capacidad digestiva, agni, y creando ama. Kapha puede acumularse en el estómago como mucosidad, propagarse por el intestino delgado, bloquear agni y también crear ama. Pitta puede acumularse en forma de bilis en el intestino delgado y, mediante el calor, bloquear agni por su cualidad líquida y oleosa, lo que también crea ama. Estos estados se denominan respectivamente *sama vata*, *sama kapha* y *sama pitta*.

Ama y agni tienen propiedades opuestas. Mientras que ama es fría, húmeda, pesada, turbia, maloliente e impura, agni es caliente, seco, ligero, claro, fragante (aromático) y puro. Para tratar ama, es necesario aumentar agni.

Psicológicamente, ama se produce cuando la persona se aferra a las emociones negativas. Las emociones negativas apagan el agni mental o claridad de la mente. Como resultado, el agni físico también disminuye. Las experiencias que no se han digerido se vuelven tóxicas, como la comida sin digerir.

Los síntomas de ama incluyen pérdida del gusto y del apetito, indigestión, saburra, mal aliento, debilidad, pesadez, letargia y obstrucción de los canales y los vasos. Otros síntomas son la acumulación de desechos, el mal olor corporal, de la orina y de las heces, un pulso profundo, pesado o embotado, la falta de atención, la pérdida de claridad, la depresión, la irritabilidad y la obstrucción de los otros doshas.

Ama es la raíz de la mayoría de resfriados, fiebres, gripes y también de enfermedades crónicas debidas a un sistema inmunitario débil, que van desde las alergias y la fiebre del heno, hasta el asma, la artritis y el cáncer.

Siempre que haya evidencia de la existencia de ama, el tratamiento debe dirigirse primero a eliminarla. No es posible tratar los doshas simple y directamente cuando están mezclados con ama. Por ejemplo, solo es posible realizar las terapias tónicas y de rejuvenecimiento cuando se ha limpiado el cuerpo de ama.

Ama se reduce con plantas de sabor amargo o picante. El sabor amargo, compuesto de aire y éter, ayuda a separar ama (que tiene una cualidad pesada) de los órganos en los que se asienta. Este sabor cataliza y, por lo tanto, alivia la fiebre causada por la invasión de ama en los tejidos. Estimula el proceso catabólico del cuerpo, cuando un material extraño a este intenta disolverse en él. El sabor amargo ayudar a eliminar ama produciendo un efecto en esta semejante al del hielo cuando se derrite.

El sabor picante, compuesto de fuego y aire, quema y erradica el ama. Tiene las mismas propiedades que agni, y al reforzar agni, digiere el ama. El sabor amargo suele utilizarse primero para detener la creación de ama. Después, se utiliza el sabor picante que reaviva el metabolismo, consume ama y evita que esta se desarrolle de nuevo. El sabor amargo por sí solo puede no ser suficiente para destruir completamente ama o restaurar agni de manera adecuada.

Ama aumenta con sustancias dulces, saladas o ácidas. El sabor dulce, como ama, es frío, pesado y húmedo. El sabor salado es también pesado y húmedo. Los sabores salado y ácido, por sus propiedades de calor y de humedad, pueden agravar la fiebre y el calor tóxico de la sangre que suelen acompañar a ama.

El sabor astringente se mezcla con ama en su acción. Por su efecto constrictor en los tejidos y las secreciones, puede retener ama en el cuerpo. Sin embargo, puede usarse para curar las membranas dañadas por infecciones causadas por ama. Así pues, debe utilizarse como suplemento a las terapias amargas o picantes.

Puesto que el atributo principal de ama es su pesadez, primero se trata con plantas y una dieta de naturaleza ligera. Muchas veces es conveniente ayunar hasta que la lengua esté limpia o se recupere el apetito. Al ser ama un factor principal de la enfermedad, el uso extensivo del ayuno, las dietas antimucosidad y las terapias desintoxicantes resultan muy eficaces para muchas enfermedades. Estos procedimientos pueden ser beneficiosos aunque no se haya determinado la constitución exacta de la persona.

Ya que las propiedades del dosha se mezclan con las de ama, las plantas que alivian un dosha pueden no ser efectivas en una condición sama. Por el contrario, las plantas que suelen agravar un dosha, pueden aliviarlo en un estado sama. Debemos distinguir no solo el dosha, sino si está con ama (*sama*) o sin ama (*nirama*, de *nir* que significa «sin»).

Vata, que normalmente es ligero y seco, se vuelve pesado y húmedo cuando se mezcla con ama. Pitta, que es caliente y húmedo, se vuelve más frío y más húmedo. Kapha se vuelve más pesado y, si en general tiene un movimiento lento, puede quedarse atascado o inmóvil a causa de ama. La turbidez, pegajosidad y densidad de ama altera los atributos de los doshas.

#### VATA, SAMA

*Indicaciones*: estreñimiento, aliento y heces malolientes, lengua con saburra, dolor y distensión abdominal (que se agrava al palpar, con el masaje o con el aceite), gases intestinales y retortijones, falta de apetito, letargia, debilidad, pulso lento, agravado todo ello en los días nublados.

*Tratamiento*: sobre todo plantas de sabor picante, estimulantes y carminativas, junto con algunos laxantes o purgantes para eliminar las toxinas.

**Vata, nirama**

*Indicaciones*: sin estreñimiento, sin mal aliento, dolor suave (que se alivia con el tacto), lengua limpia, boca seca con sabor astringente, cuerpo ligero, seco, con más emaciación, más reducción de los tejidos, menos cansancio.

*Tratamiento*: tonificación y rejuvenecimiento, con mayoría de plantas de sabor dulce y picante para reconstituir el cuerpo.

**Pitta, sama**

*Indicaciones*: pérdida de apetito, poca sed, lengua con saburra amarillenta, orina, heces y mucosidad amarillentos o verdes, pesadez de estómago, vómito espeso y bilioso, mal aliento, sabor amargo o ácido en la boca, sensación de ardor suave, erupción en la piel, poca perspicacia, condiciones que pueden agravarse con el frío.

*Tratamiento*: sobre todo con plantas de sabor amargo y picante, tónico-amargas y estimulantes para limpiar las toxinas.

**Pitta, nirama**

*Indicaciones*: sed y apetito excesivos, lengua roja o inflamada sin saburra, orina y heces claras, rojizas o negruzcas, gran sensación de ardor, sofocos, vértigos, mareos, percepción aguda.

*Tratamiento*: terapia refrescante y tonificante con mayoría de plantas de sabor dulce y amargo.

**Kapha, sama**

*Indicaciones*: mucosidad turbia, pegajosa y espesa, que no sale con facilidad, que bloquea la garganta, cubre la lengua y forma la

## El mandala del tiempo

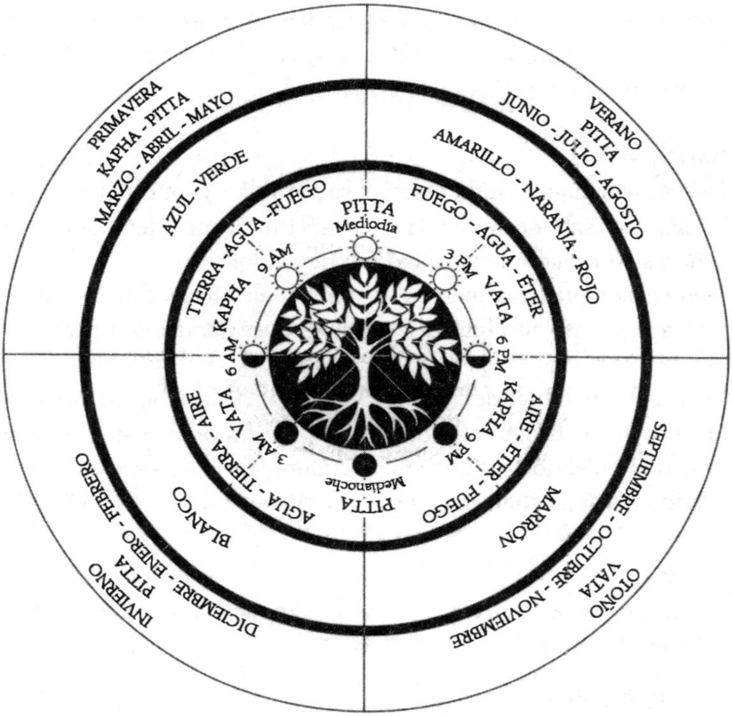

saliva con hilos, sabor de boca ácido o salado, congestión, opresión en el pecho, dificultad en la respiración, mucosidad en las heces y en la orina, poco apetito, letargo, dolor sordo y generalizado, cansancio.

*Tratamiento*: principalmente con plantas picantes y amargas para un efecto estimulante y anticongestivo que limpie las toxinas y suprima la mucosidad y la grasa.

**KAPHA, NIRAMA**

*Indicaciones*: la mucosidad es acuosa, líquida o espumosa, sale con facilidad, sabor dulce en la boca, apetito normal, lengua limpia, heces y orina sin mucosidad, no hay dolor.

*Tratamiento*: principalmente con plantas picantes y dulces, expectorantes, para eliminar el exceso de mucosidad y de kapha.

El enfoque habitual del ayurveda es pasar del estado de sama del dosha a una situación nirama. Después de eliminar el ama, se puede actuar en el dosha directamente, eliminando los excesos y tonificando las deficiencias que hayan surgido.

# 6
# Uso terapéutico de las plantas

## Plantas depurativas (*rakta shodhana karma*)

Las plantas depurativas limpian y purifican la sangre. Poseen, en general, los siguientes efectos terapéuticos:

1. Purifican la sangre, eliminan las toxinas y suelen tener un efecto antiinfeccioso y bactericida.
2. Favorecen la curación y desaparición de llagas, forúnculos, tumores y muchos tipos de cáncer.
3. Las depurativas típicas actúan enfriando la sangre y disipando la fiebre, reducen pitta y purifican el hígado.
4. Se pueden usar externamente en heridas, llagas, úlceras, etc., y tienen propiedades antiinflamatorias y vulnerarias.
5. Con su acción purificadora ayudan a matar lombrices y parásitos, especialmente los que invaden la sangre.
6. Son muy eficaces en las enfermedades infecciosas, contagiosas y epidémicas.

Las plantas depurativas son eficaces para tratar las gripes, especialmente las que van acompañadas de fiebre alta, inflamación de garganta, dolor de oído, etc.; en este sentido, son un poco más fuertes que las diaforéticas refrescantes. Son efectivas para el acné, dermatitis, forúnculos y enfermedades inflamatorias de la piel. Pueden usarse para el herpes, enfermedades venéreas y también contra el cáncer. Limpian el sistema linfático y aumentan el número de glóbulos blancos. Atacan las acumulaciones tóxicas, pero a la vez ejercen también un efecto reductor sobre los tejidos corporales. Algunas poseen propiedades diuréticas y laxantes.

La mayoría de las depurativas son refrescantes, amargas y, a veces, de sabor astringente. Disminuyen pitta y kapha, pero aumentan vata. Son principalmente plantas anti-pitta. Las plantas depurativas (refrescantes) más típicas son: aloe, lirio azul, bardana, chaparral, diente de león, equinácea, índigo, manjishta, nim, llantén, fitolaca, trébol rojo, sándalo y acedera.

Muchas plantas picantes caloríficas poseen un efecto purificador de la sangre, activador de la circulación y eliminador de los coágulos sanguíneos. Son purificadoras, a menudo bactericidas y favorecen la disminución de las fiebres al destruir las toxinas que las producen. Son, además, antiparasitarias o vermicidas.

Las depurativas picantes caloríficas y las amargas frías pueden combinarse para reforzar el poder purificador de cada una de ellas. Pueden usarse conjuntamente en casos en que el ama es abundante. Esto también vale para las constituciones vata o pitta, hasta que se reduzca ama (como en las fiebres periódicas o en las producidas por la malaria). En general, las depurativas refrescantes son buenas para pitta, las depurativas caloríficas son buenas para vata y ambas son eficaces en kapha.

Las depurativas refrescantes que tienen un gran efecto bactericida o antibiótico, como el sello de oro y el índigo o añil silvestre, si se usan durante mucho tiempo o en exceso, pueden producir el mismo efecto perjudicial en el cuerpo que los antibióticos, porque destruyen tanto las bacterias buenas como las malas, debilitando así el sistema inmunitario y causando nuevas infecciones. Deben ser utilizadas con precaución, especialmente cuando el paciente está débil, en estado de postración o demacrado, como ocurre en las enfermedades debidas a un vata elevado.

Las plantas depurativas caloríficas más típicas son: mirto, pimienta negra, pimentón, canela, ajo, mirra, zanthoxylum, cártamo y sasafrás.

Las plantas depurativas se toman por lo común en primavera como depurativos sanguíneos. Esta es una buena práctica, pero no debe abusarse de ella, porque puede debilitar la sangre, y no es eficaz cuando existe hipotensión o anemia. (Véase también Plantas tónico-amargas y antipiréticas, pág. 91).

## Plantas antiparasitarias y antihelmínticas (*krumighna karma*)

Las plantas antihelmínticas son las que destruyen y eliminan los parásitos intestinales. En el ayurveda, el concepto de *krumi*, a menudo traducido como «gusano», tiene connotaciones más amplias: incluye todos los parásitos, las infecciones bacterianas, micóticas y las causados por los gérmenes de levadura. Las antihelmínticas son útiles también en estos casos. Son muy eficaces en el tratamiento de una infección como la *Candida albicans*, y los problemas de alergias alimentarias relacionados con ella.

Las infecciones originadas por parásitos se tratan igual que el ama, ya que los alimentos no digeridos, al estancarse, crean algún tipo de parásito. Se tratan con una terapia purificadora, ya que una tonificación solo alimentaría más la infestación. Por este motivo, las plantas antihelmínticas tienen un efecto adelgazante en el cuerpo y pueden llegar a debilitar los tejidos. En este sentido, el esperma se considera un tipo de lombriz o krumi. Las plantas antihelmínticas pueden reducir el esperma y mermar su vitalidad. Por consiguiente, deben utilizarse de forma sintomática y con cuidado, especialmente cuando el paciente está débil o demacrado.

El ayurveda identifica los parásitos según el dosha agravado por medio del cual se manifiestan. Los parásitos de tipo kapha se hallan principalmente en la mucosidad o flema; los de tipo pitta, en la sangre, y los de tipo vata, en las heces. Hay que tratar con cuidado el dosha agravado y los parásitos específicos.

El efecto antiparasitario se encuentra sobre todo en las plantas de sabor picante o amargo, pero esta acción suele depender más de la potencia especial (*prabhava*) que de la energética general. Además, hay que tener precaución al hacer uso de los antihelmínticos calientes y picantes en los tipos pitta, y los fríos y amargos en los tipos vata.

Las plantas antiparasitarias más representativas son: ajwan, asafétida, pimentón, clavo, ajo, sello de oro, menta poleo, granado, zanthoxylum, semillas de calabaza, ruda, tanaceto o hierba lombriguera, tomillo, epazote y ajenjo.

Las lombrices y los parásitos suelen ser causantes de un estado infeccioso grave y su tratamiento habrá de ser dirigido por un terapeuta o médico calificado.

## Plantas astringentes (*stambhana karma*)

Las plantas de sabor astringente tienen un efecto reafirmante, condensan y compactan los tejidos y los órganos corporales. Detienen el flujo excesivo de humores y secreciones excesivas. Aunque son secantes, conservan también la humedad. Además, tienen un efecto curativo en la piel y las membranas mucosas.

El sabor astringente se puede diferenciar del efecto astringente de la manera siguiente: las plantas de sabor astringente tienen una efecto astringente, pero plantas de otros sabores también pueden tener efectos astringentes en el cuerpo.

Las plantas de sabor astringente se usan sobre todo de manera sintomática; por ejemplo, para detener una hemorragia o una diarrea. Sin embargo, no suelen corregir la causa del problema. Otras plantas con sabores diferentes pueden, con su efecto terapéutico, aliviar también estos síntomas. La diarrea, por ejemplo, puede deberse a una mala absorción en el intestino delgado. Una planta de sabor astringente, como el frambueso o el alumbre, puede suprimir el síntoma, pero no mejorará la absorción (el sabor astringente es pesado y difícil de digerir). En este sentido, es más adecuada una planta como la nuez moscada, que es picante, astringente y que favorece el calor y la digestión junto con un efecto astringente.

No siempre es beneficioso suprimir las secreciones o emisiones corporales. La diarrea causada por ama, puede ser la manera natural que tiene el cuerpo de limpiarse. Al detener la diarrea con plantas de sabor astringente, se producirá una retención de toxinas en el cuerpo que provocará más complicaciones.

El tratamiento adecuado en este caso consiste en provocar la diarrea con laxantes hasta que desaparezca ama. Las plantas astringentes solo se emplearán si persiste la diarrea una vez realizada la acción purificadora.

Es importante, por consiguiente, no abusar de las plantas astringentes, ni hacer un uso de manera sintomática como si fueran medicinas, sin comprender las causas más profundas de los trastornos que pueden tratar superficialmente.

En ayurveda se distinguen tres tipos de acciones astringentes: las que detienen la hemorragia, que son las plantas hemostáticas (*rakta stambhana*); las que detienen las excreciones corporales excesivas (*mala stambhana*), también se pueden llamar plantas antidiarreicas; y el tercer grupo, las plantas vulnerarias (*ropana*), que aceleran la curación de los tejidos y que se utilizan principalmente para uso externo. No todas estas plantas son de sabor astringente.

Las plantas hemostáticas detienen la hemorragia, normalmente enfriando la sangre, y se relacionan con las plantas depurativas, purificadoras de la sangre. Pueden agravar vata, ya que su efecto es esencialmente anti-pitta. Su sabor suele ser astringente o amargo.

Las principales plantas hemostáticas son: agrimonia, bistorta, enea, sello de oro, hibisco, manjishta, malvavisco, gordolobo, ortiga, llantén, frambuesa, azafrán, consuelda menor, bolsa de pastor, cúrcuma, roble blanco y milenrama.

Algunas plantas picantes calientes tienen un efecto hemostático, especialmente cuando existe una pérdida de sangre causada por el frío, como sucede en algunas enfermedades de tipo vata o kapha. Son representativas de este grupo la pimienta negra, el pimentón, la canela y el jengibre, las cuales detienen la hemorragia a corto plazo, pero si el tratamiento es prolongado pueden aumentarlo, porque calientan la sangre.

Las tónico-amargas y las plantas depurativas, que en general enfrían la sangre y a pitta, pueden ayudar a detener la pérdida de sangre gracias a su efecto refrescante, aunque no tienen ninguna otra propiedad hemostática específica.

El efecto astringente de las plantas que detienen la diarrea puede ayudar también a eliminar la sudoración y la micción excesivas, así como la emisión seminal involuntaria. Normalmente son de energía fría y de sabor astringente o amargo.

Las principales plantas antidiarreicas son: zarzamora, consuelda, geranio, genciana, semillas de loto, llantén, frambuesa, zumaque, nenúfar blanco, corteza de roble blanco y acedera.

Algunas plantas caloríficas también detienen la diarrea y otras secreciones corporales excesivas y suelen favorecer la digestión. También son beneficiosas para vata. Entre ellas se encuentran: pimienta negra, jengibre, haritaki, nuez moscada y semillas de amapola. Productos como el suero de leche (*takra*) y el yogurt también tienen estas propiedades.

Las plantas vulnerarias favorecen la curación de los tejidos dañados por cortes, heridas, quemaduras, hemorragias, etc. A menudo se utilizan externamente en forma de cataplasmas y emplastos. En su mayoría, son de sabor astringente o dulce; son de energía refrescante y reducen pitta y kapha. Sin embargo, no son aconsejables en heridas profundas donde haya mucho tejido dañado, porque esto requiere una acción más tonificante (un estado vata). La mayoría son demulcentes y emolientes, suavizantes y calmantes para la piel y para las membranas mucosas. Algunas contienen mucílagos.

Las plantas vulnerarias más representativas son: aloe vera, pamplina, consuelda, miel, malvavisco, llantén, consuelda menor, bolsa de pastor, olmo y cúrcuma. Algunas plantas poseen las tres acciones astringentes y por eso se han convertido en famosas «curalotodo»; son: consuelda, malvavisco, llantén, consuelda menor y milenrama.

El efecto reparador de las plantas astringentes no es, por lo general, de índole nutritivo. Las plantas astringentes aceleran la curación de los tejidos, pero no fomentan su crecimiento. Su efecto secante puede ejercer no solo una acción curativa, sino también un efecto debilitante. El uso incorrecto o excesivo de plantas astringentes puede agravar vata, y por tanto causar estreñimiento, gases dolorosos, espasmos musculares y nerviosismo.

Por esta razón, las plantas astringentes se utilizan, por lo general, sinérgicamente con plantas nutritivas o tónicas. Las nutritivas forman tejido y las astringentes le aportan firmeza y ayudan a sostenerlo en el cuerpo. Las plantas que poseen un efecto astringente y tónico a la vez son, por tanto, poderosas rejuvenecedoras, como amalaki, bibhitaki y haritaki, tres de las más poderosas plantas regenerativas del ayurveda.

## Plantas tónico-amargas y antipiréticas

El concepto ayurvédico de las plantas tónicas es diferente del de la mayoría de terapias herbarias americanas o europeas. En la herbología occidental, el término tónico se refiere a un agente que nutre y fortalece el cuerpo, y se aplica generalmente a plantas frías y amargas, como la genciana y el sello de oro. Estas aumentan la vitalidad al estimular la digestión. Al aumentar la nutrición, las plantas fortalecen el cuerpo y los órganos, y al mismo tiempo dan el tono adecuado a los músculos y los tejidos. Este efecto incrementa la eliminación de toxinas, los productos de desecho y purifica la sangre. Por ello, las plantas tónicas son recetadas a los pacientes convalecientes o debilitados.

En ayurveda, el uso de plantas amargas como tónicos no siempre es considerado apropiado o beneficioso. El sabor amargo, como ya indicamos en nuestro capítulo de la energética de las plantas, es el sabor más frío, secante, mermador y reductor. No es tónico en el sentido de nutritivo –que activa el crecimiento de los tejidos y que es reconstituyente. Su efecto es de tipo catabólico o reductor, purificador, produce agotamiento o eliminación del tejido y ralentiza o mitiga la mayoría de las funciones orgánicas corporales. Su uso apropiado es para reducir toxinas y excesos, más que como reconstituyente. Las plantas amargas forman parte de las terapias purificadoras, sedantes, disipadoras del calor o reductoras, usos que comparte con la medicina china.

El ayurveda considera que las plantas amargas estimulan la digestión, pero solo en pequeñas cantidades y principalmente en pacientes con calor, fiebre y en los casos de un pitta elevado. No se recetan, por lo común, a pacientes con debilidad crónica o demacrados. Las dosis elevadas debilitan la digestión, la asimilación y alteran la peristalsis.

Las plantas amargas, por su naturaleza aérea y etérea, secan los tejidos y los fluidos vitales y pueden causar rigidez muscular e incluso espasmos musculares. Más que aportar el tono correcto a músculos, órganos y tejidos, en muchos casos lo que hacen es reducirlo.

Mientras que en la herbología occidental se prescriben estas plantas en estado de convalecencia y debilidad, el ayurveda no las considera beneficiosas en tales situaciones. Muchos casos de convalecencia y debilidad son de naturaleza vata –problemas de frío, de deficiencia de fluido y desgaste de los tejidos corporales– y requieren una terapia calorífica, humectante y nutritiva. Las plantas amargas son también vata, de naturaleza aire, y, por lo tanto, no son reconstituyentes ni favorecen el aumento de los fluidos vitales. Sin embargo, pueden ser fortalecedoras en los casos de fiebre persistente, remitente o intermitente, y en los estados de debilidad que siguen a la fiebre o en el caso de un pitta elevado.

Quizá los antiguos herboristas occidentales usaran las plantas amargas como tónicos para la convalecencia de pacientes de constitución pitta, que sufrían enfermedades febriles o que tenían una sobredosis de toxinas por exceso de carne, bebida o alcohol. Los vegetarianos de hoy en día, sobre todo los de constitución vata, se debilitarían si hicieran un uso excesivo de las plantas amargas como tónicos.

Las plantas tónicas del ayurveda son generalmente sustancias dulces y nutritivas que reconstituyen los tejidos, revitalizan, aumentan los fluidos vitales, incrementan la energía sexual y contribuyen a una vida más longeva. Se incluyen en una sección aparte dedicada a las plantas tónicas. Las plantas amargas pueden mermar la vitalidad, reducir la energía sexual y acelerar el proceso de envejecimiento. En este libro hacemos referencia a ellas como tónico-amargas, en aras de la conveniencia, ya que son conocidas con este término. También las denominamos antipiréticas o plantas que disipan el calor, el fuego y la fiebre.

Se podría decir, con razón, que estas plantas tónico-amargas son adecuadas para pitta, ya que son las más enérgicas para reducir y regular sus funciones. Pero no se debe confundir su efecto con el de las tónicas, que es nutritivo y rejuvenecedor.

No obstante, las plantas tónico-amargas son medicinas vegetales muy importantes. El ayurveda y la herbología occidental están de acuerdo en que son las plantas más eficaces para disminuir la fiebre, limpiar el cuerpo y eliminar las toxinas. Reducen la fiebre pitta, las toxinas y la grasa del cuerpo. Son las más potentes para disminuir el calor.

Cuando la fiebre es causada por un elemento patógeno externo y de carácter superficial, como la fiebre de un resfriado o una gripe, esta debe tratarse con una terapia diaforética que induzca la sudoración, para que se abran los poros de la piel, se restablezca la circulación y se disipe el frío que la provoca. Sin embargo, cuando la fiebre es alta en la sangre y en el interior del cuerpo, y el hígado se calienta y provoca mucha sed, sudoración, inflamación o infección, se trata por lo común de una enfermedad pitta; entonces, las plantas tónico-amargas son las más apropiadas.

Las plantas tónico-amargas no solo suprimen la fiebre, sino que destruyen la infección que la causa, catabolizando el elemento patógeno. Atacan y destruyen ama, las toxinas que se han introducido en los tejidos causando la fiebre. Son apropiadas, pues, para cualquier fiebre provocada por ama (por ejemplo, la de la artritis, que puede ser debida a la agravación de vata o kapha). Por su naturaleza ligera destruyen ama, que es pesada.

Al reducir el calor, la acidez y la toxicidad, refrescan y purifican la sangre; también poseen un efecto depurativo o purificadora de la sangre. Se puede decir que son como las depurativas, pero con un efecto un poco más fuerte. Regulan la función del hígado, controlan y reducen la producción de bilis y de ácido en el cuerpo. Así pues, están indicadas en la mayoría de las enfermedades del hígado, como la hepatitis y la ictericia, sobre todo en la fase inicial y en la aguda.

Estas plantas reducen la grasa y regulan el metabolismo del azúcar. En este sentido, también regulan la función del bazo y pueden ser eficaces en enfermedades como la diabetes. Dado que son las plantas más potentes para eliminar la grasa y para reducir peso, tienen un poderoso efecto anti-kapha.

Esto, unido a su efecto purificador de la sangre, hace que sean excelentes para combatir los tumores. Pueden ser eficaces para reducir tumores benignos y malignos, como el cáncer. Al catalizar los procesos catabólicos del cuerpo, eliminan las acreciones graves y suprimen la congestión corporal.

Son las plantas más efectivas para disminuir pitta; son enérgicas en la reducción de kapha, pero también son las que más agravan vata. Si se usan para tratar una indigestión causada por vata (indigestión nerviosa, que puede parecer hipoglucemia), lo único que harán será aumentar los problemas nerviosos y la hipersensibilidad.

Sus potentes poderes destructivos les confieren propiedades bactericidas, antivíricas, antihelmínticas y antiparasitarias. Hay que utilizarlas con mucho cuidado, solo hasta que se haya conseguido la destrucción de los patógenos; si se siguen utilizando después solo se conseguiría debilitar los propios tejidos del cuerpo.

Las plantas tónico-amargas y antipiréticas más frecuentes son: aloe vera, colombo americano, agracejo, calumba, chaparral, genciana, sello de oro, coptis, quina peruana, álamo blanco y las plantas indias: chirata, kutki y nim.

## Plantas carminativas (*vata-anuloman*)

Las plantas carminativas alivian los gases intestinales, el dolor y la distensión abdominal. Favorecen la digestión e incrementan la absorción. Ayudan a eliminar el agua y la mucosidad (*ama*) estancadas que obstaculizan el tracto gastrointestinal. Facilitan una peristalsis normal y adecuada.

Son, por lo común, plantas aromáticas o fragantes que poseen un aceite volátil que estimula los nervios gastrointestinales –*samana* y *apana vayu*, las fuerzas de vata que rigen el estómago, el intestino delgado y el colon–, para activar la digestión y eliminar la acumulación de sustancias alimenticias no digeridas.

Al estimular vata también aumentan agni, de la misma manera que el viento aumenta el fuego. En este sentido, se parecen a las plantas estimulantes y a otras que tienen efectos de estas dos categorías. Pero mientras que las plantas estimulantes tienden a activar la digestión alimentando directamente agni, estas actúan más indirectamente mediante la normalización de vata. Son, por consiguiente, especialmente eficaces en el tratamiento de la mala digestión causada por trastornos nerviosos, ansiedad y depresión.

Están íntimamente relacionadas con las plantas nervinas. Al disolver las obstrucciones en todos los canales, los srotas, desbloquean el sistema nervioso, aliviando los espasmos y el dolor.

También pueden tener un efecto diaforético y expectorante, y son a menudo estimulantes del sistema circulatorio. En general, mejoran el humor y estimulan el flujo energético básico en el cuerpo, el prana.

Todas las plantas carminativas mueven vata y esta acción estimulante erradica el vata acumulado. Sin embargo, su sequedad puede agravar vata si se usan en exceso o durante demasiado tiempo.

La mayoría de las plantas aromáticas tienden a ser caloríficas y usualmente son de sabor picante. Sin embargo, hay un grupo secundario que es refrescante y tiende al sabor amargo.

Las plantas carminativas caloríficas pueden agravar pitta y algunas de ellas producir acidez. En este caso se preferirán las carminativas refrescantes. Las carminativas refrescantes tienden a producir, a largo plazo, un efecto de desgaste en vata. Todas las plantas aromáticas y carminativas, por su propiedad secante, reducen kapha.

La mayoría de las especias pertenecen a esta categoría y deberían formar parte de nuestra dieta diaria, y sobre todo la de las personas de constitución vata. De 1-5 g de muchas de estas especias tomadas en las comidas pueden curar gran número de enfermedades, ya que la mayoría de los problemas son provocados por las indigestiones. Tomadas con la comida o con plantas tónicas, estas especias favorecen el rejuvenecimiento. Corrigen la mayoría de enfermedades congestivas y desórdenes nerviosos.

Las plantas carminativas caloríficas comunes son: ajwan, asafétida, albahaca, laurel, cálamo aromático, cardamomo, canela, clavo, ajo, jengibre, bayas de enebro, nuez moscada, piel de naranja, orégano, tomillo, cúrcuma y valeriana.

Las carminativas refrescantes típicas son: manzanilla, hierba gatera, crisantemo, cilantro, comino, eneldo, hinojo, lima, musta, hierbabuena o menta verde, menta piperita, gaulteria. (Véase también Plantas estimulantes y digestivas, pág. 112).

## Plantas diaforéticas (*swedana karma*)

Las plantas diaforéticas o sudoríficas provocan la transpiración y gracias a esto restablecen la circulación, disipan la fiebre y el frío y eliminan las toxinas de la superficie del cuerpo.

Son agentes de alivio superficial que actúan en los estadios iniciales y agudos de resfriados y gripes, así como en estadios más crónicos del asma y la artritis. El estado inicial o agudo de los resfriados y las enfermedades febriles paraliza la energía defensiva que circula por la superficie del cuerpo: el resultado es una interrupción de la sudoración y un bloqueo de la circulación. Las plantas diaforéticas, con su efecto estimulante, restablecen la energía defensiva del cuerpo.

Estas plantas producen los siguientes efectos terapéuticos generales: a) estimulan la sudoración; b) alivian la tensión muscular y el dolor en las articulaciones; c) reducen la fiebre causada por factores externos (asociada a resfriados y gripes); d) facilitan la erupción y la resolución de los estados inflamatorios de la piel; e) ayudan a dispersar el agua superficial y el edema facial y f) alivian los dolores de cabeza debidos al frío y la congestión. Así pues, figuran en la primera línea de defensa contra la enfermedad.

El ayurveda reconoce dos clases de plantas diaforéticas según el dosha en el que actúan: las diaforéticas caloríficas y las refrescantes.

La mayoría de las plantas diaforéticas son de naturaleza calorífica. En general, son plantas calientes y picantes que reducen kapha y vata y aumentan pitta. La mayoría de los resfriados son de tipo kapha: una invasión de frío y de humedad. Vata, el viento, es el factor que los transporta al cuerpo. Las plantas diaforéticas caloríficas actúan en el resfriado común dispersando el viento, el frío y la humedad. Generalmente son estimulantes, expectorantes y pueden tener propiedades antiasmáticas y antirreumáticas.

Las diaforéticas refrescantes son, por lo común, plantas amargas o picantes que reducen pitta y kapha, pero que aumentan vata. Son más adecuadas para combatir los resfriados de tipo pitta y más efectivas para tratar la fiebre elevada, el dolor de garganta y otros síntomas inflamatorios relacionados con la invasión de toxinas en la sangre. Generalmente poseen un efecto depurativo y pueden tener propiedades diuréticas.

Las diaforéticas caloríficas aumentan la temperatura corporal y mediante la sudoración, disipan el frío. Las diaforéticas refrescantes bajan la temperatura corporal mediante la sudoración,y disipan el calor y las toxinas a través de la piel. Ambas disipan el agua, la flema y kapha.

Las personas de constitución kapha necesitan una sudoración más fuerte debido a su atributo de humedad. Las plantas de constitución pitta necesitan una acción diaforética moderada de naturaleza refrescante. Les perjudican los diaforéticos caloríficos, el sudor caliente, los baños de vapor, los baños calientes y las saunas, todo lo que atenúa kapha.

Las personas de constitución vata necesitan una acción diaforética más suave, de naturaleza predominantemente calorífica, para humedecer su sequedad superficial; los tratamientos con diaforéticos fuertes podrían acentuar dicha sequedad.

Hay que recordar que los resfriados y gripes (como enfermedades iniciales y superficiales) pueden no ser del mismo dosha que la constitución de la persona. Una persona de constitución pitta puede tener un resfriado kapha (la mayoría de los resfriados son kapha, al menos en su comienzo o inicio). Para estas enfermedades temporales, el tratamiento puede ser sintomático.

Las plantas diaforéticas limpian el sistema linfático y el plasma, *rasa dathu* en terminología ayurvédica. Las plantas diaforéticas refrescantes pueden tener también un efecto purificador en la sangre. Favorecen la limpieza de los canales sutiles y los capilares. Actúan principalmente en los pulmones y en el sistema respiratorio. Fomentan un estado de apertura de la mente y la respiración, aumentan el prana, limpian los senos paranasales y los sentidos y estimulan el sistema nervioso. Las diaforéticas refrescantes tienen una propiedad adicional limpiadora del hígado y la sangre.

En el ayurveda la sudoración forma parte del tratamiento preliminar de la terapia purificadora o *panchakarma*. Después de un masaje con aceite que ablanda las toxinas del cuerpo, se utiliza la sudoración para disolverlas, movilizarlas y eliminarlas. La sudoración (o diaforesis) va seguida normalmente de la emesis, la purga o el enema como tratamiento principal, pero a veces puede ser la terapia primordial.

La sudoración no se induce únicamente con plantas, sino que también puede provocarse mediante fuego, vapor, ejercicio, baños calientes, etc. El uso de plantas diaforéticas debe ir acompañado de baños calientes, dormir bien abrigado y ayuno.

Las diaforéticas caloríficas más representativas son: angélica, albahaca, mirto, alcanfor, cardamomo, canela, clavo, efedra (*ma huang*), eucalipto, jengibre, bayas de enebro, salvia, tomillo, y jengibre silvestre.

Las diaforéticas refrescantes más representativas son: eupatorio, bardana, hierba gatera, manzanilla, crisantemo, cilantro, flores de saúco, marrubio, cola de caballo, hierbabuena o menta verde, menta piperita y milenrama.

## Plantas diuréticas (*mutrala karma*)

Las plantas diuréticas aumentan la micción. Estimulan la actividad funcional de los riñones y de la vejiga urinaria. Al actuar en el elemento agua de los elementos-tejido (*dhatus*) del cuerpo, las plantas diuréticas reducen y eliminan las toxinas.

Su efecto principal es el de purificar y purgar a través de la orina. Son purgantes para el elemento agua del cuerpo y como tales reducen el elemento tierra del cuerpo. Por consiguiente, como todos los purgantes, deben ser utilizados con precaución.

Los diuréticos disminuyen el agua y reducen kapha, que tiene el agua como constituyente principal. Generalmente son de sabor amargo, astringente o picante. Todos los diuréticos tienden a aumentar la sequedad de vata. Su efecto se ve aumentado por los sabores que reducen kapha y la humedad.

Los diuréticos también reducen pitta. Muchos de ellos, o la mayoría, son más potentes para disminuir pitta que kapha. Esto no es atribuible solamente a que la naturaleza de pitta sea un poco oleaginosa, sino que es consecuencia también de que el calor del cuerpo se libera a través de la orina; la acidez y las toxinas de la sangre son expulsadas y es una manera de refrescar y purificar la sangre. Esto alivia pitta.

Las plantas caloríficas y secantes, de sabor picante, dirigen el agua hacia arriba y fuera del cuerpo, a la superficie, enviándola al exterior del cuerpo a través del proceso de la sudoración –el efecto diaforético. También actúan eliminando la mucosidad por la boca con la expectoración. Las plantas caloríficas y secantes purifican el organismo de la misma manera que el agua se evapora en dirección ascendente por la acción del fuego.

Las plantas refrescantes y secantes, de sabor amargo y astringente, por el contrario, hacen descender el agua a través de la orina. Las plantas frías originan una acción descendente y de contracción, y las plantas caloríficas provocan una acción ascendente y de dispersión.

La acción diurética es generalmente refrescante y secante –lo opuesto a las cualidades de pitta, caliente y húmedo. Por esta razón, los diuréticos dispersan el calor húmedo, como en la diarrea y la disentería, y refrescan no solo los riñones y la vejiga sino también el hígado y la vesícula biliar. Al aumentar la micción, contribuyen a eliminar los cálculos renales y los de la vejiga y la vesícula biliar. Estas plantas que disuelven los cálculos se denominan litolíticas.

Con su efecto anti-kapha más específico, las plantas diuréticas eliminan los edemas y la acumulación de agua en los tejidos, en especial en la parte media inferior del cuerpo. (La acumulación de agua en la cara, cabeza y pecho, a menudo se reduce mejor con las plantas diaforéticas y expectorantes). Ayudan a reducir la grasa y el peso, en especial cuando la grasa está principalmente compuesta de agua.

Estas plantas estimulan la función de la vejiga y de los riñones, pero rara vez son tónicas o nutritivas para estos órganos. Su efecto secante puede causar estreñimiento o sequedad en la piel. Cuando la orina es escasa y no hay acumulación de agua, se requiere una terapia humectante, no secante, y en este caso, las plantas diuréticas suelen estar contraindicadas. Las personas de constitución vata tienen que incrementar la orina aumentando el agua en los tejidos –por consiguiente, con un terapia tónica o nutritiva, no diurética. Las plantas diuréticas son probablemente las que más agravan vata y están contraindicadas en los casos de debilidad por convalecencia y en los de deshidratación.

Las plantas diuréticas se diferencian en dos clases: las refrescantes y las caloríficas. La mayoría de ellas son de tipo refrescante. Las diuréticas refrescantes son también, a menudo, plantas diaforéticas refrescantes, depurativas o antipiréticas, útiles en el tratamiento de fiebres y enfermedades infecciosas, en especial las relacionadas con el tracto genitourinario (como los herpes) o con el hígado y la vesícula biliar.

Las diuréticas caloríficas, como las bayas de enebro, son a menudo diaforéticas caloríficas, estimulantes y expectorantes y pueden tener un efecto antirreumático. Están contraindicadas en las enfermedades pitta de inflamación del riñón y la vesícula biliar, a no ser que sean compensadas con gran dosis de plantas refrescantes.

Algunas plantas diuréticas son refrescantes y humectantes, además de tener efecto secante en la diuresis, y ejercen un efecto calmante en las membranas mucosas del aparato urinario. Algunos ejemplos son: el malvavisco, la cebada y el gokshura. A menudo se añade algunas de estas plantas a la fórmula diurética, para calmar y proteger los riñones del efecto secante y raspante de las plantas diuréticas, que pueden causar irritación y malestar.

Las plantas diuréticas refrescantes más comunes son: espárrago, cebada, buchú, bardana, presera, cilantro, estigmas de maíz, diente de león, hinojo, gokshura, eupatoria púrpura, cola de caballo, limoncillo, malvavisco, llantén, punarnava, menta piperita y gayuba.

Las plantas diuréticas caloríficas comunes son: ajwan, canela, pimienta cubeba, ajo, bayas de enebro, efedra, mostaza, perejil y zanahoria silvestre.

## Plantas emenagogas (*raktabhisarana karma*)

Las plantas emenagogas ayudan a activar y regular la menstruación y, por consiguiente, tratan muchos de los problemas del aparato reproductor femenino, incluyendo el síndrome premenstrual, los tumores uterinos y las infecciones. Estas plantas se llaman *rakta-*

*bhisarana* en ayurveda, que significa «las que incrementan el flujo sanguíneo», es decir, «estimulantes circulatorios».

Las emenagogas son en su mayoría plantas picantes o amargas que disminuyen la congestión sanguínea, eliminan los coágulos de sangre y favorecen la menstruación. Calientan la sangre y mejoran su calidad, estimulando el corazón. Pueden ser de energía calorífica o refrescante, sin embargo la mayoría son refrescantes.

El aparato reproductor femenino está asociado íntimamente con la sangre; es, por consiguiente, de naturaleza pitta. Sus desequilibrios deben examinarse, por lo tanto, como un aumento o disminución de pitta. Naturalmente, el mismo tratamiento no puede funcionar en ambos casos. Las emenagogas de naturaleza refrescante están más indicadas para los desequilibrios menstruales causados por un pitta elevado; las de naturaleza calorífica para un pitta disminuido.

Para el tratamiento de irregularidades menstruales debidas a condiciones tales como la infección uterina y la hemorragia es mejor que predominen las emenagogas refrescantes. Estas plantas también ayudan a calmar las emociones fuertes, la ira y la irritabilidad. Las emenagogas caloríficas son especialmente aconsejables para normalizar los retrasos menstruales debidos al frío, al sobreesfuerzo o a una ansiedad de tipo nervioso.

Las emenagogas también pueden ser antiespasmódicas, ya que alivian los calambres y el dolor uterino. Las que son diuréticas actúan evitando la retención premenstrual de agua. Las que son hemostáticas son eficaces para tratar una menstruación excesiva.

Las emenagogas caloríficas más comunes son: angélica, asafétida, canela, raíz de algodonero, jengibre, artemisa, mirra, perejil, menta poleo, cártamo, tang kuei, cúrcuma y valeriana.

Las emenagogas refrescantes más comunes son: cardo mariano, manzanilla, crisantemo, hibisco, manjishta, agripalma, musta, prímula, frambuesa, rosas, hierba tora y milenrama.

Las emenagogas actúan mayormente aumentando apana vayu, el vata de movimiento descendente que rige la evacuación, la micción y las funciones sexuales. Como tales, tienden a ser laxantes y a promover la salida del feto; por consiguiente, muchas de estas están contraindicadas durante el embarazo.

El ayurveda distingue otro grupo de emenagogas, que son las que tonifican y rejuvenecen el aparato reproductor femenino. Este grupo es una subcategoría de las plantas tónicas, rejuvenecedoras y afrodisiacas. Son principalmente plantas dulces que fortalecen la sangre, humedecen y nutren los órganos reproductores femeninos y resultan beneficiosas para tratar estados de debilidad de los órganos causados por la enfermedad, la desnutrición y los efectos del envejecimiento.

Las plantas emenagogas tónicas y rejuvenecedoras más comunes son: aloe vera, angélica, raíz de algodonero, falso unicornio, regaliz, semillas de loto, mirra, peonia, rehmannia, shatavari, sello de Salomón, batata silvestre o ñame, y flores como las de hibisco, jazmín, rosa y azafrán. Para este propósito el ayurveda también usa algunos preparados a base de hierro.

## Plantas expectorantes y demulcentes (*kasa-svasahara*)

Las plantas expectorantes favorecen la eliminación de la flema y la mucosidad del cuerpo. Limpian los conductos pulmonares y nasales, y también el estómago. Son beneficiosas para tratar problemas respiratorios, resfriados crónicos y agudos, gripes, asma, bronquitis y neumonía. El ayurveda denomina estos problemas *kasa* y *svasa*, que significan literalmente «tos» y «disnea» (dificultad para respirar).

También pueden ser de ayuda para tratar problemas digestivos, porque la mucosidad se origina en el estómago y puede bloquear el tracto gastrointestinal, causando indigestión y falta de asimilación.

La flema y la mucosidad se pueden acumular en cualquier parte del cuerpo y ser el origen de determinados tipos de tumores (generalmente benignos). Así, por ejemplo, se pueden acumular bajo la piel y bloquear los canales del aparato circulatorio y de otros sistemas, y producir toda clase de enfermedades, incluso problemas nerviosos.

Las plantas expectorantes son de dos tipos y actúan de dos formas. Algunas expectorantes, como el jengibre, eliminan la mucosidad por su efecto secante. Tienen sobre todo sabor picante y energía caliente, y también pueden ser plantas estimulantes, diaforéticas y carminativas. (Algunas, sin embargo, como el marrubio, son de sabor amargo y energía refrescante y especialmente beneficiosas para pitta).

Otras, como el regaliz, ayudan a eliminar la mucosidad por su efecto humectante. Aumentan y licuan kapha, facilitando su expulsión del cuerpo. Suelen ser plantas dulces y frías. También son demulcentes y emolientes, sustancias mucilaginosas que tienen un efecto suavizante y calmante en las membranas mucosas y la piel.

Las expectorantes calientes y secantes disipan el frío y la humedad, reducen kapha y ama, aumentan pitta y agni, y son especialmente eficaces para tratar resfriados de tipo kapha y kapha-vata.

Las expectorantes refrescantes y humectantes disipan el calor y la sequedad, licuan kapha y ama y son más beneficiosas para tratar resfriados y problemas respiratorios, inflamaciones de garganta y tos seca de tipo vata y pitta-vata.

La mayoría de plantas expectorantes son antitusivas, ya que la tos suele estar causada por una obstrucción de la mucosidad o por la irritación de las vías respiratorias. Así pues, se incluyen en esta categoría la mayoría de plantas que alivian la tos (aunque algunas tengan otras acciones más específicas, como plantas nervinas o antiespasmódicas) .

Asimismo, la tos puede clasificarse como húmeda (productiva) o seca (improductiva), y se tratará con el tipo de plantas que le sea apropiado. La tos o resfriado con flema abundante y clara indica, por lo general, un trastorno de kapha: frío y humedad. La tos o el resfriado con flema amarillenta o inflamación de las membranas mucosas, suele indicar fiebre o un trastorno de pitta: calor y humedad. La tos seca con poca flema y escalofríos suele señalar a vata, sobre todo si es una enfermedad crónica.

La tos y los resfriados son básicamente trastornos kapha, ya que la mucosidad es kapha, y kapha reside en el estómago y pulmones. Los resfriados crónicos y la congestión mucosa suelen aliviarse con el vómito terapéutico –la terapia emética–, un tipo de acción expectorante radical.

Las plantas expectorantes que son humectantes o demulcentes pueden utilizarse por vía externa para curar llagas, heridas y úlceras. Son nutritivas y ayudan al crecimiento de las células, además de ser antiinflamatorias.

Esta categoría de plantas de la herbología occidental es la más parecida al concepto de tónico en sentido ayurvédico: plantas dulces, nutritivas, que alimentan y fortalecen directamente los órganos y los tejidos. Pueden llamarse tónicos pulmonares. Algunas tienen propiedades rejuvenecedoras; y por su efecto suavizante, algunas son laxantes.

La acción calmante de las plantas demulcentes les da la capacidad de calmar el corazón y los nervios. En las enfermedades vata con deshidratación y reducción de tejido, son nervinas muy efectivas. Las plantas demulcentes alivian la sequedad producida por la fricción irritante de la función fisiológica; nutren las membranas mucosas y el tejido conectivo.

Se pueden combinar los dos tipos de plantas expectorantes para equilibrar su efecto. Las expectorantes calientes, como el jengibre, pueden utilizarse con una planta expectorante humectante, como el regaliz, para no alterar vata o pitta con su sequedad y calor. Las expectorantes frías y humectantes pueden requerir la adición de una planta caliente y picante como el jengibre, ya que son pesadas y difíciles de digerir y pueden agravar ama. El efecto de la fórmula dependerá de las plantas que en ella predominen, y no debe consistir en una única acción.

Las plantas expectorantes secantes más comunes son: eupatorio, cálamo aromático, cardamomo, canela, clavo, pimienta larga de

Java, helenio, jengibre (seco), marrubio, hisopo, semillas de mostaza, piel de naranja, pippali, salvia, jengibre silvestre y hierba santa.

Las expectorantes humectantes o demulcentes más comunes son: bambú gigante, pamplina, raíz de consuelda, linaza, musgo de Irlanda, regaliz, culantrillo, malvavisco, leche, azúcar sin refinar, olmo y sello de Salomón.

Las plantas antitusivas comunes son: semilla de albaricoque, mirto, tusílago, efedra (*ma huang*), eucalipto, grindelia, marrubio, gordolobo, osha, tomillo y cerezo silvestre.

## Plantas laxantes y purgantes (*virechana karma*)

Las plantas laxantes favorecen los movimientos intestinales, eliminan el estreñimiento y las acumulaciones de comida y toxinas del intestino. Pueden ser fuertes o suaves; las laxantes suaves son simplemente laxantes, mientras que las fuertes se denominan purgantes o catárticas.

Las plantas purgantes causan una evacuación forzada y pueden provocar diarrea y retortijones, con frecuencia acompañados de dolor y tenesmo, debido a su efecto irritante. Por consiguiente, deben utilizarse con prudencia. Las purgantes suelen ser plantas frías y amargas, como el ruibarbo, y aceites calientes, como el de ricino.

Las plantas laxantes suaves son, en su mayoría, plantas humectantes y con fibra, como el salvado. Su efecto es el de aumentar la evacuación mediante una mayor lubricación del intestino. Algunas plantas amargas frías, como la cáscara sagrada, ejercen también un suave efecto laxante, pero es más bien un purgante débil que actúa estimulando la peristalsis.

Las plantas laxantes y purgantes están indicadas siempre que exista estreñimiento, o siempre que haya una capa gruesa en la parte trasera de la lengua, síntoma de acumulación de toxinas en el colon. A veces, aunque se evacue regularmente, puede existir una gran acumulación de materia fecal en el colon y, por consiguiente, la purga es necesaria. Siempre que haya toxinas en el colon, las cuales pueden también causar diarrea, se pueden utilizar purgantes. También pueden administrarse estas plantas en los estadios finales de la fiebre para favorecer la eliminación de las toxinas del cuerpo.

El estreñimiento crónico, así como el estreñimiento en la vejez, es, por lo general, un problema vata con acumulación de gases y sequedad en el colon. En este caso se prescribirán laxantes suaves, humectantes o de volumen; los purgantes fuertes podrían producir irritación. Sin embargo, en algunos casos cuando existe una gran acumulación de toxinas producidas por una acumulación de vata, es necesaria una fuerte acción purgante que puede producir la administración específica de un aceite caliente como el de ricino.

La constitución pitta tiende a la diarrea por su atributo de humedad; pero cuando el calor es elevado, este también puede provocar estreñimiento. En ambos casos se prescriben purgantes generalmente de naturaleza fría y amarga que actúan en el intestino delgado. La purgación (*virechana*) es el modo más enérgico de eliminar pitta (el calor y la bilis) del cuerpo.

Sin embargo, cuando existe una inflamación o ulceración de las membranas del intestino, que es normalmente una condición pitta, los purgantes fuertes pueden provocar irritación. En estos casos están más indicados los laxantes de naturaleza humectante y refrescante como las semillas de zaragatona.

Las personas de constitución kapha pueden sufrir de estreñimiento debido a la acumulación en el intestino de flema, mucosidad y partículas de comida mal digeridas a causa de su débil digestión. En este caso están indicados los laxantes de naturaleza secante; los laxantes humectantes o de volumen podrían aumentar la congestión.

Los laxantes tienden a suprimir la capacidad digestiva y, a largo plazo, pueden debilitar la peristalsis por un exceso de estimulación.

Así pues, deben utilizarse junto con otras plantas estimulantes o carminativas, como el jengibre y las semillas de hinojo. El estreñimiento y la acumulación de toxinas en el colon pueden tratarse también aumentando el poder digestivo, agni. Las plantas calientes, picantes estimulantes y carminativas pueden ayudar a corregir el estreñimiento en una constitución vata o kapha, sin necesidad de usar ningún laxante. La sequedad en el colon puede también estar relacionada con sequedad en los pulmones, y las plantas como el regaliz o la linaza, que humedecen los pulmones, son más específicas para estos casos.

Los laxantes humectantes y de volumen más comunes son: salvado, linaza, ghee, regaliz, ciruela pasa, semillas de zaragatona, pasas, shatavari y la leche caliente.

Las plantas purgantes fuertes más comunes son: aloe vera (en polvo), aceite de ricino, aceite de crotón tiglium (piñón de Indias), sales de Epsom, podofilo, ruibarbo y sen.

Las plantas refrescantes con distintos grados de efecto laxante son: aloe vera, lirio azul, cáscara sagrada, equinácea, genciana, ruibarbo, sen y acedera.

Las purgantes fuertes y las laxantes suaves se pueden combinar para obtener un efecto moderado; las divisiones, una vez más, no son estrictas.

## Plantas nervinas y antiespasmódicas

Las plantas nervinas son las que fortalecen la actividad funcional del sistema nervioso. Pueden ser estimulantes o sedantes y pueden usarse para corregir los excesos o las deficiencias de las funciones nerviosas. Tienen un gran efecto en la mente y son eficaces para mejorar la salud mental y la lucidez, así como para ayudar en el tratamiento de desequilibrios psicológicos y enfermedades mentales.

La mayoría de las nervinas son también antiespasmódicas; plantas que alivian los espasmos de los músculos voluntarios e involuntarios, y así calman los calambres y detienen los temblores y las convulsiones. Pueden servir también como broncodilatadores, al detener los espasmos de los bronquiolos; así pues, son eficaces en el tratamiento de problemas respiratorios. Otras plantas nervinas ayudan a aliviar los calambres menstruales y los dolores de cabeza.

Muchas de estas plantas son fragantes y aromáticas, como la menta o la valeriana. Esto es así porque las plantas aromáticas actúan directamente en el prana, la energía primaria del sistema nervioso, ya que ellas mismas son sustancias que tienen mucho prana (el elemento aire). Estas plantas aromáticas despejan la mente y los sentidos, limpian los canales (*srotas*), alivian la congestión, detienen el dolor y restauran el flujo de energía en el sistema mente-cuerpo.

Las nervinas aromáticas son, a menudo, plantas carminativas y estomacales que disipan los gases intestinales y los cólicos. El porqué de este efecto se puede examinar bajo el prisma de la fisiología ayurvédica. Vata, el dosha que rige el sistema nervioso, se acumula en el colon y, desde allí, invade los elementos tisulares del cuerpo. El colon es también el lugar donde se produce la asimilación de los nutrientes, sobre todo aceites, para el sustento de los tejidos nervioso y óseo. Por tanto, el tratamiento de vata en el colon es a menudo un tratamiento de raíz para el vata en el sistema nervioso; las plantas que alivian vata pueden tratar a ambos.

En términos generales, el ayurveda considera que el nerviosismo es vata o distintivo de una constitución vata, ya que esta es la que rige las respuestas nerviosas y, por su naturaleza semejante a la del aire o el viento, es impulsivo, vacilante e hipersensible. La mayoría de las enfermedades del sistema nervioso son enfermedades vata. Así pues, al tratar los problemas de tipo nervioso, hay que pensar ante todo en vata. La mayoría de dolores nerviosos, el lumbago, la ciática, la parálisis y las enfermedades nerviosas degenerativas son todas ellas de tipo vata.

De todos modos, muchas afecciones emocionales o nerviosas pueden también estar causadas por otros doshas, como las provocadas por la ira, que serían un problema pitta. O bien vata puede estar bloqueado o agravado por los otros doshas, en cuyo caso un problema aparentemente vata puede ser debido a un exceso subyacente de pitta o kapha. Así pues, hay que localizar las causas primarias en lugar de los efectos evidentes.

Las emociones vata, como el miedo y la ansiedad, debilitan los riñones y las glándulas suprarrenales. Dañan los nervios y causan insomnio, inestabilidad mental, dolor nervioso, calambres y entumecimiento, afecciones que eventualmente pueden desgastar el tejido nervioso. La mayoría de las nervinas, especialmente las aromáticas, mueven vata, lo que ayuda a disipar el vata o energía vital obstruida, que es la verdadera causa de estas enfermedades.

Algunas plantas no solo son aromáticas, sino que tienen propiedades tamásicas, producen pesadez o embotamiento; son especialmente buenas tanto para mover como para arraigar a vata, que sufre de «desarraigo» por un exceso de aire y éter. Algunas de estas plantas son la asafétida, el ajo y la valeriana.

Pero cuando existe una deficiencia de tejidos nerviosos, causada a menudo por una mala nutrición, se necesitan plantas nutritivas –como ashwagandha y regaliz (Véase Plantas tónicas p.114). El uso excesivo de nervinas aromáticas puede debilitar aún más los nervios por su efecto secante; también suelen ser excitantes.

Las emociones de tipo pitta, como la ira, la envidia, el odio, etc., calientan la sangre, el hígado y el corazón, provocando ardor interno. Pueden producir hipertensión, insomnio, irritabilidad y otros desequilibrios mentales y nerviosos. Pueden, asimismo, consumir los nervios, un problema de pitta elevado, propio del estilo de vida agresivo del «hombre de negocios o ejecutivo».

Los desórdenes nerviosos causados por pitta se pueden tratar, por lo común, con plantas anti-pitta (véase el tratamiento de pitta), como las plantas tónico-amargas o las purgantes, sin tener que recurrir, en absoluto, a ningún tipo de planta nervina específica.

Muchas, quizá la mayoría, de las plantas que actúan en la mente, son de energía refrescante. Esto es debido a que la mente se desequilibra mayoritariamente por emociones negativas, que son como pitta y crean calor. Una mente tranquila y clara es normalmente una mente fría. Así pues, muchas plantas para la mente, como el gotu kola, son buenas plantas anti-pitta.

Los problemas nerviosos kapha son más bien una cuestión de embotamiento, letargia o hipoactividad del sistema nervioso. Psicológicamente, kapha padece de avaricia, deseo, apego y aferrarse al pasado. En cuanto a la mente y a los nervios, kapha requiere estimulación. Las nervinas que son aromáticas, estimulantes y anticongestivas son las mejores para kapha, y la mayoría de las aromáticas, por su naturaleza secante, son buenas para kapha.

Las plantas que hacen dormir a vata o a pitta pueden mantener despierto a kapha –la escutelaria, por ejemplo. Las plantas afectan a los distintos doshas de forma distinta. La que produce un efecto sedante en un dosha puede, sin embargo, estimular otro.

Muchas plantas que calman la mente acostumbran a tener un efecto positivo en los tres doshas, como si fuese el equilibrio de los doshas lo que calma la mente. Por lo tanto, algunas nervinas pueden ser buenas para los tres doshas (plantas tridosha), sobre todo si son tomadas en pequeñas cantidades y durante poco tiempo. Las plantas aromáticas refrescantes como la menta piperita, la manzanilla y el hinojo pueden usarse ampliamente como nervinas suaves. Su naturaleza secante alivia kapha, su naturaleza refrescante alivia pitta y su propiedad aromática mueve el vata obstruido.

Como otras categorías de plantas, las nervinas pueden dividirse en caloríficas y refrescantes. Las nervinas refrescantes son generalmente más beneficiosas para pitta, las caloríficas para vata y kapha (aunque ambos tipos reducen kapha y mueven, hasta cierto punto, el vata obstruido).

Las plantas nervinas caloríficas y antiespasmódicas más comunes son: asafétida, albahaca, mirto, cálamo aromático, alcanfor, eucalipto, ajo, guggul, zapatilla de dama, artemisa, mirra, nuez moscada, menta poleo, semillas de amapola, salvia y valeriana.

Las plantas nervinas refrescantes y antiespasmódicas más comunes son: betónica, bhringaraj, hierba gatera, manzanilla, gotu kola, lúpulo, jazmín, jatamansi, agripalma, gordolobo, paja de avena, flor de la pasión, menta piperita, sándalo, escutelaria, hierbabuena, corazoncillo, verbena y ñame o batata silvestre.

Existen otras clases de plantas nervinas que son consideradas más bien como fármacos, y de las que han derivado muchos medicamentos. Contienen ciertas sustancias químicas o alcaloides de las que depende su efecto. Estos efectos especiales de los diminutos agentes químicos que trascienden la energética del sabor son considerados como ejemplos de prabhava. Su acción es fuerte y sus efectos secundarios causan parálisis. La mayoría son venenosas, perjudican gravemente pitta y deben usarse con precaución. No se han incluido en este libro, pero algunas son utilizan tradicionalmente en el ayurveda por esos efectos especiales; por ejemplo, datura, digitalis, marihuana y opio.

Los metales, minerales y gemas tienen un efecto especial sobre la mente y el sistema nervioso. El ayurveda incluye preparados especiales realizados con ellos que los transforman en no tóxicos para el cuerpo humano. Estos compuestos se relacionan con la antigua tradición alquímica y reciben del nombre de compuestos *siddha yoga*. La antigüedad de muchos de ellos se remonta a la época del gran sabio budista Nagarjuna, que también era un gran médico ayurvédico y del que se dice vivió durante muchos siglos. Estos compuestos se relacionan también con las terapias de longevidad (véase Plantas tónico-rejuvenecedoras, pág. 116) y constituyen otro aspecto especial del ayurveda.

## Plantas estimulantes y digestivas (*dipana-pachana karma*)

En la herbología occidental son consideradas estimulantes las plantas que estimulan, incrementan o activan las funciones orgánicas en general, a partir de una estimulación principal de la función digestiva.

Las plantas estimulantes son principalmente de energía caliente, de sabor picante, e incluyen la mayoría de especias picantes, las pimientas y los jengibres. Su efecto consiste en aumentar el calor interno, eliminar el frío interno y fortalecer el metabolismo y la circulación.

Son las plantas más eficaces para aumentar agni, el fuego digestivo, y son, por tanto, las más potentes para destruir ama, es decir, las acumulaciones tóxicas. Son análogas a las plantas *agni dipana* y *ama pachana* en el ayurveda, es decir, las plantas que aumentan agni y digieren ama. Contienen grandes cantidades de agni, y aunque el agni del cuerpo no esté muy elevado, su acción es capaz de eliminar también las toxinas del cuerpo.

Estas plantas calientan el estómago, aumentan el apetito, dan calor a la sangre y estimulan los sentidos. A menudo tienen propiedades bactericidas y antiparasitarias y refuerzan el sistema inmunitario. De hecho, no son reconstituyentes, pero facilitan la asimilación y, por consiguiente, el cuerpo puede reconstituirse. Se usan a menudo junto con plantas tónicas y nutritivas, así como con diversos alimentos.

Son las plantas más potentes para aumentar pitta y para disminuir kapha. En general, disminuyen vata, pero utilizadas en exceso pueden agravarlo por su propiedad secante.

Son buenas en estados sama y se pueden usar en pequeñas cantidades en sama pitta. Al destruir las toxinas, también favorecen la disminución de la fiebre y, para este propósito, se pueden combinar con plantas tónico-amargas y antipiréticas.

La mayoría de plantas estimulantes digestivas tienen propiedades carminativas y estomacales, ya que estimulan la peristalsis (*samana vayu*). Otras tienen propiedades diaforéticas, ya que calientan la superficie del cuerpo y activan la transpiración; también aumentan el apetito. Muchas de ellas tienen propiedades expectorantes. Favorecen la eliminación de kapha, es decir, la mucosidad del estómago, los pulmones y de los conductos nasales, y estimulan el lagrimeo. Como estimulantes de la circulación, también tienen un efecto purificador de la sangre.

Estos estimulantes digestivos están relacionados con los estimulantes nerviosos. Pueden aumentar la hipertensión o provocar insomnio. Han de usarse solo como suplemento en caso de debilidad funcional y no para aguantar los excesos de una actividad excesiva.

Las plantas estimulantes y digestivas están indicadas siempre que se requiera mejorar la digestión, disipar el frío, limpiar las toxinas y la saburra de la lengua, restablecer el metabolismo degenerado y la circulación.

Están contraindicadas en casos de deshidratación, insuficiencia de fluido y de estados inflamatorios de las membranas mucosas. No hay que aplicarlas directamente sobre estas últimas.

Las plantas estimulantes más comunes son: ajwan, asafétida, pimienta negra, pimentón, canela, clavo, ajo, jengibre (seco), rábano picante, mostaza, cebolla, pippali y zanthoxylum.

La herbología occidental considera que algunas plantas amargas frías o tónico-amargas poseen un efecto estimulante. Su acción es equivalente a la de una ducha fría o una zambullida rápida en agua fría que sirve para calentar el cuerpo. El ayurveda considera que estas plantas son más adecuadas para activar la digestión de las toxinas que para estimular una digestión normal. (Para estas plantas estimulantes amargas y frías, véase Plantas tónico-amargas y antipiréticas, pág. 91).

## Plantas tónicas

### 1. Plantas tónico-nutritivas (*bruhana karma*)

El concepto ayurvédico de tónico se define como el de una sustancia que nutre los elementos de los tejidos (*dhatus*) del cuerpo. Una planta tónico-nutritiva es la que nutre el cuerpo y aumenta su peso, su densidad y su sustancia. Estos alimentos vegetales son útiles para nutrir los diversos tejidos y órganos corporales que se han agotado o debilitado debido a una enfermedad.

Las plantas tónicas tienen normalmente sabor dulce, y su efecto postdigestivo también es dulce, lo que indica su efecto constructivo. En general, tienen la misma naturaleza de kapha y se componen principalmente de tierra y agua.

Suelen ser pesadas, oleosas o mucilaginosas; incrementan los fluidos vitales, el músculo, la grasa, la sangre, la linfa, la cantidad de leche en las madres lactantes y el semen. Son plantas reconstituyentes adecuadas en casos de debilidad, emaciación y convalecencia. Ejercen un efecto suavizante, calmante y armonizador que atenúa la rigidez y calma los nervios.

En general, las plantas tónico-nutritivas disminuyen vata y pitta y aumentan kapha. Un pequeño grupo de ellas son caloríficas, como el ginseng o las semillas de sésamo, y pueden agravar pitta. Aumentan ama y no son las plantas adecuadas en casos de sama, aunque pueden ayudar a suavizar ama en combinación con otras plantas principales que faciliten su eliminación. Las plantas tónico-nutritivas son de energía humectante y refrescante, y por ello las mejores para reducir la sequedad de vata.

Sin embargo, son pesadas y difíciles de digerir. Para un agni bajo, como el propio de una constitución vata, suelen combinarse con algunas plantas estimulantes o carminativas (como el jengibre y el cardamomo) que faciliten su absorción.

Para los trastornos pitta, las plantas más apropiadas son las que combinan el sabor astringente o amargo con el dulce, como la raíz de consuelda y el shatavari. Por su energía refrescante, se pueden utilizar en el periodo de convalecencia tras una fiebre alta, en estados de toxicidad en la sangre, en las úlceras y en otras enfermedades inflamatorias pitta.

Muchas de estas plantas tónico-nutritivas poseen propiedades expectorantes, demulcentes y emolientes. Suavizan y nutren las membranas mucosas y restauran los fluidos y las secreciones corporales, por lo que son especialmente nutritivas para las membranas mucosas de los pulmones y del estómago. Son curativas para la piel y suavizan y alivian la tensión y el dolor muscular.

El ayurveda realza el efecto nutritivo de estas plantas combinándolas con otras sustancias dulces y nutritivas, como la leche, el ghee y el azúcar sin refinar.

Las plantas tónico-nutritivas más comunes son: almendras, amalaki, angélica china (*tang kuei*), bala, coco, raíz de consuelda, dátiles, semillas de linaza, ginseng, miel, musgo de Irlanda, regaliz, semillas de loto, malvavisco, leche, pasas, rehmannia, palmito, semillas de sésamo, shatavari, olmo rojo, sello de Salomón, jatamansi, azúcar, vidari kanda y batata silvestre.

## 2. Plantas tónico-rejuvenecedoras (*rasayana karma*)

La herbología ayurvédica alcanza su punto culminante en la ciencia del rejuvenecimiento. Con miras a la renovación de cuerpo y mente, la herbología ayurvédica no se orienta tan solo hacia la búsqueda de la longevidad, sino que aspira a conseguir una vida de pura conciencia, de creatividad natural y de goce espontáneo.

Este propósito no solo se dirige a la consecución de la inmortalidad física (que en un nivel más profundo de armonía puede ser posible), sino a la inmortalidad de la mente, la renovación diaria de las células del cerebro. En ese estado, la mente y el corazón gozan de la misma claridad en la vejez que en la infancia.

Esta ciencia se denomina *rasayana*. *Rasayana* es lo que penetra (*ayana*), en la esencia (*rasa*). Es lo que penetra y revitaliza la esencia de nuestro ser psico-fisiológico.

Las sustancias rasayana reconstituyen el cuerpo y la mente, previenen la caducidad y retardan la senilidad; incluso pueden ayudar a revertir el proceso de envejecimiento. No añaden simplemente volumen o cantidad al cuerpo, sino que aumentan su calidad. Las sustancias rasayana son más sutiles, más específicas y más duraderas que los simples tónicos nutritivos. Su efecto mantiene la función y la forma óptimas de los diversos órganos, tejidos y doshas del cuerpo. No son necesariamente dulces y nutritivas, aunque la mayoría sea dulce, al menos en su efecto postdigestivo (*vipaka*). Los tónicos rejuvenecedores para kapha pueden ser picantes y calientes.

A menudo, las sustancias rasayana tienen propiedades únicas. Su efecto viene determinado tanto por el prabhava como por las reglas ordinarias de sabor y energía.

Según el ayurveda, las plantas poseen *soma*, que es el néctar o ambrosía de la inmortalidad. Este es también el fluido sutil y vigorizante (*ojas*), la savia más profunda del cuerpo. *Soma* (*ojas*) es la base para la claridad de la percepción, la fuerza física, la resistencia y la longevidad de los tejidos.

*Soma* es la energía y esencia sutil del sistema nervioso, la esencia asimilada de los alimentos, las impresiones y experiencias. Es, pues, nuestra capacidad de gozar de la vida. Se denominaba «el manjar de los dioses», ya que en ella se halla la capacidad de encontrar el goce de todas las cosas.

La antigua ciencia védica del rasayana se había dedicado principalmente a la mutación del cerebro. Su intención era la de proporcionar la base física, el receptáculo adecuado, para el nacimiento de la pura conciencia en los seres humanos. Al trascender el funcionamiento condicionado del «viejo cerebro», con sus esquemas regresivos de miedo, deseo y ambición basados en una función egoísta, el rasayana realizaba unos cambios «milagrosos».

El verdadero soma es la esencia purificada del sentimiento y la sensibilidad. Esta claridad de conciencia es el néctar que nutre y aporta la mutación de las células cerebrales.

No sabemos qué planta se utilizaba en la preparación del soma original, ni si en realidad se trataba de un producto o de una planta en particular. Sin embargo, todas las plantas rasayana tienen una potencialidad y se usan de manera parecida.

El tratamiento rasayana incluye plantas especiales, pero va mucho más allá de las limitaciones de un tratamiento médico ordinario. Integra mantras y meditación, que son los verdaderos catalizadores de este proceso.

El tratamiento rasayana más elevado es la transmutación interna llamada *brahma rasayana*. *Brahma* significa «expansión» y se refiere a la expansión que no tienen límite y que constituye la realidad creativa de la vida. Con la meditación trascendemos las limitaciones de lo conocido, el funcionamiento condicionado del cerebro.

Los rasayanas comunes son:

Para vata: ashwagandha, cálamo, ajo, ginseng, guggul, haritaki.

Para pitta: aloe vera, amalaki, raíz de consuelda, gotu kola, azafrán, shatavari.
Para kapha: bibhitaki, helenio, guggul, pippali.

Otros rasayanas son: angélica china (*tang kuei*), bala, fo-ti, gokshura, regaliz, manjishta, malvavisco, mirra, paja de avena, cebolla, rehmannia, palmito, semillas de sésamo, sello de Salomón, jatamansi, vamsha rochana, vidari kanda y batata silvestre o ñame.

Muchas plantas poseen propiedades rejuvenecedoras, pero en pequeñas cantidades. Es posible que otras plantas occidentales las contengan en mayor cantidad, pero para determinarlo han de realizarse las necesarias investigaciones.

### 3. Plantas afrodisiacas (*vajikarana*)

Un tercer tipo de plantas tónicas, relacionadas estrechamente con los rasayanas, es lo que el ayurveda denomina *vajikarana*. *Vaji* significa «caballo o semental».

Se trata de sustancias que proporcionan la fuerza o la vitalidad de un caballo, especialmente la gran capacidad de actividad sexual del caballo. Se pueden llamar más comúnmente «afrodisiacos», aunque son mucho más que supersticiosas pócimas de amor. Vajikarana fortalece el cuerpo al vigorizar los órganos sexuales.

El semen o tejido reproductor –el concepto ayurvédico incluye tanto el tejido reproductor masculino como el femenino– es la esencia de todos los dhatus, lo mejor de todos los tejidos elementales del cuerpo. Contiene la capacidad de engendrar vida. Esto significa no solo la capacidad de incorporar una nueva vida a la existencia, de crear un ser, sino también la fuerza para renovar nuestra propia vida, al devolver a nuestras células la vitalidad de la juventud. Esta misma fuerza creadora de energía, si se dirige internamente, favorece la renovación del cuerpo y la mente.

Las sustancias vajikarana se pueden usar tanto para mejorar la vitalidad y el funcionamiento sexual como para dirigir la energía sexual internamente para su regeneración. La mayoría de estas sustancias no son solo simples afrodisiacos –sustancias que excitan la actividad sexual con la estimulación de los órganos sexuales–, sino que muchas de ellas son tónicos que en realidad nutren y dan sustento directamente a los tejidos reproductores. Otras ayudan a incrementar la transformación creativa de la energía sexual para beneficio del cuerpo y la mente.

Estas plantas empiezan revigorizando el aparato reproductor y, a partir de él, todo el sistema, de la misma manera que un árbol se revigoriza desde la raíz. Tienen un gran efecto revitalizante sobre los nervios y la médula ósea y aumentan la energía mental. El semen es el soma del cuerpo que, catalizado de manera adecuada con una sustancia rasayana y vajikarana, produce la renovación de la mente. De manera similar, ayuda a fortalecer los huesos, los músculos, los ligamentos y la sangre.

Las plantas vajikaranas se pueden dividir en tónicas y estimulantes. Las estimulantes aumentan la actividad funcional de los órganos reproductores, mientras que las tónicas aumentan y mejoran las sustancias de los tejidos que los componen. Muchos afrodisiacos aumentan kapha; los calientes y picantes aumentan pitta.

Las plantas afrodisiacas (*vajikaranas*) más comunes son: angélica china (*tang kuei*), asafétida, ashwagandha, espárrago, clavo, raíz de algodonero, damiana, falso unicornio, fenogreco, fo-ti, ajo, ginseng, gokshura, hibisco, semillas de loto, cebolla (cruda), pippali, rehmannia, rosa, azafrán, palmito, shatavari, sello de Salomón, vidari kanda y batata silvestre o ñame. De estas plantas, las emenagogas son específicas para la mujer.

El ayurveda también diferencia las plantas que aumentan la espermatogénesis, llamada *shukrala*. Se trata de sustancias tónicas y nutritivas para las secreciones reproductoras, como el semen y la leche materna. Estas vajikaranas son principalmente nutritivos.

Las afrodisiacas nutritivas más comunes son: angélica china (*tang kuei*), ashwagandha, bala, fo-ti, ghee, ginseng, regaliz, semillas de loto, malvavisco, cebolla (cruda), rehmannia, palmito, semillas de sésamo, shatavari, sello de Salomón, azúcar sin refinar, vidari kanda y batata silvestre o ñame.

Las plantas afrodisiacas de naturaleza sátvica y que tienen mucha energía también aumentan ojas. Estas sustancias se encuentran en las siguientes plantas: ashwagandha, semillas de loto y shatavari, y en el ghee.

# 7
# Cómo preparar y utilizar las plantas según el ayurveda

El ayurveda cuenta con muchos métodos y formas de preparaciones herbarias. Todos ellos están pensados para conseguir efectos terapéuticos diversos o para mantener la potencia de las plantas de diferentes maneras.

Estos métodos incluyen nuestros métodos convencionales –infusiones, decocciones, polvos, cataplasmas, aceites y linimentos–, pero con una variedad más amplia que la usada en la herbología occidental. Incorporan vinos de plantas, jaleas, preparados con resina, píldoras y comprimidos. Otras preparaciones especiales también integran minerales, metales, cenizas, sales, álcalis y azúcares. Su preparación va acompañada de mantras, *yantras*, rituales y ceremonias con fuego. Su administración se realiza también en determinados días festivos y teniendo en cuenta las fases lunares y las influencias astrológicas de ciertas constelaciones. Entre tantas posibilidades, este libro se limita a abordar los métodos y formas principales.

## Los cinco métodos principales de preparación de las plantas (*panchakashaya*)

Las plantas frescas se preparan, por lo general, de acuerdo con los cinco métodos básicos de extracción: el jugo fresco de la planta (*svarasa*), la pulpa triturada o la pasta de la planta (*kalka*), en decocción (*kvatha*), en infusión caliente (*phant*) y en infusión fría (*hima*). El preparado con el jugo es el más fuerte, mientras que el de infusión fría es el más suave. Los demás siguen en orden descendente de fuerza o intensidad.

## Jugo fresco (*svarasa*)

El jugo fresco de una planta se obtiene después de tomar la planta fresca, triturarla o machacarla y colar el líquido desprendido a través de un lienzo. También de puede utilizar una máquina exprimidora o una licuadora. Este método no se usa muy a menudo porque, por lo común, las plantas tienen que ser frescas y recién recolectadas. Las plantas frescas fáciles de adquirir –aloe vera, cilantro, ajo, jengibre, limón, lima, cebolla y perejil– también se usan para hacer jugos, pero los efectos son mejores con las plantas silvestres o cultivadas en casa.

Con las plantas secas se puede preparar un jugo más suave. Para ello, se usa la planta seca troceada o en polvo, se añade dos veces su peso en agua, se deja macerar durante veinticuatro horas y finalmente se cuela el preparado.

## Pasta herbal (*kalka*)

La pasta de una planta se obtiene al machacar la planta fresca hasta que se convierta en una masa suave. Esta se puede realizar con plantas secas, añadiendo bastante agua para que la pasta se pueda trabajar fácilmente.

Estas pastas se pueden hacer con miel, ghee y aceite, normalmente añadiendo una cantidad doble de estos ingredientes que de la planta. También se pueden usar varias clases de azúcares sin refinar, en cantidad equivalente a la de la planta. Las sustancias líquidas actúan mejor con las plantas secas y las sustancias secas con jugos frescos.

Este tipo de preparación es el más usual para su aplicación externa en emplastos y cataplasmas para curar heridas y llagas (Véase Plantas de uso externo, p. 132). Se puede usar también como base para las infusiones o decocciones, preparando primero la pasta de la planta para luego cocerla en agua o leche. Todas las plantas pueden utilizarse de esta forma.

## Decocción (*kvatha*)

Las plantas se administran por lo general en decocción o infusión. La diferencia es que para realizar una decocción se hierve la planta a fuego lento, mientras que para hacer una infusión caliente se introduce la planta en agua caliente, por debajo del punto de ebullición, o se deja en remojo, o se lleva a ebullición y en ese punto se retira del fuego.

La regla general para las decocciones es: una parte de plantas secas por dieciséis partes de agua o alrededor de 14 g de plantas por taza de agua (225 cc). Las plantas se hierven a fuego lento hasta que el agua se reduce a un cuarto de su volumen original (por ejemplo, se hierven cuatro tazas de agua hasta que solo quede una). Una vez finalizado el proceso, se cuela el preparado y el líquido se usa como decocción. Este proceso lleva varias horas y con él se obtiene una decocción mucho más fuerte que las usadas habitualmente en la herbología occidental.

Una decocción moderada, que requiere menos tiempo, se puede realizar hirviendo la planta hasta que solo quede la mitad del agua. Una decocción suave lleva aún menos tiempo en su preparación, ya que se dejan tres cuartos del agua. El efecto menos fuerte de estas preparaciones se puede equilibrar con dosis más altas.

La infusión fuerte se administra, por lo común, con otros vehículos como la miel y el agua caliente (véase Vehículos, p. 131, y Posología, p. 140).

En el ayurveda las plantas se hierven solo una vez y ya no se vuelven a utilizar. Algunos herbolarios de otras tradiciones las hierven dos o tres veces. Esto es posible cuando la primera decocción es suave o de una intensidad moderada.

El método de la decocción es más adecuado para raíces, tallos, corteza y frutos, ya que las partes más duras de la planta requieren más tiempo de cocción para liberar su esencia.

## Infusión caliente (*phant*)

En la infusión, la proporción de planta y de agua tiene que ser de uno a ocho. Por ejemplo, 28 g de la planta por una taza de agua (225 cc). En la infusión caliente, la planta se añade al agua hirviendo y se deja reposar incluso hasta doce horas. De nuevo, esto lleva más tiempo que en la herbología occidental. En general, el tiempo mínimo de reposo para una infusión son treinta minutos. Finalmente, se cuela el preparado y se usa el líquido.

El método de la infusión es adecuado para las partes más delicadas de la planta, como son las hojas y flores, y para las plantas herbáceas (no leñosas). También está indicado para las plantas aromáticas, como la mayoría de las especias, porque la ebullición destruye y volatiliza sus aceites aromáticos.

Sin embargo, muchas de estas plantas se pueden preparar poniéndolas en agua, a fuego lento y sin llegar al punto de ebullición, durante mucho rato. Esto puede ser necesario en las fórmulas que combinan las raíces con las flores y hojas. También se pueden añadir las partes más delicadas de la planta en la última etapa de la decocción.

## Infusión fría (*hima*)

La infusión fría requiere que se deje macerar la planta en agua fría. En general, este tipo de infusión requiere más tiempo (al menos una hora) que la infusión caliente. Lo más adecuado es dejar macerar la planta durante toda la noche. Este método es necesario para las plantas delicadas y aromáticas, especialmente las de energía o propiedades refrescantes. La infusión fría es más apropiada para una terapia refrescante y para reducir los casos de un pitta elevado. Las plantas como el hibisco, el jazmín, la menta piperita y el sándalo se preparan de esta forma.

El método de la infusión es en general el idóneo para las plantas en polvo, ya que libera sus propiedades más rápidamente que la planta fresca. La infusión fría es mejor para realizar una acción anti-pitta; de lo contrario, la infusión caliente es mejor.

## Otros métodos de preparaciones herbales

### Decocciones en leche

Las decocciones se pueden realizar tanto en leche como en agua. El método clásico consistía en tomar una parte de plantas, ocho partes de leche y treinta y dos partes de agua. Esta mezcla se hervía a fuego lento hasta que se evaporaba toda el agua. Así por ejemplo, 28 g de planta se utilizaban con una taza de leche (225 cc) y cuatro de agua (900 cc).

Sin embargo, lo cierto es que se puede usar menor cantidad de agua con determinadas plantas que se pueden cocer directamente en leche. Esta decocción simple y directamente en leche se puede realizar usando plantas en polvo. La leche aumenta los efectos tónicos y nutritivos de plantas como ashwagandha y shatavari. También posee propiedades demulcentes y combina bien con plantas, como la raíz de consuelda o el olmo rojo, para suavizar las membranas mucosas. Es refrescante, ayuda a detener las hemorragias y reduce la inflamación. También puede ayudar a armonizar o actuar como un antídoto en presencia de plantas calientes y picantes. La leche puede usarse como sedante y se puede combinar con determinadas plantas, como gotu kola y nuez moscada, para inducir el sueño.

### Recipientes adecuados

De acuerdo con el ayurveda, el mejor tipo de recipiente u olla para realizar los preparados con plantas es el de barro. El barro se combina de manera natural con las plantas, ya que la planta es también intrínsecamente parte de la tierra.

El ayurveda no se opone, sin embargo, al uso de ciertos recipientes metálicos, si se conocen sus propiedades. Por ejemplo, para reducir kapha, las plantas se pueden preparar en un recipiente de cobre, porque este tiene un efecto eliminador y reductor. Para las afecciones pitta, hay que usar un recipiente de plata o latón, ya que estos metales son refrescantes. Para vata, es preferible que sea de hierro, porque este es un metal pesado y estabilizador. El aluminio no se debe utilizar nunca porque sería absorbido por el cuerpo como un veneno.

Preparar las plantas sobre una llama de fuego es mejor que a base de calor eléctrico, pues contribuye a aumentar su potencia y las hace más asimilables para el agni. El fuego de leña es el mejor.

## Polvos (*churna*)

Las plantas en polvo son utilizadas comúnmente en el ayurveda. Tradicionalmente se preparaban con un mortero y se filtraban con un cendal, pero también se pueden moler con un molinillo eléctrico.

Las plantas en polvo son preferibles para la preparación de compuestos que contienen muchos ingredientes (los compuestos ayurvédicos pueden tener hasta veinte plantas o más). Muchos compuestos tradicionales se pueden preparar o adquirir en polvo. Su modo de preparación es más simple que el de las píldoras o comprimidos, y más fácil de realizar para los médicos.

Otra ventaja que tiene esta preparación es que se requiere una dosis más baja que si se utiliza planta fresca (de un cuarto a la mitad), porque permiten que una mayor parte de la planta se ingiera directamente. La desventaja es que su fuerza disminuye con más rapidez, pierden energía al cabo de seis meses o un año. Sin embargo, el ayurveda prepara estos polvos con métodos especiales que prolongan su conservación durante años.

La planta en polvo no ha de tomarse sola, sino con un vehículo (véase Vehículos, p. 131). Cuando se utiliza ghee, aceite, miel o azúcar sin refinar, la cantidad de vehículo ha de ser el doble que la de la planta en polvo. Cuando se utiliza la leche o el agua como vehículo, su cantidad debe ser cuatro veces mayor que la de la planta en polvo. La planta en polvo de sabor amargo se toma por lo común en cápsulas o con miel.

El polvo de la planta tiene un efecto rápido, pero de corta duración. Actúa principalmente en el tracto gastrointestinal y en el plasma (*rasa dhatu*). Algunas plantas rejuvenecedoras, como ashwagandha, pippali y *triphala*, que actúan en todos los tejidos (*dhatus*), pueden tomarse en polvo.

### Píldoras y comprimidos (*guti y vati*)

Las farmacias ayurvédicas ofrecen una amplia variedad de píldoras y comprimidos preparados a menudo con decocciones.

### *Gugguls*

El *guggul* (véase p. 236) es una resina muy similar a la mirra. Con guggul se confeccionan píldoras ayurvédicas especiales que se utilizan por lo común para combatir enfermedades nerviosas, estados artríticos y para adelgazar.

### Vinos medicinales (*asavas* y *arishtas*)

El ayurveda utiliza numerosos vinos elaborados a base de plantas. Para su preparación, se añade levadura al jugo fresco de las plantas (*arishta*) o a su decocción (*asava*) y se deja fermentar la mezcla durante días o meses. A menudo incluyen también algunas especias. Los vinos medicinales resultantes son más fáciles de asimilar y aumentan agni. Con el paso del tiempo, sus propiedades aumentan en vez de disminuir.

### Jaleas medicinales (*avalehas*)

El ayurveda utiliza también varias mermeladas o jaleas a base de plantas. Son numerosos los tónicos y rejuvenecedores que se pueden elaborar con azúcar sin refinar o con miel. Chyavanprash, un buen tónico general (véase p. 211), se prepara de esta manera.

### Preparados *rasa*

Existen unos preparados especiales alquímicos ayurvédicos en los que se utilizan formas asimilables de mercurio, azufre y otros metales. Reciben el nombre de preparados *rasa* y su efecto es importante en la terapia de rejuvenecimiento o rasayana y tienen una poderosa acción en el sistema nervioso. También son utilizados otros preparados especiales de minerales y metales, por lo común en forma de cenizas (*bhasma*), incineradas de una manera especial que las convierte en inocuas para el cuerpo. Se combinan con las plantas según la ciencia de la energética.

Todos estos preparados constituyen medicinas farmacéuticas especializadas que solo deben utilizarse si se posee un conocimiento adecuado.

## Aceites medicinales (*siddha taila*)

Los aceites medicinales se elaboran preparando las plantas en diferentes aceites. Por lo común y a no ser que se especifique otro, se utiliza el aceite de sésamo. A veces se usan también los aceites de otras semillas oleaginosas como son las de coco, girasol y ricino. Los aceites medicinales son, sobre todo, para uso externo, como en los masajes, pero también se pueden tomar por vía interna.

Los aceites medicinales actúan en los dhatus (*rasa*, *rakta* y *mamsa*), aumentando así los tejidos plasmático, sanguíneo y muscular del cuerpo. Activan agni, las capacidades digestivas de dichos tejidos. Son demasiado pesados para ser asimilados por el hígado, por consiguiente no pueden penetrar en los tejidos más profundos. Actúan principalmente en la piel, la sangre, los pulmones y el colon. Sin embargo, a través del colon pueden lograr algún efecto en el tejido nervioso (*majja dhatu*).

### Preparación

El principal modo de preparación de los aceites medicinales es similar a las decocciones. Se cuece una medida de las plantas en cuatro medidas de aceite y dieciséis medidas de agua, durante cuatro a ocho horas a fuego lento, hasta que toda el agua se evapore, es decir, cuando al verter una gota de agua en el aceite, este crepita. Así por ejemplo, para obtener una taza de aceite medicinal, se pueden utilizar 55 g de plantas, con una taza (220 g) de aceite y cuatro tazas (880 g) de agua.

Alternativamente, se puede realizar primero la decocción de las plantas. Después se usan partes iguales de decocción y de aceite, y se cuece la mezcla hasta que la decocción se evapora. Este método es práctico cuando no se quieren mezclar las plantas en el aceite, en cuyo caso la decocción se cuela antes de añadirla al aceite.

Algunas plantas pueden añadirse directamente al aceite y prepararse sin agua. Las plantas aromáticas sensibles al calor, como la menta piperita, el jazmín y el alcanfor, se pueden añadir en polvo directamente al aceite; una medida de la planta en polvo por cuatro medidas de aceite. La mezcla tiene que dejarse macerar de 24 a 48 horas, y después de colarla y ya está lista para su uso.

Otras plantas aromáticas no tan sensibles, como el pimentón, el clavo y la mostaza, pueden añadirse directamente al aceite, pero deben cocerse a fuego lento durante varias horas, después de lo cual, el aceite puede filtrarse y usarse.

El jugo fresco de algunas plantas, como el ajo y el jengibre, se puede añadir al aceite en cantidades iguales (como en las decocciones), y cocinarlo de manera similar hasta que se evapore toda el agua. Hay que poner especial cuidado en no hervirlas en exceso.

### Usos de los aceites

Los aceites se pueden aplicar en los masajes, como ungüento para ojos y oídos, para cubrir las heridas y las úlceras, en enemas de aceite (*basti*), en duchas vaginales, por la nariz (*nasya*) y algunos pueden tomarse por vía oral.

Por vía externa los aceites medicinales pueden ser beneficiosos para cualquiera de los tres doshas. Con las plantas anti-pitta pueden prepararse aceites eficaces para el tratamiento de enfermedades inflamatorias de la piel y la sangre. Son beneficiosos para la pérdida del cabello, la aparición de canas prematuras, etc., y se pueden preparar con aceite de coco, que es refrescante (el de sésamo, en cambio, es calorífico).

Las plantas anti-vata están indicadas para la preparación de enemas de aceite. También es beneficioso untarse la cabeza con aceites (*sirobasti, sirodhara*) para muchos problemas del cerebro y del sistema nervioso, así como para la diabetes. El aceite aplicado en la terapia nasal (*nasya*) tiene un uso similar. Por vía interna, actúan sobre todo en vata y pueden agravar pitta y kapha.

Las plantas típicas utilizadas en el ayurveda en aceites medicinales son: amalaki, asafétida, bala, bhringaraj, cálamo, alcanfor, ajo, jengibre, gotu kola, haritaki, jazmín, menta piperita, pippali, azafrán, sándalo, shatavari, cúrcuma e índigo o añil silvestre.

## Ghee medicinal (*siddha ghrita*)

El ghee medicinal es parecido al aceite medicinal. Para preparar el ghee, calentar 500 g de mantequilla sin sal a fuego medio durante unos 15 minutos, aproximadamente. La mantequilla se derretirá y empezará a hervir.

Al hervir, aflorará una sustancia espumosa a la superficie. No debe retirarse esta sustancia, ya que contiene propiedades medicinales. Bajar el fuego. La mantequilla se volverá de color dorado y desprenderá un olor semejante al de las palomitas de maíz. El ghee está listo cuando crepita al verter en él una o dos gotas de agua. Entonces hay que dejarlo enfriar ligeramente, y luego verterlo en un recipiente filtrándolo con un colador muy fino. El ghee debe guardarse sin refrigerar.

Los usos y propiedades del ghee son diferentes a los de los aceites medicinales. El ghee aumenta ojas, la esencia sutil de todos los tejidos; activa agni (y todos los agni), las energías digestivas y las enzimas del cuerpo; incrementa jatharagni, el fuego digestivo que se alberga en el intestino delgado y aumenta su funcionamiento sin agravar pitta; activa los bhutagni, los fuegos elementales que alberga el hígado y que rigen la transformación de la comida en el cuerpo. Además no obstruye el hígado, como hacen otros aceites y grasas, sino que lo refuerza.

El ghee alimenta majja-dhatu, la médula ósea y el tejido nervioso, y nutre el cerebro. Al activar ojas, el ghee estimula los tejidos sutiles del cuerpo, incluyendo shukra-dhatu, el tejido reproductor. A través de ojas, le proporciona sustento a *tejas*, el fuego de la mente, y esto aumenta *medhagni*, la llama de la inteligencia y de la percepción. Como tal, es un importante tónico rejuvenecedor o rasayana para la mente, el cerebro y el sistema nervioso. Es beneficioso para los doshas vata y pitta.

Para las afecciones de naturaleza pitta, el ghee se prepara con plantas amargas. Se prepara de la misma manera para la fiebre, para la cual se dice que el ghee es la mejor medicina.

El ghee es excelente para las enfermedades de los tejidos sutiles, los nervios y la mente, incluidos muchos problemas de tipología vata. Se toma normalmente por vía interna, y se usa a menudo como nasya.

Las plantas típicas preparadas en ghee son: plantas amargas en general, amalaki, ashwagandha, bhringaraj, cálamo, ajo, gokshura, gotu kola, jazmín, regaliz, manjishta, granado, shatavari y *triphala*.

## Vehículos (*anupana*)

En el ayurveda, las medicinas herbarias se prescriben para ser ingeridas con varios vehículos, como el agua y la leche calientes. Estos vehículos para tomar las plantas se denominan *anupanas*.

Los anupanas pueden mejorar los efectos terapéuticos de las plantas. Por ejemplo, el jengibre seco tomado con miel aumenta su poder expectorante. Los anupanas pueden aliviar los efectos secundarios de las plantas, como cuando se administran las especias calientes con leche para disminuir el agravamiento de pitta. También pueden servir como aromatizantes y hacer las medicinas más agradables. Se utilizan mucho como plantas complementarias en las propias fórmulas.

Asimismo, los anupanas pueden servir como agentes catalíticos (*yogavahis*), para ayudar a dirigir los efectos de las plantas hacia los tejidos más profundos y sutiles del cuerpo. Este es el caso del ghee cuando se usa como anupana.

Los anupanas pueden cambiar el dosha en el que la planta actúa. El ghee es la sustancia más fuerte para ayudar a las plantas a reducir la fiebre y pitta; el aceite de sésamo es el más potente para disminuir vata; y la miel, para reducir kapha. Una misma medicina tomada con ghee puede reducir pitta, pero con miel puede afectar a kapha.

La manera más sencilla de usar los anupanas es con agua fría y caliente. El agua caliente es más adecuada para las plantas que reducen vata y kapha; mientras que el agua fría es más indicada para disminuir pitta.

Sin embargo, las plantas que calman la fiebre deben tomarse siempre con agua caliente. El agua y la comida frías están contraindicadas cuando existe fiebre. La supresión del fuego digestivo central es lo que motiva que la fiebre difunda su calor hacia la superficie del cuerpo. Cuando se toman sustancias frías lo disminuyen aún más. Para aliviar la sed y disminuir el deseo de bebidas frías en estados febriles, se pueden realizar baños de agua fría con una esponja y tomar infusiones calientes.

El agua transporta los efectos de la planta al rasa, el plasma; la miel los lleva a la sangre y a los músculos; la leche los lleva al plasma y a la sangre. El alcohol los transporta a los tejidos sutiles y los nervios.

El azúcar sin refinar también puede usarse como anupana. Aumenta el efecto tónico de las plantas, al igual que lo hace la leche. Tonifica el plasma y la sangre, alivia el calor y protege los tejidos, colaborando con el metabolismo.

Los anupanas típicos son: agua fría, agua caliente, miel, ghee, mantequilla, azúcar sin refinar, decocciones o infusiones de plantas (como las infusiones de jengibre y de menta), zumos de frutas y caldo de carne.

## Plantas de uso externo

Numerosas plantas son valiosas para su uso externo: en lavados, pastas, cataplasmas y aceites. Estas plantas pueden llamarse vulnerarias, ya que fomentan la curación de llagas y heridas. Es importante saber diferenciar su función y la ocasión adecuada para hacer uso de ellas.

Muchas plantas astringentes son famosas como vulnerarias (véase Plantas astringentes, p. 88). Esto es debido a que promueven la unión de los tejidos por su efecto secante y contractivo. También poseen propiedades antiinflamatorias, dada su energía refrescante. Muchas plantas dulces se usan como vulnerarias (véase Plantas expectorantes y demulcentes, p. 103). Esto es debido a que, por lo común, ejercen un efecto calmante y suavizante sobre la piel y nutren los tejidos dañados. También tienen algunos efectos antiinflamatorios, gracias a su energía refrescante.

Muchas plantas amargas se usan por vía externa por su gran efecto antiinflamatorio, su naturaleza refrescante, su efecto beneficioso sobre las quemaduras, su efecto antiséptico o bactericida y su poder para reducir la fiebre. Muchas plantas picantes se usan por vía externa porque activan la circulación local, hacen madurar los forúnculos y aceleran su supuración. También ejercen una acción calmante de la irritación que puede ser analgésica.

En la fase inicial, aguda y, a menudo, febril de una llaga o herida, las plantas amargas son las más apropiadas. Cuando la fiebre ha descendido y ha empezado la formación de pus, las plantas picantes son las más adecuadas. Cuando la curación ha empezado y ha desaparecido la mayor parte del pus, las plantas astringentes (y más tarde las dulces) pueden usarse para finalizar el proceso curativo. Las llagas crónicas que no se curan requieren, al principio, la aplicación de plantas picantes para aumentar la circulación local.

En estos casos, las plantas de uso interno serán, en su mayor parte, las mismas que las de uso externo.

Las plantas picantes aplicadas sobre las llagas abiertas y en las membranas mucosas pueden causar irritación. Suelen ser eficaces en forma de pasta para aliviar el dolor y las cefaleas.

Plantas de uso externo son: pamplina, consuelda, linaza, musgo de Irlanda, regaliz, malvavisco, llantén, consuelda menor, olmo, milenrama (todas, principalmente dulces o astringentes), asafétida, agracejo, bardana, cálamo aromático, jengibre, gotu kola, bayas de enebro, mirra, sándalo, zarzaparrilla, cúrcuma y acedera.

## Vías de administración

La principal vía de administración de las medicinas elaboradas a base de plantas es la oral. Sin embargo, existen otras con un valor especial.

### Enemas

Cuando el dosha, particularmente vata, se ha acumulado en el colon, la administración rectal de enemas medicinales (*basti*) es la más indicada.

Las plantas picantes pueden administrarse de este modo para limpiar la congestión, la mucosidad y el ama del colon. Los aceites y plantas dulces humectantes pueden administrarse por su propiedad lubricante y sus efectos nutritivos. Las plantas dulces, astringentes y amargas se pueden prescribir de esta forma para tratar la inflamación y enfermedades ulcerosas del colon. Las plantas diuréticas se pueden administrar de igual manera; su efecto será muy directo usándolas en enemas dada su proximidad a los riñones.

### Vía nasal

Los problemas relacionados con el prana de los sistemas nervioso y respiratorio, suelen tratarse mejor mediante la administración nasal (*nasya*), que incluye la aplicación de aceite en los oídos. Aspirar polvos, aplicar aceite en las membranas nasales, inhalar vapores/incienso, y aspirar preparados líquidos por la nariz para limpiar los senos nasales, son las diferentes formas de aplicación nasal.

Las plantas picantes, como el mirto y el jengibre, se pueden tomar de esta manera por la cualidad que tienen de despejar y descongestionar. Las nervinas, como el gotu kola, se pueden aplicar por vía nasal, en especial como ghee medicinal, para conseguir una acción directa al cerebro –introducir cinco gotas en cada orificio nasal, tumbándose boca arriba.

Se incluye también en la administración nasal la acción de fumar plantas. A menudo, las plantas se fuman como parte de la terapia de purificación (después del panchakarma) para quemar las toxinas residuales del organismo. Las plantas pueden utilizarse también en lugar del tabaco, para ayudar a dejar de fumar.

La acción de fumar plantas favorece su efecto anticongestivo y antitusivo, y es buena para los resfriados y la garganta irritada. Proporciona un efecto inmediato en los nervios y ayuda a despejar la mente para la práctica del yoga y la meditación.

Las plantas para fumar son: ajwan, mirto, pimienta negra, cardamomo, canela, clavo, pimienta cubeba, jengibre (en su mayoría plantas calientes, picantes y expectorantes) y plantas rejuvenecedoras especiales para la mente, como el cálamo aromático y el gotu kola.

## Vía ocular

Los problemas relacionados con *vyana*, el vata que rige el movimiento muscular y el aparato circulatorio, se pueden tratar aplicando medicinas herbarias en los ojos (*anjana*). Si se trata de hacer volver en sí a un paciente, es aconsejable administrar las plantas de esta forma; también para tratar afecciones oculares locales. Se incluyen también los colirios, los aceites para los ojos y los ungüentos que se aplican en los ojos y alrededor de ellos.

## Aplicación cutánea

La aplicación de plantas y aceites en la piel es otra importante vía de administración, que no solo es beneficiosa para problemas locales cutáneos, sino que es útil para tratar otras muchas enfermedades, incluidos los distintos desarreglos de vata, la debilidad de los pulmones y del sistema nervioso. El masaje con aceites herbarios es una de las mejores formas de reducir el vata elevado.

La administración especial de aceite puede incluir el uso de ghee y de aceite de sésamo en los siete chakras, tanto en la parte anterior del cuerpo como en la posterior. Por ejemplo, a menudo se puede reducir un pitta elevado aplicando aceite de sándalo en la zona del tercer ojo.

Igual que la medicina china, el ayurveda reconoce la importancia de calentar los puntos especiales de los meridianos del cuerpo. En el sistema chino esta práctica se denomina moxibustión, y en el ayurveda se llama *agnikarma*, que significa «tratamiento con fuego».

El ayurveda utiliza rizomas de cúrcuma o de cálamo y varillas metálicas, en general de cobre o plata, que después de ser calentadas, son aplicadas superficialmente en los puntos vitales o chakras. Esto favorece la quema de toxinas y estimula el funcionamiento de los órganos. También se puede dar a las plantas la forma de un cigarrillo y quemarse a una distancia de 12 mm, aproximadamente, por encima de los puntos susceptibles de tratamiento hasta que estos se calienten.

## Cuándo administrar las plantas

El ayurveda considera que el momento en que se toman las plantas es importante para reforzar sus efectos.

Una buena regla general a seguir es que las plantas que se administran entre media y una hora antes de las comidas suelen actuar en el colon y en la parte inferior del cuerpo, en apana vayu, el aire o vata que rige las funciones excretoras. Las plantas que se ingieren junto con las comidas, suelen actuar en el estómago y el intestino delgado, en la parte media del cuerpo y en samana vayu, el aire que rige las funciones digestivas. Y las plantas que se administran después de las comidas suelen actuar en los pulmones, en la parte superior del cuerpo y en prana vayu, el aire que rige las funciones respiratorias.

Las plantas que suelen actuar en la parte inferior del cuerpo, como las purgantes, diuréticas y emenagogas, y las plantas dirigidas al colon, los riñones y los órganos reproductores, deben tomarse antes de las comidas. Las plantas que actúan sobre las funciones digestivas (estimulantes y carminativas, tónico-amargas y tónico-nutritivas, que se toman como alimento) y las plantas dirigidas al estómago, bazo, hígado e intestino delgado, han de ser ingeridas junto con las comidas. Las plantas que actúan en la parte superior del cuerpo –las diaforéticas, expectorantes y nervinas– y las plantas cuya acción se dirige a los pulmones, el corazón y el cerebro, deben ser administradas después de las comidas.

### Otros momentos adecuados

Las plantas rejuvenecedoras suelen tomarse a primera hora de la mañana, ya que son plantas que reducen la mucosidad y kapha.

Las purgantes fuertes pueden ser administradas a primera hora de la mañana y antes que nada, a quienes madrugan, o inmediatamente antes de dormir a quienes empiezan a trabajar temprano.

Algunas plantas se toman una hora antes de acostarse; esto es aconsejable para las plantas contra el insomnio u otros problemas de sueño.

En las comidas, se puede tomar una pequeña cantidad de una planta con cada bocado de comida. Este método es eficaz con medicaciones fuertes y para aquellos que tienen dificultad en ingerir las plantas, y cuando se usan plantas (especias picantes) que aumentan agni.

Las plantas pueden tomarse entre comidas para estimular el metabolismo.

Las plantas también pueden tomarse a pequeños intervalos, en caso de afecciones agudas que son alteraciones del prana, como el asma, los vómitos y el hipo.

Por lo general, las medicinas fuertes se administran durante los ataques agudos, y la medicación más suave entre cada ataque y en las enfermedades crónicas.

## Los compuestos

En el ayurveda, las plantas no suelen utilizarse solas sino en compuestos. Para el ayurveda, la combinación correcta de las plantas aumenta ostensiblemente sus poderes curativos, favorece la expansión de su campo de actividad y compensa los efectos secundarios. Por ello, al conocimiento de las cualidades de cada planta hay que añadir el arte de saber combinarlas, es decir, el yoga ayurvédico de su uso. Existen leyes y principios para hacer compuestos que nos permiten entenderlos y formularlos.

A la hora de combinar las plantas, ante todo, hay que seleccionar la planta principal que mejor represente la acción curativa más apropiada para la persona a quien se va a administrar y su enfermedad. Así por ejemplo, si se va a tratar un resfriado común, utilizaremos, como planta principal, una diaforética, como el mirto.

A esta se añadirán plantas de propiedades similares. El principio básico de todo compuesto es que las plantas de propiedades similares se realcen entre sí. La combinación de cantidades iguales de plantas similares tiene un efecto terapéutico más fuerte que la misma cantidad de una planta sola. Por ejemplo, las tres plantas del compuesto llamado trikatu –jengibre seco, pimienta negra y pippali (la pimienta larga india)– activan la digestión y la asimilación; sin embargo, 500 mg de este compuesto tienen un efecto mucho más fuerte que 500 mg de cualquiera de estas tres plantas sola.

Es frecuente que las plantas tengan más de un efecto. Su efecto principal dependerá de las plantas con las que se combine. Por ejemplo, el efecto diaforético de la canela se activa y aumenta si se combina con una planta diaforética como el mirto o la efedra. Combinada con agentes digestivos, como el cardamomo y el laurel, tendrá un mayor efecto de ese tipo.

Aparte de un pequeño número de plantas que comparten el efecto predominante de la planta principal de una fórmula, se pueden añadir como auxiliares algunas plantas que compartan efectos afines. En una fórmula diaforética para aliviar un resfriado o una gripe, se pueden añadir otras plantas para los síntomas relacionados, como la tos, y para eliminar la mucosidad.

Además de este efecto sinérgico de las plantas similares, existe el efecto opuesto de las plantas contrarias. A menudo, una fórmula puede contener una planta o dos de efectos opuestos a los de la mayoría de plantas que la componen. Estas plantas de acción contraria sirven para equilibrar la fórmula y evitar que tenga un efecto excesivo o unilateral. También alivian los efectos secundarios potenciales y pueden ejercer una acción protectora en los tejidos.

Según este principio, las fórmulas que contienen plantas muy calientes, como el clavo y el pippali, también pueden incluir algo de azúcar sin refinar o cristales de azúcar candi. Estas sustancias tienen una propiedad opuesta, o sea refrescante, que facilitará la ingestión del compuesto.

En las fórmulas para purificar se pueden incluir algunas plantas tónicas por su efecto protector. En las fórmulas tonificadoras se pueden incluir algunas plantas digestivas ligeras para contrarrestar su tendencia a debilitar la digestión debida a su pesadez.

A las plantas principales de un compuesto se pueden añadir pequeñas cantidades de otras plantas para facilitar que el cuerpo las asimile. Los compuestos pueden contener alguna planta estimulante que favorezca la absorción y la asimilación de las otras plantas incluidas. En la herbología occidental, se usa con este objetivo el pimentón y, a veces, el jengibre seco. El ayurveda suele utilizar el compuesto trikatu. Estas sustancias se denominan *prakshepa dravyas* o medios de activación. Las fórmulas más desarrolladas pueden contener cinco de estas sustancias o más, pero su dosis es lo suficientemente pequeña como para asegurar que la planta principal sea asimilada de manera adecuada, sin cambiar su efecto.

También se puede añadir a los compuestos una planta o dos de acción eliminadora, para que no se produzca una acumulación de toxinas o desechos. Incluso las fórmulas tónicas pueden incluir este tipo de plantas, que en su mayoría son diuréticas o laxantes. Por este motivo, son numerosas las fórmulas ayurvédicas que contienen el compuesto *triphala*, un laxante, en pequeñas dosis.

Por último, las fórmulas pueden incluir o bien administrarse con sustancias que sirven de vehículo para dirigir los efectos a los tejidos más profundos (como la miel, véase Vehículos, p. 131).

Podemos resumir, pues, que a los ingredientes principales, es decir, la planta principal y a las otras plantas fortalecedoras, se les añaden varias plantas auxiliares y contra-auxiliares, que actúan como agentes secundarios. También se añaden ciertas plantas de efecto estimulante y eliminador. Para acentuar más la fórmula, esta se ingiere con ciertas sustancias transportadoras o medios para conseguir el máximo efecto. Elaborar los compuestos constituye un arte que requiere práctica. Lo único que hay que hacer es empezar.

## Posología: dosis tradicionales para uso medicinal

### Decocción

1. Fuerte: introducir 114 g de la planta en 2 l de agua. Hervir a fuego lento, hasta que el líquido se reduzca a 0,5 l. La dosis es de un cuarto de taza (0,6 dl de líquido), tres veces al día.
2. Moderada: introducir 114 g de plantas en 1 l de agua. Hervir a fuego lento, hasta que el líquido se reduzca a 0,5 l. La misma dosis que en la fórmula anterior.

### Infusión

1. Fuerte: añadir 114 g de planta a 0,5 l de agua hirviendo. Dejar reposar tres horas, como mínimo. Dosis: un cuarto de taza (0,6 dl) tres veces al día.
2. Moderada: añadir 57 g de planta a 0,5 l de agua hirviendo. Dejar reposar al menos durante tres horas. La misma dosis que en la fórmula anterior.

Para una infusión fría, seguir el mismo procedimiento, pero añadir las plantas a agua fría.

### Polvos

1. Dosis fuerte: de 3 a 6 g, tres veces al día.
2. Dosis suave: de 0,5 a 3 g.

### Vehículos o *anupana*

Las dosificaciones medicinales deben ser administradas con anupanas adecuados (véase p. 131). La manera más simple consiste en utilizar las mismas cantidades de agua caliente para cada preparación herbal.

### Temperatura

Las infusiones y las decocciones deben tomarse calientes; los polvos han de tomarse con un anupana caliente, excepto en enfermedades pitta que no muestran fiebre. En los estados febriles, las plantas también deben ser administradas calientes.

### Precaución

El ayurveda no tiene una dosificación estándar de las medicinas. Las dosis dependen de la edad, el peso, la capacidad digestiva, la constitución de la persona, así como de la intensidad y duración de la enfermedad. Administrar dosis regulares es una simplificación que puede llevar a engaño. En caso de duda, utilizar dosis bajas e incrementarlas paulatinamente hasta que se produzca el efecto adecuado.

Las dosificaciones fuertes de las plantas se administran normalmente en compuestos, y equilibradas para atenuar cualquier efecto secundario que pudieran producir y asegurar una correcta asimilación. Estos compuestos pueden incluir de tres a cincuenta plantas. Si se preparan de una sola planta es mejor administrar dosis moderadas o bajas.

### Dosificación para uso común

Las dosis elevadas solo deben administrarse si se tienen el conocimiento y la experiencia adecuados, y preferiblemente deberán ser recetadas por un facultativo cualificado.

Para uso común, son aconsejables las dosificaciones bajas y las preparaciones suaves como se indica a continuación:

1. Infusión: una cucharadita (3 g) por taza. Dejar reposar 30 minutos.
2. Decocción: 2 cucharaditas (6 g) por taza. Hervir a fuego lento durante 30 minutos. Lo mismo para las decocciones en leche.
3. Polvo: 2 cápsulas «00» o 1 g, aproximadamente.

La mayoría de las dosis se toman tres veces al día. Puesto que el peso de cada planta varía considerablemente, usar una balanza siempre que sea posible.

**Nota**

Las plantas que son muy caloríficas y picantes, como el pimentón, o muy frías y amargas, como el sello de oro, deben administrarse siempre en dosis bajas; en cambio, las que son dulces o pesadas, como la raíz de consuelda, deberían administrarse, en lo posible, en dosis altas. Una buena regla general consiste en usar las plantas ligeras, de sabor fuerte, en menos de media dosis normal, y las pesadas, de sabor suave, en una dosis doble de la dosis estándar.

# 8
# Mantra, *yantra* y meditación

En el ayurveda existen dos niveles de curación: el físico y el mental. El medio básico de curación a nivel físico se produce con plantas. El medio básico de curación a nivel mental o psicológico se realiza mediante los mantras. Los mantras son unas sílabas-semilla especiales, como Om, que reflejan la vibración cósmica creativa. La planta transmite la energía de la semilla de la naturaleza al cuerpo; el mantra transmite la energía de la semilla del espíritu a la mente.

Estos dos niveles de curación siempre están relacionados. Las plantas tienen su efecto en la mente y los mantras cambian nuestra fisiología. Ambos actúan en el prana o fuerza vital –unas desde el exterior, los otros desde el interior. El ser humano, como se ha mencionado anteriormente, es la esencia de las plantas. La esencia del ser humano es la palabra, cuya esencia es el mantra. En armonía con la planta, como palabra de la naturaleza, está el mantra, la palabra del espíritu. Entre ambos se encuentra el ser humano.

La mente se refina por medio de las plantas, se perfecciona con el mantra. Así pues, el uso adecuado de las plantas y una dieta vegetariana sirven como catalizadores para el desarrollo mántrico de la conciencia. Ahí reside la belleza del ayurveda, en que no se limita a la idea «normal» de salud física, sino que nos enseña a incorporar la sanación a la práctica del yoga y la liberación del espíritu. De este modo, el mantra se convierte en el medio para dirigir la energía curativa de las plantas a la mente. Otorga a las plantas un poder de curación psicológica y de integración espiritual. Hace que la inteligencia universal de la naturaleza esté en armonía con el individuo.

Todas las plantas y todos los procesos curativos tienen ciertas afinidades mántricas. Toda planta, toda vida, es una manifestación del mantra, que es el poder estructurante de la mente cósmica. El mantra infunde poder a todo.

Sin el uso del mantra, que significa la correcta activación de la mente, cualquier proceso curativo resultará externo y superficial. Con el uso adecuado del mantra, que significa prestar la debida atención, el proceso curativo se convierte en un acto consciente y, por tanto, en un medio de curación consciente.

El mantra no es simplemente la repetición mecánica de distintos sonidos poderosos. El mantra implica también meditación. La meditación (*dhyana*) significa receptividad, conciencia pasiva, en la que se aúnan el que ve y lo que es visto. Significa comprensión, una actitud de apertura que da lugar a que la verdad interior se manifieste. Esta verdad interior que procede de todas las cosas que se meditan es el propio mantra. El auténtico poder del mantra surge en la meditación. La recitación correcta del mantra implica establecer el espacio sanador de la meditación.

Las plantas meditan. La tierra medita. El sol hace vibrar el gran mantra Om al moverse en el cielo. Toda la naturaleza es la meditación creativa del espíritu cósmico. La paz y el silencio básicos de la naturaleza son meditación.

Sería demasiado complicado explicar aquí los mantras específicos relacionados con cada terapia, pero existe un poderoso mantra con el que se pueden activar todas las preparaciones herbarias. Es el gran mantra de la Diosa.

La diosa (*Devi*) es Shakti, la energía divina que actúa en la naturaleza, mediante la cual avanza toda curación, integración y evolución. Es la Madre Divina que prepara la medicina y el alimento adecuados para todas las formas de vida. Solo gracias ella nuestra comida y nuestras medicinas tienen poder nutritivo y sanador. Por tanto, al otorgarle poder en el mantra se activa todo como corresponde.

Este mantra es OM AIM HRIM KLIM CHAMUNDAYAI VICCHE. Es el mantra de la diosa Chamunda, que integra en sí misma a las tres grandes diosas –Saraswati, Durga y Kali–, junto a los tres elementos –aire, fuego y agua (vata, pitta y kapha)–, y sus tres centros –la cabeza, el ombligo y la base de la columna.

Si este mantra es recitado ciento ocho veces mientras se elaboran las medicinas herbarias, o en el momento de tomarlas, su potencia será mucho mayor. Originalmente, las medicinas ayurvédicas se preparaban con un mantra. Así como la comida debe prepararse con amor para que sea realmente nutritiva, las plantas deben prepararse con un mantra. No se trata de lo que preparamos, sino de cómo lo preparamos. Todas las prácticas de sanación deberían fluir del amor y del conocimiento del mantra.

Junto al mantra, se encuentra el *yantra*. El mantra es la sílaba-semilla de la vibración cósmica creativa; el *yantra* es el patrón que crea, su campo energético. El mantra es el nombre de la deidad, el *yantra* su forma sutil. Los *yantras* son diagramas místicos, dibujos geométricos que manifiestan la ley cósmica –y que, en los diseños más complicados, se convierten en mandalas.

Los yantras se dibujan sobre seda, en la corteza de ciertos árboles, sobre cobre y oro (el cobre suele ser mejor en la mayoría de los casos). Las medicinas ayurvédicas se preparan a menudo con yantras o en presencia de un yantra. Los yantras están compuestos en su mayoría de formas triangulares o piramidales y sirven para atraer la fuerza vital cósmica y establecer un espacio que facilite la sanación. Con el mantra se purifica el aura astral y se limpia el entorno psíquico, que siempre está impuro o estancado, en caso de enfermedad.

Los yantras también se pueden usar para purificar la comida y el agua, para potenciar (aumentar el poder y la profundidad de penetración) las medicinas, así como para purificar la sala donde se va a realizar el tratamiento. Se pueden colocar en determinadas partes del cuerpo, como los chakras, para liberar los bloqueos. A este respecto, se pueden usar conjuntamente con cristales y gemas.

Hemos ilustrado el Yantra Shri, que es el rey de los yantras, el gran yantra de la diosa que representa y en el que está contenido el universo. Este yantra se utiliza con el mantra de la diosa y se puede usar en general para todas las formas de sanación y de preparación de las plantas.

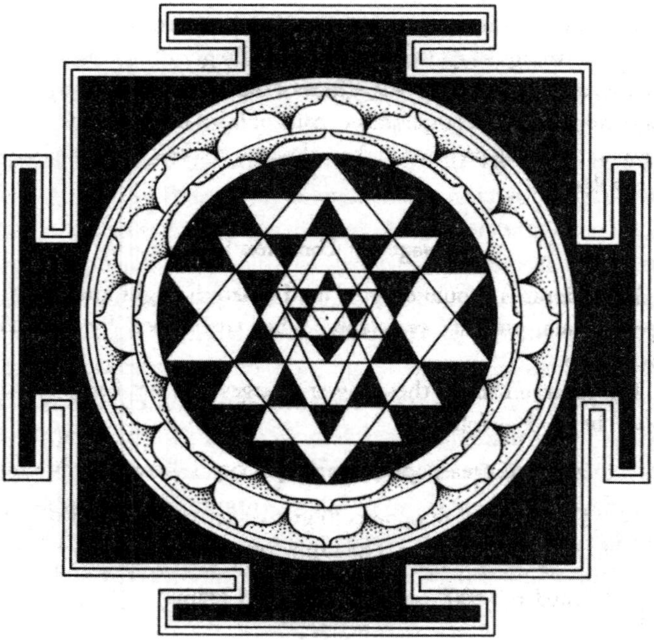

# 9
# Plantas de uso ayurvédico

La primera sección de la siguiente lista de plantas contiene las plantas occidentales típicas y su uso ayurvédico. Hemos puesto especial énfasis en las plantas que se usan tanto en India como en Occidente, por lo que hemos seleccionado una serie de especias comunes. Hemos intentado incluir una variedad de plantas de diferentes categorías. Debido a la limitación de espacio, no hemos podido incluir otras plantas valiosas. Estas se encuentran, con las especificaciones básicas, en el apéndice II de esta obra.

En primer lugar se encuentra escrito el nombre común de la planta o aquel por el cual es más comúnmente conocida. A continuación, figura el nombre en latín y la familia a la que pertenece. El tercero es el nombre en sánscrito (S), y el cuarto es el nombre en chino (Ch), cuando este es conocido.

La energética está constituida por el sabor (*rasa*), la energía (*virya*) y el efecto postdigestivo (*vipaka*). V representa vata, P indica pitta y K designa kapha; los signos + o - significan «aumenta» o «disminuye», respectivamente; mientras que VPK = significa que «equilibra los tres doshas». *Ama* son las toxinas.

Los tejidos son los dhatus del ayurveda, mientras que los sistemas están relacionados con los srotas del ayurveda.

La segunda sección contiene algunas de las principales plantas orientales. Incluye importantes plantas de India que no son habitualmente conocidas en nuestro país (algunas se pueden conseguir en tiendas de productos indios). En dicha sección también se han introducido algunas plantas chinas, como el ginseng, que gozan de popularidad y que se pueden usar como tónicos ayurvédicos, sobre todo cuando estos últimos no son fácilmente asequibles. Algunas de las plantas de esta sección son utilizadas tanto por la medicina india como por la china. Hemos puesto énfasis en las plantas tónicas y rejuvenecedoras, que no siempre encuentran sustitutos en la herbología occidental. Existen otras muchas plantas importantes indias. Solo hemos citado, a modo de ejemplo, algunas de ellas.

Los sabores y las acciones, cuando son múltiples, están normalmente en orden descendente de fuerza.

La dosificación y la preparación de las plantas se harán generalmente de acuerdo con las especificaciones indicadas en el apartado correspondiente (véase p. 121 y ss.). Las dosificaciones más específicas que se dan para alguna plantas en particular están basadas en el uso común.

El polvo de cualquier planta se puede preparar en infusión. Las decocciones son adecuadas para las plantas frescas más duras y pesadas, como la mayoría de las raíces.

Las indicaciones de los problemas que pueden ser tratados con las plantas pretenden ser más una sugerencia que una relación exhaustiva. Las precauciones no son necesariamente contraindicaciones. La misma enfermedad puede manifestarse de maneras diferentes y por ello requerir un tratamiento diferente, y tener también diferentes contraindicaciones.

El tratamiento ayurvédico consiste en purificar el cuerpo de ama, equilibrar la constitución y favorecer el rejuvenecimiento. No trata las enfermedades como entidades específicas sino como subproductos de los doshas agravados.

## A. Plantas comunes

### Acedera

*Rumex crispus; Polygonaceae*
(S) *Amla vetasa*
*Parte que se usa:* raíz
*Energética:* amargo, astringente/refrescante/picante.
PK- V+
*Tejidos:* plasma, sangre.
*Sistemas:* circulatorio, urinario, linfático.
*Acciones:* depurativa, astringente, laxante, antipirética.
*Indicaciones:* toxicidad en la sangre, erupciones cutáneas, ganglios inflamados, tumores glandulares, enfermedades venéreas, hemorroides, acidez de estómago.
*Precauciones:* emaciación, vata elevado.
*Preparación:* decocción, polvo (0,25-0,5 g).
La acedera constituye un eficaz limpiador de la sangre y de la linfa en general (*rasa* y *rakta dhatus*); es beneficiosa en la mayoría de los estados de toxicidad del sistema circulatorio. Es una planta que reduce con gran eficacia el pitta elevado, atenúa el calor de origen tóxico y elimina la infección, disminuyendo el dolor y la inflamación. Contiene grandes cantidades de hierro y puede ayudar a restablecer la sangre, principalmente en la clase de anemia pitta en que la bilis debilita la sangre. En la anemia de tipo vata, con escalofríos y sequedad en la sangre, solo causaría más debilidad. La acedera también es eficaz para limpiar e incrementar la circulación cerebral.

A esta planta suele relacionársela con la raíz de ruibarbo (también denominada en sánscrito *amla vetasa*), cuyas propiedades comparte, sin embargo constituye un purgante más fuerte. Ambas, en conjunción con otras plantas, pueden usarse con efectividad para realizar una terapia purgante (*virechana*), cuyo efecto es cortar desde la raíz la acumulación de pitta.

**Agracejo**
*Berberis spp.; Berberidaceae*
(S) *Daruharidra*, «madera de cúrcuma», ya que tiene propiedades similares a la cúrcuma
*Parte que se usa:* raíz
*Energética:* amargo, astringente/calorífico/picante
PK- V+
*Tejidos:* plasma, sangre, grasa.
*Sistemas:* circulatorio, digestivo.
*Acciones:* tónico-amarga, depurativa, antipirética, laxante, antihelmíntico, bactericida, amebicida.
*Indicaciones:* fiebre (remitente e intermitente), hepatomegalia y esplenomegalia, conjuntivitis, acné, forúnculos, disentería crónica (amébica, bacilar), ictericia, hepatitis, diabetes.
*Precauciones:* vata elevado, deficiencia del tejido.
*Preparación:* en decocción, en polvo (0,25-1 g), ghee medicinal, en pasta.
El agracejo es una planta amarga con una potencia calorífica especial (*prabhava*), cuya propiedad específica es destruir ama y las toxinas del cuerpo. En términos generales, su aplicación es similar a la de otras plantas amargas, cuyos atributos son los de reducir pitta y aumentar vata. Sin embargo, a este respecto tiende a agravar menos vata que otras plantas (en particular, cuando se combina con cúrcuma).

El agracejo es específico para limpiar el hígado y regular sus funciones. Se combina con cúrcuma para reducir ama y la grasa del cuerpo. Se puede usar para tratar la diabetes, si se utiliza una cantidad doble de cúrcuma. Para controlar pitta se puede usar junto con otras plantas tónico-amargas, como el sello de oro y las hojas de nim.

**Ajo**
*Allium sattivum; Liliaceae*
(S) *Rashona*, «al que le falta un sabor», ya que contiene todos los sabores a excepción del ácido. El picante se encuentra en su raíz, el

amargo en su hoja, el astringente en su tallo, el salado en la punta superior del tallo y el dulce en la semilla
(Ch) *Da suan*
*Parte que se usa:* rizoma
*Energética:* contiene todos los sabores excepto el ácido, principalmente picante/calorífico/picante
VK- P+
*Tejidos:* actúa en todos los elementos-tejido.
*Sistemas:* digestivo, respiratorio, nervioso, reproductor, circulatorio.
*Acciones:* estimulante, carminativa, expectorante, depurativa, antiespasmódica, afrodisiaca, desinfectante, antihelmíntica, rejuvenecedora.
*Indicaciones:* resfriados, tos, asma, enfermedades del corazón, hipertensión, colesterol, arterioesclerosis, palpitaciones, enfermedades cutáneas, infecciones parasitarias, reumatismo, hemorroides, edemas, impotencia, histeria.
*Precauciones:* hiperacidez, calor tóxico en la sangre, pitta elevado.
*Preparación:* en infusión (no hervir), en polvo (0,1-0,5 g), en jugo, en ghee medicinal.
El ajo es una poderosa planta rejuvenecedora. Es un rasayana para vata y también, en menor grado, para kapha, y para los huesos y el tejido nervioso. Actúa también como enérgico purificador y es beneficioso para combatir las fiebres crónicas o periódicas de naturaleza vata. Purifica ama y kapha de la sangre y del sistema linfático. Sin embargo, a causa de su condición calorífica, puede afectar a la sangre provocando o aumentando pérdidas. Su cualidad es tamásica.

El ajo puede aumentar el embotamiento mental, pero también puede producir el efecto contrario, es decir, favorecer «la estabilidad». Aumenta la producción de semen, pero ejerce también un efecto irritante sobre los órganos reproductores.

Aunque se trata de una buena medicina con diferentes indicaciones, el uso continuado del ajo no es aconsejable para quienes practican el yoga.

**Albahaca**
*Ocinum spp.; Labiatae*
(S) *Tulsi*
*Parte que se usa:* planta
*Energética:* picante/calorífica/picante
VK- P+ (en exceso)
*Tejidos:* plasma, sangre, médula y nervios, reproductor.
*Sistemas:* respiratorio, nervioso, digestivo.
*Acciones:* diaforética, febrífuga, nervina, antiespasmódica, bactericida, antiséptica.
*Indicaciones:* resfriados, tos, sinusitis, dolores de cabeza, artritis, reumatismo, fiebres (en general), distensión abdominal.
*Precauciones:* pitta elevado.
*Preparación:* en infusión, en polvo (0,25-1 g), en jugo, con ghee medicinal.

La albahaca es quizás la planta más sagrada de India, después del loto. Su naturaleza es puro sattva. La albahaca abre el corazón y la mente, otorgando la energía del amor y la devoción (*bhakti*). Consagrada a Vishnu y Krishna, refuerza la fe, la compasión y la claridad. Los tallos de albahaca se usan como rosarios y fomentan la energía de la unión.

La albahaca otorga protección divina, al limpiar el aura y reforzar el sistema inmunitario. Contiene mercurio natural que, como el semen de Shiva, proporciona el poder-semilla de la pura conciencia. En todas las casas tendría que haber una planta de albahaca por su efecto purificador. La albahaca absorbe los iones positivos, activa los iones negativos y libera ozono de los rayos solares.

La albahaca es un diaforético y febrífugo eficaz en la mayoría de resfriados, gripes y afecciones pulmonares. Elimina el exceso de kapha de los pulmones y los conductos nasales, aumenta el prana y activa la agudeza sensorial. También elimina el exceso de vata del colon, favorece la absorción y fortalece el tejido nervioso, lo que hace aumentar la memoria. La albahaca puede tomarse bebida con miel para estimular la claridad mental. El jugo fresco de su hoja se usa externamente para tratar las infecciones de hongos en la piel.

**Alcanfor**
*Cinnamomum camphora; Lauraceae*
(S) *Karpura*
(Ch) *Jand*
*Parte que se usa:* el aceite destilado cristalizado
*Energética:* picante, amargo/calorífico (ligeramente)/picante
KV- P+ (en exceso)
*Tejidos:* plasma, sangre, grasa, médula y nervio.
*Sistemas:* respiratorio, nervioso.
*Acciones:* expectorante, anticongestiva, estimulante, antiespasmódica, broncodilatadora, nervina, analgésica, antiséptica.
*Indicaciones:* bronquitis, asma, tos ferina, congestión pulmonar, histeria, epilepsia, delirio, insomnio, dismenorrea, gota, reumatismo, congestión nasal, cefalea sinusal, problemas oculares, caries.
*Precauciones:* tomado en exceso, el alcanfor actúa como un veneno narcotizante, ya que agrava pitta y vata; por ello, úsese solo en las pequeñas dosis prescritas.
*Preparación:* en infusión fría (14 g de cristales para 3,8 l de agua, dosis: 59 cc), en polvo (0,1-0,25 g), en aceite medicinal.
El alcanfor aumenta el prana, estimula los sentidos y proporciona claridad mental. Mientras que en la herbología occidental solo se utiliza por vía externa y en aceite, en el ayurveda se toma también por vía interna y en pequeñas dosis, en forma de cristales de alcanfor pulverizados o en infusión. También se aplica en los ojos en pequeñas cantidades; aunque inicialmente produce ardor, causa lagrimeo y refresca y limpia los ojos. Para aliviar la congestión, el dolor de cabeza y aumentar la percepción, se puede inhalar una pizca de polvo de alcanfor. Se quema como si fuera incienso en las *puja*, ceremonias religiosas devocionales, para purificar la atmósfera (su cualidad es sátvica) y favorecer la meditación.

El alcanfor es quizás la planta más usada en aceites medicinales en todo el mundo. Actúa bien con el aceite de sésamo: 56 g de polvo por litro de aceite. Preparado así es un buen estimulante y calmante para los dolores musculares y de las articulaciones. La infusión de alcanfor se puede hervir para inhalar su vapor y aplicarlo en las vías respiratorias. Para uso interno, solo debe utilizarse el alcanfor fresco, no el sintético comercial que se vende comúnmente.

**Alfalfa**

*Medicago sativa; Leguminosae*
*Parte que se usa:* planta
*Energética:* astringente, dulce/refrescante/picante
PK- V+
*Tejidos:* plasma, sangre.
*Sistemas:* circulatorio, urinario.
*Acciones:* depurativa, diurética, antipirética, hemostática,
*Indicaciones:* úlceras, edema, artritis, carencia de vitaminas o minerales.
*Precauciones:* vata elevado.
*Preparación:* en infusión, en polvo (0,25-1 g).
La alfalfa es un suplemento mineral y vitamínico natural. Contiene minerales orgánicos como calcio, magnesio, fósforo y potasio, y casi todas las vitaminas conocidas. También contiene abundante clorofila. Combina bien con otros suplementos naturales, como diente de león, cola de caballo, ortigas y perejil. Sin embargo, en el sentido ayurvédico, no es completamente tónica o nutritiva, ya que por sí sola no aporta realmente sustancia constructora de tejido. Su acción es limpiadora y purificadora. Tiene un efecto secante que puede agravar vata, aumentando la emaciación. Para las personas de esta constitución, es mejor tomarla ocasionalmente o equilibrada con otros tónicos nutritivos. La alfalfa es un suave purificador de la sangre y una buena bebida habitual para las constituciones pitta y, en menor grado, kapha.

**Aloe**

*Aloe spp.; Liliaceae*
(S) *Kumari*, que significa «una niña joven o virgen», porque el aloe aporta la energía de la juventud y renueva la naturaleza femenina
(Ch) *Lu hui*

*Se usa en:* gel (fresco y en polvo)
*Energética:* amargo, astringente, picante, dulce/refrescante/dulce
VPK= (gel), en polvo agrava vata, salvo en dosis muy bajas
*Tejidos:* actúa en todos los tejidos.
*Sistemas:* circulatorio, digestivo, reproductor femenino, excretor.
*Acciones:* depurativa, tónico-amarga, rejuvenecedora. emenagoga, purgante, vulneraria.
*Indicaciones:* fiebre, estreñimiento, obesidad, enfermedades inflamatorias de la piel, ganglios inflamados, conjuntivitis, bursitis, ictericia, hepatitis, hepatomegalia y esplenomegalia, herpes, enfermedades venéreas, amenorrea, dismenorrea, menopausia, vaginitis, tumores, lombrices intestinales.
*Precauciones:* embarazo, hemorragia uterina.
*Preparación:* gel fresco, polvo (0,1-0,5 g).

ALOE

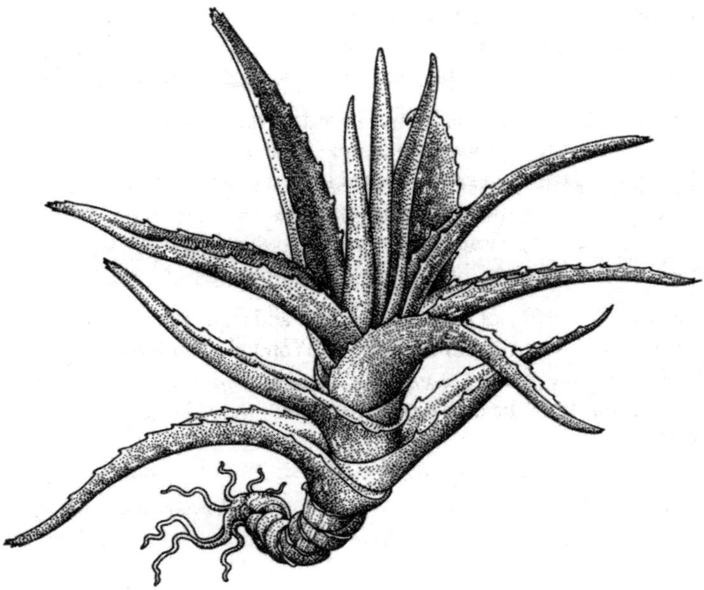

El gel de aloe es un tónico maravilloso para el hígado y el bazo, para la sangre y el aparato reproductor femenino. El aloe regula el metabolismo del azúcar y las grasas y tonifica todos los agni, las enzimas digestivas del cuerpo; al mismo tiempo, reduce pitta. Es un rejuvenecedor para pitta y para el útero. Como tónico general, pueden tomarse dos cucharaditas de aloe con una pizca de cúrcuma, tres veces al día. Tiene un sabor más agradable si se mezcla con agua o con zumo de manzana. O también se pueden mezclar 85 g de gel extraído de la planta fresca con 85 cc de agua, tres cucharaditas de sal, llevarlo todo a ebullición y añadir luego 28 g de azúcar sin refinar. Tomar este preparado a cucharaditas. El gel de aloe comercial está a menudo diluido y combinado con otros aditivos que pueden proporcionar un efecto distinto.

Como planta tónico-nutritiva, el aloe se puede combinar con shatavari; como planta tónico-amarga, con genciana y, como depurativa y emenagoga, con manjishta. El jugo fresco puede aplicarse externamente en quemaduras, llagas, herpes, etcétera.

El polvo de aloe es un poderoso laxante que debe utilizarse en pequeñas cantidades. El sabor del polvo es muy desagradable, por lo que es preferible tomarlo en cápsulas. El polvo puede causar también retortijones agudos, por lo que debe ser ingerido con alguna planta carminativa, como la cúrcuma y las rosas.

**Amapola**

*Papaver spp.; Papaveraceae*

(S) *Ahiphena*, que significa «veneno de serpiente», por sus propiedades narcóticas

(Ch) *Ying su qiao*

*Parte que se usa:* semillas (no narcóticas)

*Energética:* picante, astringente, dulce/calorífica/dulce

VK- P+

*Tejidos:* plasma, sangre, músculo, hueso, médula y nervios.

*Sistemas:* nervioso, digestivo, respiratorio, circulatorio.

*Acciones:* astringente, carminativa, antiespasmódica, sedante, analgésica.

*Indicaciones:* diarrea, disentería, diarrea infantil, dolor abdominal, malabsorción, tos, insomnio, dolor nervioso.
*Precauciones:* gastritis, colitis, pitta elevado.
*Preparación:* infusión, polvo (0,25-1 g).
Las semillas de amapola tienen propiedades similares a las de la nuez moscada y se usan a menudo en combinación con esta. Son un buen astringente para los intestinos y poseen propiedades carminativas y estomacales, que incluso aumentan agni al activar la absorción. Son eficaces para tratar los problemas digestivos nerviosos infantiles y los de tipo vata. Fortalecen las vellosidades del intestino delgado. Usadas como especia, neutralizan los gases producidos por las legumbres. Su cualidad es tamásica. Inducen el sueño y, si se usan durante mucho tiempo, pueden producir el embotamiento de la mente e inhibir la conciencia, aunque ayudan a reducir los desequilibrios psicológicos de un vata en exceso. Como plantas nervinas pueden usarse con valeriana. Para los trastornos digestivos de origen nervioso, se pueden cocer a fuego lento 7 g de semillas de amapola en medio litro de agua, junto con una cucharadita de nuez moscada y otra de jengibre en polvo. Tomar este preparado tres veces al día, inmediatamente después de las comidas; también se puede tomar una taza antes de acostarse para favorecer el descanso.

**Artemisa**
*Artemisia vulgaris; Compositae*
(S) *Nagadamani*
(Ch) *Ai ye*
*Parte que se usa:* planta
*Energética:* amargo, picante/calorífico/picante
VK- P+ (en exceso)
*Tejidos:* piel, sangre, músculos, médula y nervios.
*Sistemas:* circulatorio, reproductor femenino, nervioso, digestivo, respiratorio.
*Acciones:* emenagoga, antiespasmódica, hemostática, diaforética, antihelmíntica, antiséptica.

*Indicaciones:* dismenorrea, menorragia, esterilidad, preventiva del aborto, ciática, convulsiones, histeria, epilepsia, depresión, agotamiento mental, insomnio, gota, reumatismo, infecciones por hongos.
*Precauciones:* pitta elevado, infección uterina e inflamación.
*Preparación:* infusión (no hervir demasiado), polvo (0,25-0,5 g)
Varios tipos de la especie *artemisia* se usan medicinalmente en todo el mundo, incluyendo la artemisa, el ajenjo, el abrótano, y la artemisia tridentata de la región de la Gran Cuenca de Estados Unidos de América. Todas ellas tienen propiedades similares a las de las plantas aromáticas amargas. De entre ellas, la artemisa es la emenagoga más eficaz; el ajenjo es el mejor para eliminar las lombrices intestinales y reforzar la digestión y la *artemisia tridentata* es un diaforético eficaz. Estas plantas son especialmente beneficiosas en los casos de sama vata, como la artritis, y para tratar trastornos nerviosos producidos por la obstrucción de vata.

La artemisa aporta calor a la parte inferior del abdomen y fortalece el útero. Regula la menstruación, alivia los calambres menstruales y los dolores de cabeza y fortalece el feto. Abre y purifica los canales (el sistema nervioso y circulatorio) y alivia el dolor. Se puede usar con jengibre y menta poleo para activar la menstruación que está bloqueada debido a la tensión nerviosa. Se puede utilizar por vía externa para lavar la piel afectada por hongos u otras infecciones, y, en infusión, como ducha para tratar la candidiasis vaginal.

**Azafrán**
*Crocus sativus; Iridaceae*
(S) *Nagakeshara*
*Parte que se usa:* flor (estigmas)
*Energética:* picante, amargo, dulce/refrescante/dulce
VPK=
*Tejidos:* actúa en todos los elementos-tejido pero especialmente en la sangre.
*Sistemas:* circulatorio, digestivo, reproductor femenino, nervioso.

*Acciones:* depurativa, emenagoga, afrodisiaca, rejuvenecedora, estimulante, carminativa, antiespasmódica.
*Indicaciones:* dolor e irregularidad menstrual, menopausia, impotencia, esterilidad, anemia, hepatomegalia, histeria, depresión, neuralgia, lumbago, reumatismo, tos, asma, diarrea crónica.
*Precauciones:* embarazo (puede provocar el aborto), en grandes cantidades es narcótico.
*Preparación:* infusión, decocción de leche, polvo (0,1-0,25 g); usado en pequeñas dosis, una pizca con otras plantas, en aceite medicinal, en ghee medicinal.
El azafrán es un potente (aunque caro) revitalizador de la sangre, la circulación, el aparato reproductor femenino, así como del metabolismo en general. Es una de las mejores plantas anti-pitta y reguladoras del hígado y el bazo. Se considera el mejor estimulante y afrodisiaco (*vajikarana*) principalmente para las mujeres. Aunque en realidad no es un tónico, incluso en pequeñas cantidades cataliza la acción tónica de otras plantas y favorece el crecimiento de tejido en los órganos reproductores y en todo el cuerpo. Se puede añadir a la leche y a otras plantas tónicas, como shatavari o angélica, para facilitar su función, y también usarse como especia para activar la asimilación de la comida en los tejidos más profundos. Su cualidad es sátvica y aporta la energía del amor, la devoción y la compasión, al bhakti yoga.

El cártamo, llamado a veces impropiamente azafrán, puede usarse como sustituto del azafrán y es mucho más barato. Debe usarse en dosis normales.

**Bardana**
*Arctium lappa; Compositae*
(Ch) *Niu Bang*
*Parte que se usa:* raíz y semillas
*Energética:* amargo, picante y astringente (la raíz es dulce también)/ refrescante/picante
PK- V+ (en exceso)
*Tejidos:* plasma, sangre.

*Sistemas:* respiratorio, urinario, circulatorio, linfático.
*Acciones:* depurativa, diaforética, diurética, antipirética.
*Indicaciones:* enfermedades inflamatorias de la piel, erupciones, resfriados con fiebre y dolor de garganta, toxinas en la sangre, obstrucción linfática, nefritis, edema, inflamación del riñón, hipertensión.
*Precauciones:* anemia, resfriados crónicos, vata elevado.
*Preparación:* infusión (fría o caliente), decocción (la raíz), polvo (0,25-1 g), pasta.
La bardana ejerce una potente acción limpiadora en la sangre y el sistema linfático. Alivia la congestión, reduce la hinchazón y elimina las toxinas (sea por la piel o mediante la diuresis). Las semillas de bardana tienen importantes propiedades diuréticas y purificadoras y ayudan a aliviar la tos. La raíz de bardana tiene más propiedades nutritivas y es menos probable que aumente vata; puede considerarse un tónico y un rejuvenecedor para pitta si se usa de forma habitual. La bardana es beneficiosa para limpiar las emociones fuertes de naturaleza pitta, como la ira, la agresividad y la ambición.

La bardana puede usarse en la mayoría de estados ama, incluidas la fiebre tóxica (*ama jvara*) y la artritis (*ama vata*). La raíz de bardana es muy eficaz junto a la acedera. Las semillas de bardana se pueden usar con las semillas de cilantro. Como tónico para pitta, la raíz de bardana se puede combinar con bhringaraj, en una proporción de dos a uno, respectivamente.

**Cálamo aromático**
*Acorus calamus; Araceae*
(S) *Vacha*, que significa literalmente «hablando», el poder de la palabra, de la inteligencia o de la expresión que esta planta estimula
(Ch) *Shi chang pu*
*Parte que se usa:* rizomas
*Energética:* picante, amargo, astringente/calorífico/picante
VK- P+
*Tejidos:* plasma, músculo, grasa, médula y nervios, reproductor.

## Cálamo aromático

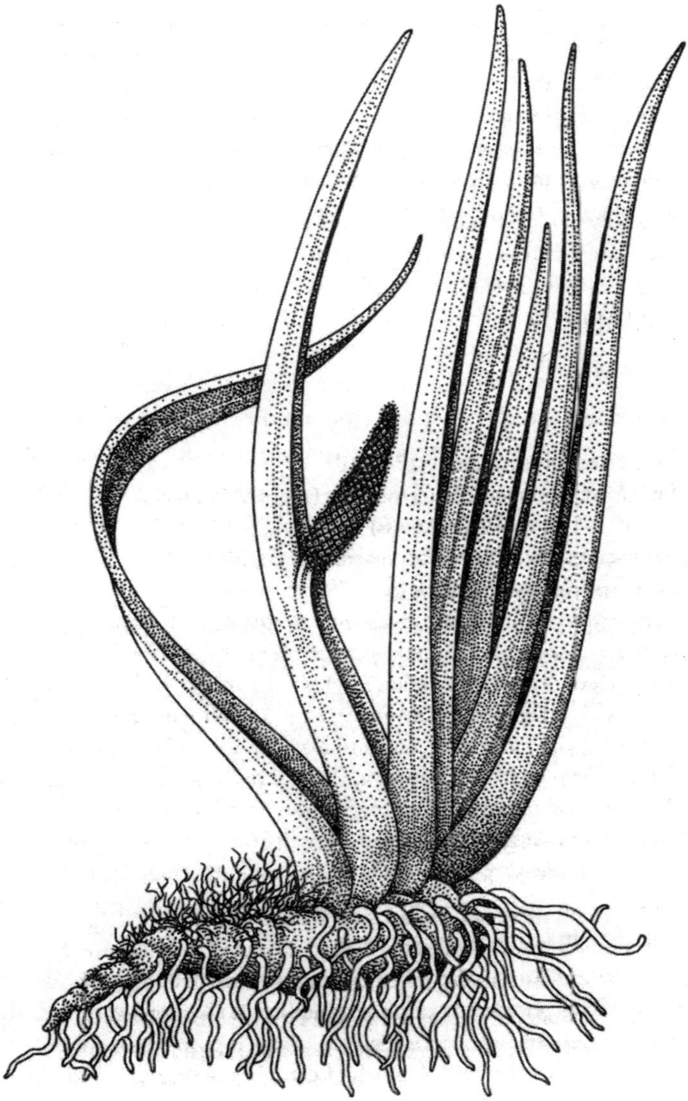

*Sistemas:* nervioso, respiratorio, digestivo, circulatorio, reproductor.
*Acciones:* estimulante, rejuvenecedora, expectorante, anticongestiva, nervina, antiespasmódica, emética.
*Indicaciones:* resfriados, tos, asma, cefaleas sinusales, sinusitis, artritis, epilepsia, conmoción, coma, pérdida de memoria, sordera, histeria, neuralgia.
*Precauciones:* hemorragias, incluyendo la epistaxis y las hemorroides que sangran.
*Preparación:* en decocción, decocción de leche, en polvo (0,25-0,5 g), en pasta .
A pesar de encontrarse en régimen de restricción en diferentes países, el cálamo ha sido utilizado en el ayurveda desde hace miles de años, y ha sido una de las plantas más conocidas por los antiguos sabios videntes de la tradición védica de India. Es un rejuvenecedor del cerebro y del sistema nervioso, a los que purifica y revitaliza. Es también, por tanto, un rejuvenecedor para vata, y en segundo lugar para kapha. Limpia los canales sutiles de toxinas y obstrucciones. Estimula la circulación cerebral, aumenta la sensibilidad, agudiza la memoria y eleva la conciencia. Es una planta sátvica y una de las beneficiosas para la mente, junto con gotu kola (*brahmi*), para lo cual pueden combinarse. Ayuda también a transmutar la energía sexual y nutre la kundalini.

En pasta, puede aplicarse externamente sobre la frente para los dolores de cabeza y en las articulaciones artríticas dolorosas. Es quizá la mejor planta para administrar por vía nasal, para combatir la congestión nasal y los pólipos de la nariz, y revitaliza prana directamente. En dosis elevadas es un emético. Para contrarrestar sus propiedades eméticas en el uso general, se puede tomar con una cantidad equivalente de jengibre fresco –2 g de cada planta por taza de agua, con un poco de miel.

En polvo, aspirado nasalmente, y en pequeñas dosis, es un simple y eficaz reconstituyente para quienes sufran un estado de conmoción y coma.

**Canela**
*Cinnamomum zeylanicum; Lauraceae*
(S) *Twak*
(Ch) *Gui*
*Parte que se usa:* corteza
*Energética:* picante, dulce, astringente/calorífico/dulce
VK- P+
*Tejidos:* plasma, sangre, músculos, médula y nervios.
*Sistemas:* circulatorio, digestivo, respiratorio, urinario.
*Acciones:* estimulante, diaforética, carminativa, depurativa, expectorante, diurética, analgésica.
*Indicaciones:* resfriados, sinusitis, bronquitis, dispepsia.
*Precauciones:* pitta elevado, hemorragias.
*Preparación:* infusión, decocción, polvo (0,5-1 g).
La canela es una planta eficaz para fortalecer y armonizar el flujo de la circulación (*vyana vayu*). Es un buen diaforético y expectorante en los resfriados y las gripes, y es especialmente beneficiosa para aquellos de constitución débil. Alivia el dolor de muelas y la tensión muscular. Fortalece el corazón, calienta los riñones y estimula agni. Como el jengibre, es casi una medicina universal, y tiende a agravar menos pitta que este último. Es una bebida beneficiosa en general (su cualidad es sátvica) para las personas de constitución vata.

Junto con el cardamomo y las hojas de laurel, la canela forma parte de las llamadas «tres aromáticas». Estas tres plantas favorecen la digestión, refuerzan samana vayu y favorecen la absorción de las medicinas. Se presentan juntas en muchas fórmulas ayurvédicas, igual que el conocido Trikatu (jengibre seco, pimienta negra y pippali).

**Cardamomo**
*Elettaria cardamomum; Zingiberaceae*
(S) *Ela*
(Ch) *Sha ren*
*Parte que se usa:* semilla
*Energética:* picante, dulce/calorífico/picante

VK- P+ (en exceso)
*Tejidos:* plasma, sangre, médula y nervio.
*Sistemas:* digestivo, respiratorio, circulatorio, nervioso.
*Acciones:* estimulante, expectorante, carminativa, estomacal, diaforética.
*Indicaciones:* resfriados, tos, bronquitis, asma, voz ronca, pérdida del gusto, malabsorción, indigestión.
*Precauciones:* úlceras, pitta elevado.
*Preparación:* infusión (no hervir), polvo (0,1-0,5 g), decocción en leche.
El cardamomo es uno de los mejores y más seguros estimulantes digestivos. Activa el bazo, estimula samana vayu, enciende agni y elimina kapha del estómago y los pulmones. Estimula la mente y el corazón y aporta lucidez y alegría. Añadido a la leche, neutraliza la formación de mucosidad que esta produce y elimina la toxicidad de la cafeína del café. Su cualidad es sátvica y es especialmente beneficiosa para abrir y suavizar el flujo de los pranas en el cuerpo.

El cardamomo es beneficioso para el malestar digestivo nervioso de los niños, o para un vata elevado; en este caso es eficaz combinado con hinojo. Ayuda a detener el vómito, los eructos y la regurgitación ácida.

**Cerezo silvestre**
*Prunus spp.; Rosaceae*
(S) *Padmaka*
*Parte que se usa:* la corteza interna
*Energética:* amargo, astringente/refrescante/dulce
PK- V+ (en exceso)
*Tejidos:* plasma, sangre, músculo, médula y nervio.
*Sistemas:* respiratorio, nervioso, circulatorio, digestivo.
*Acciones:* expectorante, antiespasmódica, depurativa, astringente.
*Indicaciones:* tos, tos ferina, espasmos bronquiales, palpitaciones, problemas de la piel, inflamación de los ojos.
*Precauciones:* pocas, vata elevado.
*Preparación:* decocción, polvo (0,25-0,5 g), jarabe para la tos.

Varios tipos de cerezo silvestre, las semillas de albaricoque y las almendras amargas son efectivos expectorantes y agentes para la tos debido en gran parte al contenido de ácido cianhídrico, que en grandes cantidades es tóxico. Limpian y descongestionan los pulmones y el sistema linfático. Las plantas que son refrescantes, como la corteza del cerezo silvestre, extienden esta acción limpiadora a la sangre. Sin embargo, las semillas de albaricoque y las almendras amargas, debido a sus propiedades oleaginosas, son de energía calorífica demulcente, emoliente y laxante. Alivian la tos causada por los resfriados, pero su eficacia es relativa para tratar la tos crónica. Por su efecto limpiador y expectorante, las semillas de albaricoque se utilizan en las terapias contra el cáncer.

**Cilantro o coriandro**
*Coriandrum sativum; Umbelliferae*
(S) *Dhanyaka*
(Ch) *Yan shi*
*Parte que se usa:* semilla (coriandro), planta fresca (cilantro, perejil chino)
*Energética:* amargo, picante/refrescante/picante
PKV=
*Tejidos:* plasma, sangre, músculo.
*Sistemas:* digestivo, respiratorio, urinario.
*Acciones:* depurativa, diaforética, diurética, carminativa, estimulante.
*Indicaciones:* ardor en la uretra, cistitis, infección del conducto urinario, urticaria, erupciones, quemaduras, garganta irritada, vómitos, indigestión, alergias, fiebre del heno.
*Precauciones:* pocas, excepto un vata elevado con deficiencia de tejido nervioso.
*Preparación:* infusión (fría o caliente), polvo (0,25-0,5 g), jugo fresco (de cilantro).
Las semillas de cilantro (coriandro) son un buen remedio casero para muchas enfermedades pitta, en particular las del tracto digestivo y del sistema urinario. Es un eficaz agente digestivo para las enferme-

dades pitta, en las que están contraindicadas o deben usarse con precaución la mayoría de especias. El jugo fresco de la planta es eficaz por vía interna para las alergias, la fiebre del heno y las erupciones cutáneas; se toma una cucharadita tres veces al día, aunque se puede usar también externamente en caso de picor e inflamación.

Propiedades similares son las del comino, que es un antídoto de los alimentos calientes y picantes (tomates, guindillas, etc.). Favorece la digestión y la absorción y es bueno en casos de diarrea y disentería. Las semillas de cilantro, comino e hinojo son afines, tienen propiedades similares. Las tres se usan a menudo juntas para tratar los problemas digestivos, principalmente los causados por un pitta elevado, y para favorecer la asimilación de otras plantas.

**Clavo**
*Caryophyllus aromaticus; Myrtaceae*
(S) *Lavanga*
(Ch) *Ding xiang*
*Parte que se usa:* capullo de flor seco
*Energética:* picante/calorífico/picante
KV- P+
*Tejidos:* plasma, músculo, médula y nervio, reproductor.
*Acciones:* estimulante, expectorante, carminativa, analgésica, afrodisiaca.
*Indicaciones:* resfriados, tos, asma, indigestión, dolor de muelas, vómito, hipo, laringitis, faringitis, hipotensión, impotencia.
*Precauciones:* enfermedades inflamatorias, hipertensión, pitta elevado.
*Preparación:* infusión (no hervir), polvo (0,25-0,5 g), decocción en leche.
El clavo es una planta aromática y un estimulante efectivo para los pulmones y el estómago. Elimina los escalofríos y desinfecta el sistema linfático. Tomado con azúcar candi es muy eficaz para los resfriados y la tos. Su aceite volátil es un poderoso analgésico. El clavo es ligeramente afrodisiaco. Es muy calorífico y su efecto energizante puede irritar un poco debido a su cualidad rajásica.

**Cola de caballo**
*Equisetum spp.; Equisetaceae*
(Ch) *Mu zei*
*Parte que se usa:* planta
*Energética:* amargo, dulce/refrescante/picante
PK- V+
*Tejidos:* plasma, sangre, grasa, hueso.
*Sistemas:* urinario, respiratorio.
*Acciones:* diurética, litolítica, diaforética, depurativa, hemostática.
*Indicaciones:* edema, nefritis, ardor en la uretra, cálculos renales, cálculos biliares, úlceras de estómago, fracturas óseas, menorragia, enfermedades venéreas.
*Precauciones:* vata elevado, estreñimiento, piel seca.
*Preparación:* infusión (caliente y fría), polvo (0,25-0,5 g), pasta.
La cola de caballo es un eficaz diurético y purificador de la sangre. En general, constituye una excelente planta en casos de pitta elevado y es muy eficaz para disolver los cálculos renales, de vejiga y biliares. Sin embargo, tiene un efecto algo irritante y abrasivo y no debe tomarse durante periodos prolongados sin la supervisión adecuada. La cola de caballo favorece la curación de los huesos rotos y suministra nutrientes al tejido óseo. Ayuda a limpiar y dar brillo a los ojos y elimina las toxinas de la sangre. También es beneficiosa para las fiebres infecciosas y la gripe.

La cola de caballo tiene propiedades similares a las semillas de bardana; se puede usar por vía externa, en forma de pasta, y para el lavado de superficies inflamadas. Despeja pitta y calma las emociones fuertes de los nervios y la mente.

**Consuelda**
*Symphytum officinate; Boraginaceae*
*Parte que se usa:* raíz y hojas
*Energética:* dulce, astringente/refrescante/dulce
PV- K+
*Tejidos:* plasma, sangre, músculo, hueso, médula y nervio.

*Sistemas:* respiratorio, digestivo, circulatorio, nervioso.
*Acciones:* tónico-nutritiva, demulcente, emoliente, expectorante, vulneraria, astringente, hemostática.
*Indicaciones:* tos, infecciones pulmonares, hemoptisis, hemorragia pulmonar, úlceras gastrointestinales, sangre en la orina, diarrea, disentería, torceduras, fracturas, heridas, llagas, forúnculos.
*Precauciones:* edema, malabsorción, obesidad, ama elevada.
*Preparación:* decocción, decocción en leche, polvo (0,25-1 g), pasta.
La consuelda es vulneraria y resulta un tónico potente; su raíz tiene poderosas propiedades tónicas, mientras que sus hojas son más astringentes y antiinflamatorias. La raíz de consuelda es un tónico nutritivo y rejuvenecedor para los pulmones y las membranas mucosas. Se puede utilizar en la mayoría de enfermedades en las que existe inflamación, hemorragia y desgaste de las membranas. La consuelda es uno de los mejores agentes para estimular el crecimiento de los tejidos, externa e internamente, y para la curación en todo el cuerpo, cuando este ha sufrido una enfermedad o lesiones traumáticas.

Para un efecto tónico y hemostático, se pueden hervir dos cucharaditas del polvo de consuelda en una taza de leche. Para un efecto expectorante hay que combinarla con especias fuertes, como el jengibre, el clavo y el cardamomo, ya que sola puede causar congestión. Para un efecto tónico en los pulmones, se puede usar con raíz de helenio. Es un rasayana para vata y pitta, para los pulmones, el plasma (*rasa dhatu*) y los huesos. Es uno de los agentes más potentes –un verdadero tónico– para estimular el crecimiento de nuevos tejidos.

**Cúrcuma**
*Curcuma longa; Zingiberaceae*
(S) *Haridra*
(Ch) *Jiang huang*
*Parte que se usa:* rizoma
*Energética:* amargo, astringente, picante/calorífico/picante
K- PV+ (en exceso)

*Tejidos:* actúa en todos los elementos-tejido del cuerpo.
*Sistemas:* digestivo, circulatorio, respiratorio.
*Acciones:* estimulante, carminativa, depurativa, vulneraria, bactericida.
*Indicaciones:* indigestión, mala circulación, tos, amenorrea, faringitis, afecciones de la piel, diabetes, artritis, anemia, heridas, hematomas.
*Precauciones:* ictericia grave y hepatitis, pitta elevado, embarazo.
*Preparación:* infusión, decocción, decocción en leche, en polvo (0,25-1 g).

La cúrcuma es un excelente antibiótico natural que refuerza la digestión y, a la vez, mejora la flora intestinal. Para los que están debilitados y los enfermos crónicos es un bactericida eficaz. No solo purifica la sangre, sino que también la calienta y, además, estimula la formación de nuevo tejido sanguíneo.

La cúrcuma aporta la energía de la Madre Divina y otorga prosperidad. Es efectiva para limpiar los chakras (*nadi-shodhana*), purifica los canales del cuerpo sutil. Ayuda a tensar los ligamentos y por tanto es beneficiosa para los practicantes de hatha yoga.

La cúrcuma contribuye a regular el metabolismo en el cuerpo, corrigiendo tanto los excesos como las deficiencias. Favorece la digestión de las proteínas.

Por vía externa, se puede utilizar con miel para las torceduras, las tensiones causadas por grandes esfuerzos, las magulladuras y picores. Tiene efectos tonificantes sobre la piel y a este propósito puede tomarse por vía interna con una decocción en leche.

**Diente de león**
*Taraxacum officinale; Compositae*
(Ch) *Pu gong ying*
*Parte que se usa:* raíz, planta
*Energética:* amargo, dulce/refrescante/picante
PK- V+
*Tejidos:* plasma, sangre.
*Sistemas:* circulatorio, digestivo, urinario, linfático.
*Acciones:* depurativa, diurética, litolítica, laxante, tónico-amarga.

*Indicaciones:* enfermedades del hígado, ictericia, cálculos biliares, congestión del sistema linfático, llagas en los senos, cáncer de pecho, hepatitis, diabetes, edemas, úlceras.
*Precauciones:* vata elevado.
*Preparación:* en decocción (la raíz), en polvo (0,25-1 g), en pasta.
El diente de león es una planta purificadora, especialmente para los individuos pitta y para ama. Su acción es específica para combatir los problemas de los senos y de las glándulas mamarias, para las llagas, tumores y quistes en los senos; es indicada en la interrupción de la lactancia e hinchazón de los ganglios linfáticos. Despeja y limpia el hígado y la vesícula biliar y elimina la acumulación y el estancamiento de pitta y bilis.

La raíz de diente de león combina bien con las raíces de achicoria y bardana. Para obtener una bebida anti-pitta, se dejan cocer 7 g de cada una a fuego lento en 0,5 l de agua durante veinte minutos; tomar tres veces al día con las comidas. Tiene propiedades similares a las de la planta india bhringaraj, que es una planta tónica y nervina más fuerte, y a la cual puede sustituir. El diente de león es bueno para la desintoxicación de dietas de carne y del consumo excesivo de alimentos fritos o grasos.

**Enebro**
*Juniperus spp.; Coniferae*
(S) *Hapusha*
*Parte que se usa:* bayas
*Energética:* picante, amargo, dulce/calorífico/picante
KV- P+
*Tejidos:* plasma, sangre, músculos, grasa, huesos, médula y nervios.
*Sistemas:* urinario, respiratorio, nervioso, digestivo.
*Acciones:* diurética, diaforética, estimulante, carminativa, analgésica, desinfectante, bactericida.
*Indicaciones:* hidropesía, edema, ciática, lumbago, artritis, reumatismo, inflamación de las articulaciones, diabetes, mala digestión, debilidad del sistema inmunitario, dismenorrea.

*Precauciones:* nefritis aguda, cistitis, embarazo.
*Preparación:* infusión, polvo (0,25-0,5 g), pasta.
Las bayas de enebro constituyen uno de los mejores diuréticos para las personas de constitución vata, ya que también disipan el exceso de vata y mejoran la digestión. Son muy eficaces para kapha, pero agravan pitta, así pues hay que usarlas con otros diuréticos con la debida consideración. Se administran a menudo con diuréticos demulcentes, como el malvavisco (*gokshura*), para equilibrar sus propiedades irritantes. El enebro se puede aplicar, por vía externa, en pasta, para aliviar la hinchazón y el dolor artrítico. Su efecto purificador se extiende al aura y al cuerpo sutil, así pues no solo destruye las bacterias resistentes sino también las influencias astrales negativas.

**Equinácea**
*Echinacea angustifolia; Compositae*
*Parte que se usa:* raíz
*Energética:* amargo, picante/refrescante/picante
PK- V+
*Tejidos:* plasma, sangre.
*Sistemas:* circulatorio, linfático, respiratorio.
*Acciones:* depurativa, diaforética, bactericida, antivírica, antiséptica, analgésica.
*Indicaciones:* toxicidad en la sangre, envenenamiento de la sangre, gangrena, eczema, picaduras y mordeduras venenosas, enfermedades venéreas, prostatitis, infecciones, heridas, abscesos.
*Precauciones:* anemia, vértigo, vata elevado.
*Preparación:* infusión (caliente o fría), polvo (0,25-1 g), en tintura.
La equinácea es probablemente el agente más purificador de la herbología occidental. Es un antibiótico natural vegetal que contrarresta los efectos de la mayoría de los venenos en el cuerpo. Limpia la sangre y el sistema linfático, cataliza la acción de los glóbulos blancos y detiene la formación de pus y la putrefacción de los tejidos. Dicho en términos del ayurveda, se utiliza para destruir ama.

Su uso es similar al del sello de oro, pero con la diferencia de que mientras que el sello de oro actúa más bien en el tracto gastrointestinal, la equinácea es más potente para la sangre y los pulmones, los resfriados, las gripes, etc. La equinácea agota menos el cuerpo que el sello de oro, por lo que es preferible para un uso prolongado.

Para las infecciones pulmonares se combina con su semejante el helenio. Si es causante de mareo e inestabilidad, se puede combinar con regaliz o malvavisco. La equinácea se puede usar en dosis normales, a diferencia del sello de oro, pero hay que procurar conseguir la planta cuando todavía es muy fresca, ya que pierde su potencia en seis meses, e incluso menos. Por estos motivos, a menudo es preferible su uso en tintura.

Se puede usar externamente en cataplasma y para lavar las mordeduras venenosas y las llagas infectadas.

**Escutelaria**

*Scutellaria spp.; Labiatae*

*Parte que se usa:* planta

*Energética:* amargo/refrescante/picante

PK- V+ (en exceso)

*Tejidos:* plasma, músculo, médula y nervios.

*Sistemas:* nervioso, circulatorio.

*Acciones:* nervina, antiespasmódica, sedante, depurativa.

*Indicaciones:* insomnio, convulsiones, temblores, espasmos musculares, neuralgia, epilepsia, neurosis, dolores de cabeza de origen nervioso, hipertensión, incontinencia urinaria y seminal, dolores de cabeza, artritis.

*Precauciones:* vata elevado, vata deficiente, deficiencia nerviosa grave.

*Preparación:* infusión (caliente o fría), polvo (0,25-1 g).

La escutelaria es una eficaz planta calmante que tiene propiedades especiales para disminuir el pitta elevado y reducir emociones fuertes, tales como la ira, la envidia y el odio. Tranquiliza el corazón y atenúa el deseo excesivo. Tiene cualidad sátvica y estimula la conciencia, la claridad y el desprendimiento. Calma la excitación y devuelve el control sobre las funciones motoras y sensoriales alteradas.

Para estimular la conciencia y agudizar la percepción, puede combinarse con gotu kola –una cucharadita por taza de agua caliente. Como tónico nervioso, se puede combinar con ashwagandha en proporción de uno a cuatro. La escutelaria se puede combinar con otras plantas, como la genciana, para reducir pitta.

**Espino blanco**
*Crataegus oxycantha; Rosaceae*
(Ch) *Shan sha*
*Parte que se usa:* fruto
*Energética:* ácido/calorífico/ácido
V- PK+ (en exceso)
*Tejidos:* plasma, sangre, músculos.
*Sistemas:* circulatorio, digestivo.
*Acciones:* estimulante, carminativa, vasodilatadora, antiespasmódica, diurética.
*Indicaciones:* debilidad del corazón, arteriosclerosis, insuficiencia valvular, hipertensión, palpitaciones, coágulos sanguíneos, insomnio, estancamiento del alimento, tumores abdominales.
*Precauciones:* úlceras, colitis.
*Preparación:* decocción, polvo (0,25-1 g).
Las bayas de espino blanco son un buen ejemplo del poder estimulador de las plantas ácidas tanto para la circulación como para la digestión. Tienen un efecto especial en el corazón, ya que fortalecen el músculo cardiaco, favoreciendo así la longevidad. Son especialmente beneficiosas para las enfermedades vata de corazón, como las palpitaciones nerviosas, y los problemas cardiacos causados por la vejez (la edad de vata), como el colesterol y la arteriosclerosis. Al estimular la digestión, favorecen la eliminación de las masas de comida acumulada e incluso los tumores del tracto gastrointestinal.

Sin embargo, pueden hacer aumentar de peso y agravar el exceso de kapha. También agravan la mayoría de afecciones cardiacas pitta y, en general, los estados de calor en el cuerpo. Se pueden preparar como tintura y como vino de plantas (tienen una afinidad con el alcohol). Para fortalecer los músculos del corazón, se pueden usar con otros tónicos cardiacos, como son pequeñas cantidades de cardamomo y canela. Como tónico para el corazón, hervir a fuego lento 14 g de bayas de espino blanco con una cucharadita de canela en 0,5 l de agua durante 20 minutos; endulzar el preparado con miel y tomarlo tres veces al día, después de las comidas.

**Fenogreco**
*Trigonella foenumgraeceum; Leguminosae*
(S) *Methi*
(Ch) *Hu lu ba*
*Parte que se usa:* semillas
*Energética:* amargo, picante, dulce/calorífico/picante
VK- P+
*Tejidos:* plasma, sangre, médula y nervios, reproductor.
*Sistemas:* digestivo, respiratorio, urinario, reproductor.
*Acciones:* estimulante, tónica, expectorante, rejuvenecedora, afrodisiaca, diurética.
*Indicaciones:* disentería, dispepsia, tos crónica, alergias, bronquitis, gripe, convalecencia, hidropesía, dolor de muelas, neurastenia, ciática, artritis.
*Precauciones:* embarazo (puede provocar aborto, causar hemorragia vaginal), estados de pitta elevado.
*Preparación:* decocción, polvo (0,25-1 g), pasta, papilla.
El fenogreco es un buen alimento vegetal para tomar durante la convalecencia y en estados de debilidad, sobre todo de los sistemas nervioso, respiratorio y reproductor. En forma de papilla aumenta la cantidad de leche materna y fomenta el crecimiento del cabello. La pasta hecha con sus semillas se puede usar externamente en forúnculos, úlceras y llagas de difícil curación. Tomado

con valeriana es un buen tónico nervioso. Se puede añadir a los curris para mejorar la digestión. Los germinados de fenogreco son un vegetal medicinal para la indigestión, la hipofunción del hígado y la debilidad seminal. Para usarlo como tónico diario, añadir una cucharada de fenogreco en polvo a una taza de leche y calentar.

**Frambueso**

*Rubus spp.; Rosaceae*
*Parte que se usa:* hojas
*Energética:* astringente, dulce/refrescante/ dulce
PK- V+ (en exceso)
*Tejidos:* sangre, plasma, músculos, reproductor.
*Sistemas:* circulatorio, reproductor femenino, digestivo.
*Acciones:* astringente, depurativa, tónica, hemostática, antiemética.
*Indicaciones:* diarrea, disentería, gripe intestinal, vómito, dismenorrea, menorragia, hemorragias uterinas, prolapso del útero y del ano, hemorroides, membranas mucosas inflamadas, llagas, heridas.
*Precauciones:* el frambueso rojo americano es muy conocido por evitar el aborto, pero otras variedades son conocidas por su efecto abortivo; vata elevado, estreñimiento crónico.
*Preparación:* infusión (fría o caliente), polvo (0,25-1 g), pasta.
El frambueso es una eficaz planta anti-pitta, beneficiosa para el colon y los órganos reproductores femeninos, en donde ejerce un gran efecto astringente y una suave acción tonificante (nutritiva). Corrige el prolapso, detiene la hemorragia, tonifica los músculos del bajo abdomen, suaviza las membranas mucosas y mitiga la inflamación. Es un astringente suave y seguro para la garganta inflamada, la diarrea (adecuado para los niños), las náuseas, el ardor de estómago y las úlceras.

Como tónico uterino se puede combinar con otros tónicos más potentes como el shatavari, en una proporción de uno a tres. Para combatir los trastornos menstruales se mezcla con rosas y flores de hibisco. Se puede realizar una buena ducha vaginal astringente para la inflamación uterina, la leucorrea y el prolapso, combinando frambueso con pequeñas cantidades de mirra.

**Genciana**
*Gentiana spp., Gentianaceae*
(S) *Kirata, katuki, trayamana* (varias plantas amargas se utilizan casi como equivalentes, así pues la nomenclatura no es del todo específica)
(Ch) *Long dan cao*
*Parte que se usa:* raíz
*Energética:* amargo/refrescante/picante
PK- V+
*Tejidos:* plasma, sangre, músculo, grasa.
*Sistemas:* circulatorio, digestivo.
*Acciones:* tónico-amarga, antipirética, depurativa, bactericida, antihelmíntica, laxante.
*Indicaciones:* fiebre, debilidad tras la fiebre, ictericia, hepatitis, hepatomegalia, esplenomegalia, herpes genital, acné, sarpullidos, obesidad, úlceras, llagas venéreas, diabetes, cáncer.
*Precauciones:* debilidad general, nerviosismo, espasmos musculares, vata elevado.
*Preparación:* decocción, polvo (0,25-0,5 g).
La genciana es una planta clásica de sabor amargo utilizada en todo el mundo, un típico tónico amargo. Como la mayoría de las plantas amargas, elimina el ama en los estados febriles e inflamatorios. Es una planta muy sedante para la hiperactividad del hígado y el bazo; cura las llagas e infecciones del área genital. Es beneficiosa para las úlceras de estómago y del intestino delgado. Es una de las mejores plantas anti-pitta.

Para bajar la fiebre se puede mezclar con una cantidad igual de jengibre seco o pimienta negra. Para regular las funciones del hígado y el bazo, se combina con el aloe vera y puede tomarse junto con este como anupana. Sin embargo, no debe usarse cuando no existe fiebre ni inflamación, o si no existe un pitta elevado o un exceso de grasa en el cuerpo. Las personas de tipo vata, con una digestión nerviosa e hipoglucemia no responderán bien a este tratamiento.

La utilización de la genciana es eficaz en enfermedades tan modernas como el herpes genital y el cáncer, especialmente en las enfermedades de tipo pitta, o en las que tienen su origen en la sangre y el hígado.

**Gordolobo**

*Verbascum thapsus; Scrophulariaceae*

*Parte que se usa:* planta, flores

*Energética:* amargo, astringente, dulce/refrescante/picante

PK- V+

*Tejidos:* plasma, sangre, médula y nervios.

*Sistemas:* respiratorio, nervioso, circulatorio, linfático.

*Acciones:* expectorante, astringente, vulneraria, antiespasmódica, analgésica, sedante.

*Indicaciones:* bronquitis, asma, fiebre del heno, disnea, sinusitis, tos, hemorragia pulmonar, ganglios inflamados, otitis, paperas, dolor nervioso, insomnio, diarrea, disentería.

*Precauciones:* vata elevado.

*Preparación:* infusión (caliente o fría, bien colada), polvo (0,25-0,5 g), aceite (flores).

El gordolobo es una planta muy eficaz para disipar el calor, la congestión pulmonar y la de los conductos nasales. Elimina el kapha acumulado, limpia los bronquios y el sistema linfático. Es una planta específica para las paperas, el dolor de oído y los ganglios inflamados. Sus flores tienen grandes propiedades nervinas y analgésicas, siendo el aceite de la flor un gran calmante y antiinflamatorio. Las flores de gordolobo mitigan la inflamación del tejido nervioso y alivian la irritación.

Se puede hacer una decocción con 28 g de hojas de gordolobo en 0,5 l de leche y tomar una taza de este preparado antes de acostarse, para aliviar la tos y favorecer el sueño que ha sido interrumpido por esta y por la congestión.

**Granado**

*Punica granatum; Lythraceae*

(S) *Dadima*

*Parte que se usa:* piel del fruto, corteza de la raíz, fruto

*Energética:* astringente, amargo (la piel del fruto y corteza de la raíz); dulce, ácido (el fruto)/refrescante/dulce; la variedad dulce se dice que calma los tres doshas, la variedad ácida puede agravar pitta; la granada común es la variedad dulce y puede aumentar ama.

*Tejidos:* plasma, sangre, músculo, médula y nervios.

*Sistemas:* digestivo, circulatorio.

*Acciones:* tónico-astringente, depurativa, hemostática, antihelmíntica, refrigerante, estomacal.

*Indicaciones:* gusanos (redondos, alargados y, en especial, los de forma de cinta), garganta irritada, úlceras, colitis, diarrea, disentería, prolapso vaginal y del recto, leucorrea, conjuntivitis, anemia, bronquitis crónica, tuberculosis.

*Precauciones:* estreñimiento.

*Preparación:* decocción, polvo (0,25-0,5 g), jugo fresco, pasta.

El árbol del granado es una farmacia excelente: la corteza de la raíz es un gran antihelmíntico; para eliminar las lombrices hay que tomarla en decocción con un poco de clavo de olor, seguida de un purgante cada dos o tres días –este tratamiento debe seguirse durante diez días como mínimo. La piel del fruto es mejor como astringente y antiinflamatorio para las membranas mucosas. El jugo fresco tiene una poderosa propiedad tónica, especialmente para la sangre y para pitta.

La piel del fruto reducida a polvo puede usarse como ducha vaginal para la leucorrea; la pasta, se puede utilizar externamente para llagas, úlceras y hemorroides. El jugo es eficaz para activar la digestión. Todas las partes del fruto tienen propiedades estomacales que se pueden intensificar añadiendo pequeñas cantidades de canela y clavo.

**Helenio**
*Inula spp.; Compositae*
(S) *Pushkaramula*
(Ch) *Xuan fu*
*Parte que se usa:* raíz y flores
*Energética:* picante, amargo/calorífico/picante
KV- P+
*Tejidos:* todos, excepto el reproductor.
*Sistemas:* respiratorio, nervioso, digestivo.
*Acciones:* expectorante, antiespasmódica, carminativa, analgésica, rejuvenecedora.
*Indicaciones:* resfriados, asma, asma cardiaco, pleuresía, dispepsia, tos, debilidad nerviosa.
*Precauciones:* por lo general, los estados de pitta elevado.
*Preparación:* decocción, polvo (0,25-1 g), pasta.
El helenio es uno de los mejores tónicos rejuvenecedores para los pulmones. Es eficaz para reducir el exceso de kapha, fortalecer los músculos de los pulmones y favorecer la longevidad de los tejidos pulmonares. Contribuye a absorber el agua de los pulmones y reducir la inflamación. Es uno de los mejores expectorantes y calmantes de la tos y ejerce un efecto sedante sobre el sistema digestivo, la mente y los órganos reproductores femeninos.

Como diaforético y expectorante se puede tomar con plantas como jengibre, pippali, canela y cardamomo. Como tónico y rejuvenecedor se puede tomar con ashwagandha, raíz de consuelda y malvavisco. Se puede usar para el dolor muscular por vía externa en forma de pasta. Como tónico pulmonar se pueden cocer 14 g de helenio a fuego lento en 0,5 l de agua durante 20 minutos; endulzar el preparado con miel y tomar tres veces al día, después de las comidas.

**Hibisco**
*Hibiscus rosa-sinensis; Malvacea*
(S) *Japa*, «recitación repetida», «la repetición de mantras»
*Parte que se usa:* flores

*Energética:* astringente, dulce/refrescante/dulce
PK- V+ (en exceso)
*Tejidos:* sangre, plasma, músculos, médula, nervios, y reproductor.
*Sistemas:* circulatorio, reproductor femenino, nervioso.
*Acciones:* depurativa, hemostática, refrigerante, emenagoga, demulcente, antiespasmódica.
*Indicaciones:* dismenorrea, menorragia, micción dolorosa, cistitis, tos, fiebre, enfermedades venéreas, toxinas en la sangre.
*Precauciones:* frío intenso, vata elevado.
*Preparación:* infusión (fría o caliente), polvo (0,25 a 1 g).
Las flores del hibisco son beneficiosas para los trastornos del primer y segundo chakra, así como para las enfermedades renales y del aparato reproductor causadas por el calor, la congestión y la contracción. Se puede hacer una buena bebida para mitigar el calor y la fiebre dejando en maceración 7 g de flores en 0,5 l de agua fría.

Las flores del hibisco son consagradas a Ganesha, el dios elefante, el dios de la sabiduría que elimina todos los obstáculos, que otorga la consecución de los objetivos y que reside en el primer chakra o chakra raíz. Las flores de hibisco ayudan a que los mantras sean fructíferos, otorgan poderes ocultos (*siddhis*) y aumentan la concentración en la meditación. Son una parte importante de todas las ceremonias religiosas devocionales (*puja*), tienen una energía similar a las flores de loto y las rosas; con estas últimas combinan muy bien para la mayoría de propósitos. Las flores de hibisco ayudan a purificar la sangre y el corazón, física y espiritualmente, e incluso mejoran la piel y estimulan el crecimiento del cabello. Son efectivas en los trastornos menstruales, sobre todo en el sangrado excesivo.

**Hinojo**
*Foeniculum vulgaris; Umbelliferae*
(S) *Shatapushpa*, «la que tiene cien flores»
(Ch) *Xiao hue xiang*
*Parte que se usa:* fruto (semillas)

*Energética:* dulce, picante/refrescante (ligeramente)/dulce
VPK=
*Tejidos:* plasma, sangre, músculos, médula.
*Sistemas:* digestivo, nervioso, urinario.
*Acciones:* carminativa, estomacal, estimulante, diurética, antiespasmódica.
*Indicaciones:* indigestión, agni bajo, dolor abdominal, gases y retortijones, micción dificultosa o con ardor, cólico infantil.
*Precauciones:* es una planta y una especia beneficiosa para todas las constituciones.
*Preparación:* infusión, polvo (0,25-0,5 g).
Las semillas de hinojo son uno de los mejores remedios vegetales para la digestión, fortalecen agni sin agravar pitta, suprimen los retortijones y eliminan las flatulencias. Se pueden tomar tostadas después de las comidas –una cucharadita–, solas o con sal de roca. Combinan bien con el comino y el coriandro al ser las tres especias refrescantes. Las semillas de hinojo son excelentes en caso de mala digestión en niños o ancianos. Son calmantes para los nervios, su aroma actúa en la mente y favorece la concentración mental. Para combatir los problemas urinarios se combina con cilantro. Las semillas de hinojo se pueden usar para reforzar la digestión débil en lugar de especias fuertes y pimientas que podrían sobrecalentar o estimular en exceso.

Asimismo, eliminan los retortijones causados por los purgantes y favorecen la menstruación y el flujo de leche de las madres lactantes.

**Jengibre**

*Zingiber officinale; Zingiberaceae*
(S) *Sunthi, nagara* (seco), *ardraka* (fresco)
(Ch) *Gan jiang* (seco), *shen jiang* (fresco)
*Parte que se usa:* rizoma
*Energética:* picante, dulce/calorífico/dulce
VK- P+

*Tejidos:* actúa en todos los elementos-tejido.
*Sistemas:* digestivo, respiratorio.
*Acciones:* estimulante, diaforética, expectorante, carminativa, antiemética, analgésica.
*Indicaciones:* resfriados, gripes, indigestión, vómitos, eructos, dolor abdominal, laringitis, artritis, hemorroides, dolores de cabeza, enfermedades cardiacas.
*Precauciones:* afecciones inflamatorias de la piel, fiebre alta, hemorragia, úlceras.
*Preparación:* infusión, decocción, jugo fresco, polvo (0,25-0,5 g).
El jengibre es quizá la mejor y más sátvica de las especias. Se denominaba *vishwabhesaj*, «la medicina universal». Como tal, se preparaba añadiendo jugo de jengibre fresco al jengibre en polvo, mezclándolo en un mortero, hasta que se convertía en una pasta espesa con la cual luego se confeccionaban píldoras. La proporción entre jugo y polvo era de cuatro a uno. Se tomaban dos píldoras, del tamaño aproximado de un guisante, tres veces al día. Con miel, el jengibre atenúa kapha, con azúcar candi atenúa pitta, y con sal de roca atenúa vata. El jengibre seco es más calorífico y secante que el fresco. Es el mejor estimulante y expectorante para reducir kapha y aumentar agni. El jengibre fresco es el mejor diaforético para combatir los resfriados, la tos, los vómitos y para las alteraciones de vata.

La utilización del jengibre en las afecciones digestivas y respiratorias es bien conocida. También es beneficioso para los estados artríticos y es un tónico para el corazón. Alivia los gases y retortijones abdominales, incluyendo los calambres menstruales debidos al frío. Puede administrarse como pasta por vía externa, para los dolores en general y, en particular, el de cabeza.

**Lino** o **linaza**
*Linum usitatissimum; Linaceae*
(S) *Uma*
*Parte que se usa:* semilla

*Energética:* dulce, astringente/calorífico/picante
V- PK+
*Tejidos:* plasma, sangre, músculo, hueso
*Sistemas:* excretor, respiratorio.
*Acciones:* laxante, demulcente, emoliente, expectorante, tónico-nutritiva.
*Indicaciones:* asma, bronquitis crónica, neumonía, estreñimiento crónico, diarrea, convalecencia.
*Precauciones:* puede no ser suficientemente fuerte en caso de estreñimiento grave y puede aumentar la congestión en el colon.
*Preparación:* infusión, decocción, decocción en leche, pasta, polvo (0,25-1 g).

Las semillas de lino o linaza constituyen un buen tónico para vata, para el colon y los pulmones. Fortalecen el tejido pulmonar y activan la curación de sus membranas. Su uso es excelente contra las enfermedades pulmonares crónicas y degenerativas. Estas semillas contienen proteínas naturales y calcio.

Las semillas de lino en sus funciones expectorante y emoliente combinan bien con la miel. Como tónico pulmonar, actúan eficazmente mezcladas con regaliz. Tienen unas propiedades similares a las semillas de sésamo, en particular para reforzar los huesos y los órganos reproductores.

Como laxante, se diferencian de las semillas de zaragatona porque son más ligeras y más caloríficas, mejores para vata, pero peores para pitta. Contra el estreñimiento, se tomarán en infusión caliente, una o dos cucharaditas por taza (según la intensidad de la afección), antes de acostarse.

Se puede aplicar una cataplasma de linaza en las superficies ulceradas e inflamadas, ya que favorece la dilatación local de los vasos sanguíneos y relaja los tejidos.

**Malvavisco**
*Althaea officinalis; Malvaceae*
*Parte que se usa:* raíz
*Energética:* dulce/refrescante/dulce

VPK= (en exceso puede aumentar kapha o ama)
*Tejidos:* plasma, sangre, músculos, médula y nervios, reproductor.
*Sistemas:* respiratorio, urinario, digestivo, nervioso.
*Acciones:* tónico-nutritiva, rejuvenecedora, demulcente, expectorante, emoliente, diurética, vulneraria, laxante.
*Indicaciones:* tos, tos ferina, laringitis, bronquitis, inflamación de los riñones y la vejiga, infecciones y hemorragias, erupciones cutáneas, mastitis, desnutrición, quemaduras, reumatismo.
*Precauciones:* malabsorción.
*Preparación:* decocción, decocción en leche, polvo (0,25-1 g), pasta.
El malvavisco contiene grandes cantidades de mucílago de gran calidad y es quizás la mejor planta tónico-nutritiva (por vía interna) y emoliente suavizante (por vía externa) de la herbología occidental.

Es rejuvenecedora para pitta, para los pulmones y los riñones y también tonifica vata.

Alivia las inflamaciones de la piel y las membranas mucosas y simultáneamente limpia y reconstituye el elemento acuoso en el cuerpo. Activa la curación de las llagas crónicas y del tejido necrótico.

Gracias a su enérgica propiedad de extracción, se puede usar por vía externa como cataplasma en inflamaciones e infecciones. Como rejuvenecedor, se usará en decocción con leche a la que se añadirá una pequeña cantidad de jengibre. Como tónico para el pulmón, combina bien con el regaliz y con la raíz de helenio.

Se trata de una planta eficaz como calmante y armonizadora en cualquier fórmula diurética; alivia la tos si se utiliza conjuntamente con el tomillo.

La malva silvestre se puede usar de la misma forma, aunque se necesitan raíces más grandes para una acción tónica eficaz. Para un uso similar de las plantas hindúes, véase Bala.

**Manzanilla**
*Anthemis nobilis* (ámbito latino); *Matricaria chamomilla* (ámbito anglosajón); *Compositae.*
*Parte que se usa:* flores, planta
*Energética:* amargo, picante/refrescante/picante
KP- V+ (en exceso).
*Tejidos:* plasma, sangre, músculos, médula y nervio.
*Sistemas:* respiratorio, digestivo, nervioso.
*Acciones:* diaforética, carminativa, nervina, antiespasmódica, analgésica, emenagoga, emética.
*Indicaciones:* dolores de cabeza, indigestión, problemas digestivos y nerviosos infantiles, cólico, inflamaciones de los ojos, ictericia, dismenorrea, amenorrea.
*Precauciones:* en dosis elevadas es emética y puede agravar vata.
*Preparación:* infusión (fría o caliente), polvo (0,25-1 g), pasta.
La manzanilla es una bebida popular que posee muchos valores terapéuticos. En cantidades moderadas es aconsejable para todas las constituciones, y constituye una bebida particularmente beneficiosa para pitta. Alivia las biliosidades, los dolores de cabeza de origen digestivo, atenúa la congestión de la sangre y estimula la menstruación. Es una planta sátvica que tiene la propiedad de ser gran equilibradora de las emociones. Su acción es de efecto sedante para el dolor de origen nervioso y refuerza los ojos. Preparada con un poco de jengibre fresco se convierte en una bebida completamente equilibrada y contrarresta cualquier efecto emético que pueda tener. Se puede usar por vía externa en el lavado de los ojos o en cataplasma para los dolores nerviosos. Y para la mayoría de los propósitos medicinales su acción es suave y sirve como armonizador complementario.

**Menta**
*Mentha spp.; Labiatae*
(S) *Phudina*
(Ch) *Ba he*
*Parte que se usa:* planta

*Energética:* picante/refrescante (ligeramente)/picante
PK- V+ (en exceso)
*Tejidos:* plasma, sangre, médula y nervios
*Sistemas:* respiratorio, digestivo, nervioso, circulatorio.
*Acciones:* estimulante, diaforética, carminativa, nervina, analgésica.
*Indicaciones:* resfriados, fiebre, garganta inflamada, laringitis, otitis, molestias digestivas, nerviosismo, dolores de cabeza, dismenorrea.
*Precauciones:* grandes escalofríos, neurastenia.
*Preparación:* infusión (no hervir), polvo (0,25-0,5 g).
Los tres principales tipos de menta son: menta piperita, menta verde o hierbabuena y menta arvensis o japonesa (*mentha arvensis*, que es la más común en India y es también una menta silvestre nativa del oeste de Estados Unidos de América). La menta ejerce una suave acción calmante en los nervios y en la digestión, que ayuda a relajar el cuerpo, aclarar la mente y los sentidos, propiedad a la que debe su amplia popularidad y uso frecuente. Constituye un suave diaforético refrescante eficaz contra resfriados, gripes comunes y sus complicaciones. La menta piperita es la más estimulante y adecuada para mejorar la digestión. La menta verde o hierbabuena es más relajante y de mayor acción diurética (contra la inflamación urinaria). La menta arvensis o japonesa tiene propiedades antiespasmódicas más enérgicas, por lo que su uso es muy aconsejable en los trastornos propios de una menstruación dolorosa. Otros tipos de menta, como la hierba gatera, tienen propiedades similares, aunque no todas las mentas son refrescantes. Algunas, como el tomillo, son caloríficas. Pero la mayoría, no son ni caloríficas ni refrescantes en exceso.

Las mentas contienen gran cantidad del elemento éter, cuya acción es calmante, refrescante, clarificante y expansiva. Gracias a su naturaleza etérea ayudan a aliviar la tensión emocional, mental y la congestión. Su naturaleza es sátvica. Su acción sobre el cuerpo es suave y no lo suficientemente fuerte para las enfermedades agudas o graves. Se utilizan, por lo común, conjuntamente con otras plantas ejerciendo una función auxiliar de agentes armonizadores o como anupanas.

**Menta poleo**
*Mentha pulegium; Labiateae*
*Parte que se usa:* planta
*Energética:* picante/calorífico/picante
VK- P+ (en exceso)
*Tejidos:* plasma, sangre, médula y nervio.
*Sistemas:* reproductor femenino, circulatorio, nervioso, respiratorio.
*Acciones:* emenagoga, estimulante, carminativa, antiespasmódica, antihelmíntica, contra el veneno.
*Indicaciones:* amenorrea, calambres menstruales, histeria, nerviosismo, dolores de cabeza, resfriados, fiebres.
*Precauciones:* embarazo, hemorragia uterina.
*Preparación:* infusión, polvo (0,25-0,5 g), aceite medicinal.
La menta poleo limpia los canales de los sistemas nervioso y reproductor femenino. Así pues, activa la menstruación, alivia los espasmos y elimina la obstrucción de vata. Produce calor en el útero y relaja los músculos uterinos. Es eficaz en la activación de la menstruación que se retrasa a causa del frío o por conmoción; en estos casos combina bien con la artemisa o el jengibre. Se pueden macerar 7 g de poleo junto con una cucharadita de jengibre en polvo en medio litro de agua durante 20 minutos y tomarlo antes de las comidas para activar la menstruación. Su cualidad es sátvica, clarifica la mente y ayuda a transmutar la energía sexual femenina.

Aplicado, por vía externa, su aceite es un buen repelente de insectos y tiene propiedades antitóxicas.

**Milenrama**
*Achillea millefolium; Compositae*
(S) *Gandana*
(Ch) *I chi kao*
*Parte que se usa:* hojas y cabezuelas
*Energética:* amargo, astringente, picante/refrescante/picante.
PK- V+ (en exceso).
*Tejidos:* plasma, sangre, músculos.

*Sistemas:* circulatorio, respiratorio, digestivo.
*Acciones:* diaforética, astringente, hemostática, vulneraria, antiespasmódica.
*Indicaciones:* resfriados, fiebre, gastritis, enteritis, sarampión, menorragia, epistaxis, úlceras de estómago, abscesos, hemoptisis.
*Precauciones:* vata elevado.
*Preparación:* infusión (caliente o fría), polvo (0,25-0,5 g), pasta.
La milenrama es un eficaz diaforético y un refrescante febrífugo, que posee propiedades astringentes y antiespasmódicas. Combate los resfriados, gripes y enfermedades infecciosas, particularmente aquellas en que la fiebre y la inflamación son altas. Detiene la pérdida de sangre, tanto interior como exterior. La milenrama reduce la pérdida excesiva de sangre y los calambres durante la menstruación. Es una planta indicada generalmente en las afecciones pitta, aunque su acción es suave y trata principalmente problemas superficiales. La milenrama suprime el exceso de pitta, la bilis y la inflamación del tracto gastrointestinal, a la vez que refuerza las membranas mucosas. Ejerce una acción calmante, nervina e incrementa la claridad de la mente y la percepción.

La milenrama, como diaforético, combina bien con la menta; como astringente y nervina, con la salvia; como estomacal, con la manzanilla (vinculada a la milenrama). Por vía externa, se puede utilizar su jugo o la decocción para limpiar heridas y llagas principalmente, para detener las hemorragias y reducir la inflamación.

**Mirra**
*Commiphora myrrha; Burseraceae*
(S) *Bola*
(Ch) *Mu yao*
*Parte que se usa:* resina
*Energética:* amargo, astringente, picante, dulce/calorífico/picante
KV- P+ (en exceso)
*Tejidos:* actúa en todos los elementos-tejido.
*Sistemas:* circulatorio, reproductor, nervioso, linfático, respiratorio.

*Acciones:* depurativa, emenagoga, astringente, expectorante, antiespasmódica, rejuvenecedora, analgésica, antiséptica.
*Indicaciones:* amenorrea, dismenorrea, menopausia, tos, asma, bronquitis, artritis, reumatismo, traumatismos, superficies ulceradas, anemia, piorrea.
*Precauciones:* pitta elevado.
*Preparación:* infusión, polvo (0,25-1 g), píldoras, pasta.
La mirra es una de las sustancias antiguas más famosas usadas para prevenir el decaimiento, invertir el proceso de envejecimiento y rejuvenecer el cuerpo y la mente. Se relaciona estrechamente al guggul de la medicina ayurvédica, un importante rasayana ayurvédico. La mirra, de manera similar, es un rejuvenecedor para vata y kapha, pero donde más específicamente actúa es en la sangre y en el sistema reproductor femenino; el guggul, en cambio, es más eficaz sobre los nervios. La mirra ayuda a disipar la sangre vieja y estancada del útero y favorece el crecimiento de nuevo tejido. Cataliza la curación de las llagas y heridas, al tiempo que detiene el dolor. Ayuda a disipar también las emociones reprimidas, ya que su acción purificadora se extiende al cuerpo sutil.

La mirra posee un auténtico poder tónico, estimulante, rejuvenecedor y un fuerte efecto desintoxicante. Es más eficaz y equilibrada que el sello de oro y otros desintoxicantes amargos que debilitan el cuerpo cuando se usan durante un periodo largo. Sin embargo, en estados agudos, no es tan efectiva como estos.

El franquincienso u olíbano, resina del árbol del incienso, tiene propiedades similares, aunque con una acción ligeramente más fuerte en los pulmones y el sistema nervioso. Como tónico general, para vata o kapha o para el sistema reproductor femenino, se pueden tomar dos cápsulas «00» de mirra tres veces al día.

**Mirto**
*Myrica spp.; Myricaceae*
(S) *Katphala*
*Parte que se usa:* corteza, fruto

*Energética:* picante, astringente/calorífico/picante
KV- P+
*Tejidos:* plasma, sangre, médula y nervios.
*Sistemas:* respiratorio, nervioso, circulatorio, linfático.
*Acciones:* diaforética, expectorante, astringente, emética, antiespasmódica, depurativa.
*Indicaciones:* resfriados, gripes, laringitis, sinusitis y congestiones nasales, dolor de garganta, asma, bronquitis, vegetaciones adenoideas, fiebre, encías sangrantes, llagas crónicas, epilepsia.
*Precauciones:* pitta elevado, hiperacidez, hipertensión.
*Preparación:* decocción, polvo (0,25-1 g), pasta.
El mirto es una poderosa medicina anti-kapha. Disipa los resfriados, la mucosidad, limpia el sistema linfático y estimula la emesis, es decir, todo lo que atenúa el kapha elevado. Tonifica la voz, abre la mente y los sentidos y despeja los senos nasales. El mirto es un diaforético básico para resfriados y gripes, tomado junto con canela y jengibre. Es una medicina eficaz para los dolores de garganta y las encías porosas, administrado en gargarismos. También se puede inhalar o fumar para despejar los pulmones y los senos nasales. Descongestiona el vata en la cabeza y refuerza el prana. El mirto favorece la curación de las membranas mucosas y, aplicado en pasta, es eficaz para lavar viejas heridas y llagas de difícil curación.

El mirto es consagrado a Shiva y Shakti. Su fruto se ofrece a Durga. La piel seca del fruto se fuma para calmar la mente y agudizar la percepción. Su cualidad es sátvica. Es una de las plantas más beneficiosas para los estadios iniciales de las enfermedades, ya que activa la energía defensiva del cuerpo.

**Musgo de Irlanda**
*Chondrus crispus; Algae*
*Parte que se usa:* planta
*Energética:* salado, dulce, astringente/calorífico (ligeramente)/dulce
VP- K o ama + (en exceso)
*Tejidos:* plasma, músculo, grasa.

*Sistemas:* respiratorio, urinario.
*Acciones:* tónico-nutritiva, demulcente, emoliente, expectorante.
*Indicaciones:* tos, bronquitis, tuberculosis, glándulas dilatadas (tiroides, ganglios linfáticos, próstata), convalecencia, debilidad, vejez, piel seca y arrugada.
*Precauciones:* ama elevada, congestión.
*Preparación:* infusión, decocción, decocción en leche, polvo (0,25-1 g), pasta
El musgo de Irlanda y otros tipos de algas marinas, como el fucus o el dulse, son excelentes alimentos vegetales para los estados deficitarios, convalecencia, vejez, vata elevado, insuficiencia hormonal (sobre todo de la tiroides). Son reconstituyentes y rejuvenecedores para rasa, el elemento-tejido básico del plasma del cuerpo, incrementan nuestros fluidos básicos y los enriquecen con minerales. Suavizan y ayudan a expulsar las acumulaciones secas de kapha y de ama en los pulmones. Al calmar y nutrir las glándulas, ayudan a reducir la hinchazón. Son calmantes efectivos (interna y externamente) para las membranas y las superficies secas e inflamadas.

Cocer a fuego lento 14 g de musgo de Irlanda en medio litro de agua y beber en dos tomas diarias en casos de convalecencia de enfermedades pulmonares graves.

**Nuez moscada**
*Myristica fragrans; Myristicaceae*
(S) *Jatiphala*
(Ch) *Rou dou kou*
*Parte que se usa:* fruto (semillas)
*Energética:* picante/calorífico/picante
VK- P+
*Tejidos:* plasma, músculo, médula y nervio, reproductor.
*Sistemas:* digestivo, nervioso, reproductor.
*Acciones:* astringente, carminativa, sedante, nervina, afrodisiaca, estimulante.

*Indicaciones:* malabsorción, dolor y distensión abdominales, diarrea, disentería, gases intestinales, insomnio, trastornos nerviosos, impotencia.
*Precauciones:* embarazo, pitta elevado.
*Preparación:* en infusión (no hervir), decocción en leche, en polvo (0,25-0,5 g).
La nuez moscada es una de las mejores especias para incrementar la absorción, particularmente en el intestino delgado. En este caso, actúa de manera efectiva conjuntamente con especias como el cardamomo y el jengibre. Tomada con mazada (*buttermilk*), mejora la asimilación y detiene la diarrea. Reduce el exceso de vata en el colon y en el sistema nervioso. Constituye una de las medicinas con mayor eficacia para calmar la mente. A este propósito, tomar 500 mg con leche caliente antes de acostarse, ya que induce a un sueño profundo. Sin embargo, tiene una propiedad tamásica, parecida a la de las semillas de amapola, y tomada en exceso puede incrementar el embotamiento mental.

Es beneficiosa para la incontinencia urinaria y la eyaculación precoz. Sirve también para aliviar los espasmos musculares, en particular los del abdomen.

**Olmo rojo**
*Ulmus fulva; Urticaceae*
*Parte que se usa:* interior de la corteza
*Energética:* dulce/refrescante/dulce
VP- K y ama+
*Tejidos:* principalmente plasma.
*Sistemas:* respiratorio, digestivo.
*Acciones:* tónico-nutritiva, demulcente, expectorante, emoliente, levemente astringente.
*Indicaciones:* debilidad, convalecencia, úlceras, hiperacidez, erupciones cutáneas, quemaduras, hemoptisis, debilidad pulmonar.
*Precauciones:* congestión pulmonar grave, edema, kapha elevado, ama elevada.

*Preparación:* decocción, polvo (0,5-2 g), papilla, pasta, decocción en leche.

El olmo rojo es un enérgico alimento nutritivo y tónico vegetal eficaz en casos de deficiencia de tejido. Ayuda a reconstituir el elemento plasma del cuerpo y a restaurar las membranas mucosas, especialmente las de los pulmones y del estómago. Por ello, es una planta beneficiosa para la recuperación de enfermedades pulmonares crónicas, para el tejido pulmonar resecado, sequedad pulmonar y para suavizar y curar las membranas y superficies ulceradas.

El olmo rojo es pesado, puede ser difícil de digerir y puede provocar congestión, por lo que es mejor combinarlo con pequeñas cantidades de especias como la canela, el clavo o el jengibre, o endulzarlo con miel. Se puede preparar en decocción con leche, o con raíz de consuelda y un poco de regaliz para usarlo como tónico. Para las ulceraciones y la hiperacidez, se puede usar con pequeñas cantidades de estomacales amargos, como la genciana. La pasta puede utilizarse por vía externa para aliviar las quemaduras, disminuir la inflamación y curar el tejido dañado.

**Perejil**

*Petroselinum spp.; Umbelliferae*

*Parte que se usa:* planta, raíz, semillas

*Energética:* picante, amargo (planta); dulce, amargo (raíz)/ calorífico (ligeramente)/picante

KV- P+ (en exceso)

*Tejidos:* plasma, sangre, músculos.

*Sistemas:* urinario, digestivo, reproductor femenino.

*Acciones:* diurética, litolítica, emenagoga, laxante, carminativa, antiespasmódica.

*Indicaciones:* hidropesía, edema, ganglios inflamados, mamas inflamadas, amenorrea, dismenorrea, cálculos biliares, cálculos renales, lumbago, ciática.

*Precauciones:* inflamación aguda del riñón y del aparato reproductor femenino, pitta elevado.

*Preparación:* infusión (planta y semillas), decocción (raíz), jugo (planta), polvo (0,25-0,5 g).
El perejil es rico en minerales, vitaminas y hierro, así pues es un buen suplemento nutritivo vegetal. Es también un eficaz diurético, levemente calorífico que puede utilizarse en muchos casos de enfriamiento y debilidad, en los que la mayoría de diuréticos estarían contraindicados. Es un emenagogo efectivo que activa la menstruación, alivia los calambres y dolores de cabeza premenstruales y disipa la retención premenstrual de agua en el abdomen, las piernas y los pechos. Ayuda también a disolver los cálculos biliares y renales. Sin embargo, a causa de su energía calorífica, hay que usarlo con precaución cuando exista mucha inflamación o irritación en los riñones. En tales casos, se puede equilibrar combinándolo con el malvavisco. Es beneficioso para el kapha elevado y el vata obstruido.

Para fortalecer los riñones y el útero se pueden tomar a diario dos cucharaditas de jugo fresco de perejil. Las bayas de enebro poseen una acción similar a la del perejil, pero menos suave.

**Pimentón**
*Capsicum annuum; Solanaceae*
(S) *Marichi-phalam*, «fruto del sol», como la pimienta negra (*marich*), contiene grandes cantidades de energía solar
*Parte que se usa:* fruto
*Energética:* picante/calorífico/picante
KV- P+
*Tejidos:* plasma, sangre, cierto efecto en la médula, nervios y reproductor.
*Sistemas:* digestivo, circulatorio, respiratorio.
*Acciones:* estimulante, diaforética, expectorante, carminativa, depurativa, hemostática, antihelmíntica.
*Indicaciones:* indigestión, ama, malabsorción, distensión abdominal, lombrices, congestión nasal, resfriados crónicos, mala circulación.

*Precauciones:* úlceras, gastritis, enteritis, enfermedades inflamatorias del tracto gastrointestinal en general, produce irritación en las membranas mucosas.
*Preparación:* infusión, polvo (en pequeñas dosis, de 0,1 a 0,5 g).
Según el ayurveda, el pimentón no es una panacea pero es una medicina muy valiosa. Se trata de un poderoso estimulante circulatorio y digestivo, y un eficaz disipador del frío interno y externo. Es un alimento para el agni. Sin embargo, el pimentón puede agravar las enfermedades inflamatorias en el cuerpo.

Aunque no se debe usar de forma indiscriminada, aumenta las propiedades de muchas otras plantas.

El pimentón tiene un gran efecto hemostático y puede utilizarse en estados agudos para detener la hemorragia.

No obstante, usada durante un largo periodo de tiempo puede provocar una hemorragia debido a sus propiedades caloríficas. Es muy útil para reanimar en situaciones de debilidad cardiaca o de infarto, pero también puede agravar el pitta elevado, que es la causa de determinados ataques al corazón.

El pimentón puede usarse conjuntamente con otras plantas siempre que se requiera un efecto estimulante. Es particularmente efectiva para quemar las toxinas del colon. Tiene propiedades similares a las de la pimienta negra, pero es más fuerte si se usa durante un periodo corto y más débil al utilizarlo durante más tiempo. Su cualidad es rajásica y, por consiguiente, puede aumentar la perturbación mental si se utiliza en exceso.

**Pimienta negra**
*Piper nigrum; Piperaceae*
(S) *Marich*, un nombre del sol, debido a la gran cantidad de energía solar que contiene
(Ch) *Hu jiao*
*Parte que se usa:* fruto
*Energética:* picante/calorífico/picante
KV- P+

*Tejidos:* plasma, sangre, grasa, médula y nervio.
*Sistemas:* digestivo, circulatorio, respiratorio.
*Acciones:* estimulante, expectorante, carminativa, febrífuga, antihelmíntica.
*Indicaciones:* indigestión crónica, toxinas en el colon, metabolismo alterado, obesidad, congestión nasal, fiebre, fiebre intermitente, extremidades frías.
*Precauciones:* enfermedades inflamatorias de los órganos digestivos, pitta elevado.
*Preparación:* infusión, polvo (0,1-0,5 g), decocción en leche, ghee medicinal.
La pimienta negra es uno de los estimulantes digestivos más poderosos. Quema ama y limpia el canal alimenticio al energizar agni para destruir las toxinas y digerir la comida. La pimienta negra puede tomarse por la nariz en forma de ghee medicinal para aliviar la congestión nasal, los dolores de cabeza e incluso los ataques epilépticos. Es un buen neutralizador de la comida fría como los pepinos, y del exceso de absorción de verduras crudas y de ensaladas. Usado por vía externa, ayuda a madurar los forúnculos y activa la supuración. Preparado en ghee, cura las superficies inflamadas, como las provocadas por la urticaria y la erisipela. Con miel, constituye un poderoso expectorante, elimina el moco y seca las secreciones. Si se utiliza en exceso, la pimienta negra puede tener una acción irritante por su cualidad rajásica.

**Regaliz**
*Glycyrrhiza glabra; Leguminosae*
(S) *Yashti Madhu*, «palo de miel»
(Ch) *Gan cao*
*Parte que se usa:* raíz.
*Energética:* dulce, amargo/refrescante/dulce
VP- K+ (si se usa durante mucho tiempo)
*Tejidos:* actúa en todos los elementos-tejido.
*Sistemas:* digestivo, respiratorio, nervioso, reproductor, excretor.

*Acciones:* demulcente, expectorante, tónica, rejuvenecedora, laxante, sedante, emética.
*Indicaciones:* tos, resfriados, bronquitis, garganta inflamada, laringitis, úlceras, hiperacidez, micción dolorosa, dolor abdominal, debilidad general.
*Precauciones:* kapha elevado, edema; inhibe la absorción de calcio y de potasio, no administrar en caso de osteoporosis; hipertensión (aumenta el agua alrededor del corazón).
*Preparación:* decocción, decocción en leche, polvo (0,25-0,5 g), ghee medicinal.
El regaliz es un expectorante efectivo, que ayuda a licuar el moco y facilita su eliminación del cuerpo. En grandes cantidades constituye un buen emético para limpiar los pulmones y el estómago de kapha. Es un laxante suave que calma y armoniza el tono de las membranas mucosas, aliviando los espasmos musculares y reduciendo la inflamación. Su sabor encubre el gusto desagradable de otras plantas y contribuye a armonizar sus cualidades, contrarrestando el calor y la sequedad y reduciendo la toxicidad.

Para combatir los resfriados y las afecciones respiratorias, se combina bien con el jengibre fresco. Con el jengibre y el cardamomo constituye un tónico dental. Es un alimento reconstituyente y rejuvenecedor. Al ser de cualidad sátvica, calma la mente y alimenta el espíritu. Nutre al cerebro e incrementa el fluido craneal y cerebroespinal, procurando satisfacción y armonía. Mejora y refuerza la voz, la vista, el cabello y el cutis.

**Rosa**
*Flores de Rosa spp.; Rosaceae*
(S) *Shatapatri*
(Ch) *Yeu ji hua*
*Parte que se usa:* flores
*Energética:* amargo, picante, astringente, dulce/refrescante/dulce
VPK= (en exceso puede aumentar kapha o ama)
*Tejidos:* plasma, sangre, médula y nervio, reproductor.

*Sistemas:* circulatorio, reproductor femenino, nervioso.
*Acciones:* depurativa, emenagoga, refrigerante, nervina, carminativa, laxante, astringente.
*Indicaciones:* amenorrea, dismenorrea, hemorragia uterina, ojos inflamados, mareos, dolores de cabeza, garganta inflamada, amigdalitis.
*Precauciones:* kapha elevado.
*Preparación:* infusión (caliente o fría), polvo (0,25-1 g), agua de rosas.
La rosa es particularmente aconsejable para reducir pitta. Alivia el calor, la congestión de la sangre y calma las superficies inflamadas. Los pétalos de rosa frescos se pueden macerar en miel o en azúcar y usarse contra la inflamación de la garganta o llagas en la boca. Los individuos de constitución pitta pueden tomar los pétalos de rosa frescos con leche caliente como suave laxante.

El agua de rosas se prepara hirviendo los pétalos frescos y condensando el vapor en otro recipiente. Abre la mente y el corazón, es fría y refrescante para los ojos. La rosa es una flor bien conocida por sus connotaciones de amor y devoción en ceremonias religiosas devocionales (*bhakti* y *puja*). El loto del corazón es una rosa.

Como tónico, las rosas combinan bien con shatavari. Para regular la menstruación, se combinan bien con cártamo e hibisco.

**Ruibarbo**
*Rheum spp.; Polygonaceae*
(S) *Amla vetasa*
(Ch) *Da huang*
*Parte que se usa:* la raíz
*Energética:* amargo/refrescante/picante
PK- V+
*Tejidos:* plasma, sangre, grasa.
*Sistemas:* excretor, digestivo.
*Acciones:* purgante, depurativa, hemostática, antipirética, antihelmíntica.

*Indicaciones:* estreñimiento (en particular el asociado a fiebres, úlceras e infecciones), diarrea y disentería de tipo pitta, ictericia, problemas del hígado, inflamaciones de la piel.
*Precauciones:* embarazo, diarrea crónica, enfriamiento, usar con precaución en las hemorroides (no es bueno para las personas de constitución vata).
*Preparación:* infusión, polvo (1 g como laxante, 3 g como purgante).
El ruibarbo constituye una de las mejores plantas de efecto purgante, siendo este más fuerte que el de las semillas de zaragatona o *triphala*, pero más suave que el de sen. Tiene un efecto secundario astringente que protege el tono del colon. Es eficaz contra cualquier clase de estreñimiento y contra la diarrea febril o de calor-humedad. En pacientes débiles o de edad avanzada y con mucha sequedad en el colon, se puede combinar con regaliz y con laxantes suaves de grano como la zaragatona y la linaza. Como tiende a causar retortijones, hay que usarlo junto con una planta carminativa como el jengibre o con semillas de hinojo, en una proporción aproximada de cuatro partes de ruibarbo por una de jengibre, por ejemplo.

El ruibarbo purga al cuerpo de pitta, de bilis, de ama y de comida y sangre estancada. Ayuda a reducir el peso y elimina la grasa. Su olor es ligeramente desagradable, por lo que es más fácil tomarlo en cápsulas. El ruibarbo constituye un remedio seguro y efectivo para los niños, porque rara vez produce irritación si se administran las dosis correctas. Su efecto es mayor si se combina con sales de Epsom.

**Salvia**
*Salvia officinalis; labiatae*
*Parte que se usa:* planta
*Energética:* picante, amargo, astringente/calorífico (ligeramente)/picante
KV- P+ (en exceso).
*Tejidos:* plasma, sangre, nervios.
*Sistemas:* respirarorio, digestivo, nervioso, circulatorio.

*Acciones:* diaforética, expectorante, nervina, astringente, depurativa, diurética, carminativa, antiespasmódica.
*Indicaciones:* resfriados, gripes, garganta inflamada, laringitis, ganglios inflamados, sudores nocturnos, espermatorrea, pérdida del cabello, disfunción nerviosa.
*Precauciones:* vata elevado (sequedad excesiva), madres lactantes.
*Preparación:* infusión (caliente o fría), polvo (0,25-0,5 g).
La salvia tiene una fuerte acción reductora de los excesos de las secreciones del cuerpo; detiene la transpiración. Es una planta específica para la transpiración nocturna. Seca el exceso de moco en la nariz y los pulmones, así como la salivación excesiva. Suprime las secreciones mamarias y retiene la descarga seminal. También seca las llagas y las úlceras y detiene las hemorragias. Sirve principalmente para reducir el exceso de kapha.

Tomada caliente, es diaforética, expectorante y beneficiosa para kapha y vata. Tomada fría, es astringente, diurética y adecuada para pitta.

Combinada con gotu kola o bhringaraj, se utiliza para el cerebro y el sistema nervioso y para fomentar el crecimiento del cabello. La salvia tiene un poder especial para limpiar las obstrucciones emocionales de la mente e instaurar la calma y la claridad. Ayuda a reducir los deseos y pasiones excesivos. Sirve específicamente para calmar el corazón.

En gargarismos es eficaz para combatir la infección de garganta, y también puede aplicarse, como lavado, sobre las llagas que sangran.

**Sándalo**
*Santalum album; Santalaceae*
(S) *Chandana*
*Parte que se usa:* madera y aceite volátil
*Energética:* amargo, dulce, astringente/refrescante/dulce
PV- K o ama + (en exceso)
*Tejidos:* plasma, sangre, músculos, médula y nervios, reproductor.
*Sistemas:* circulatorio, nervioso, digestivo.

*Acciones:* depurativa, hemostática, antiséptica, bactericida, carminativa, sedante, refrigerante.
*Indicaciones:* enfermedades de los ojos, cistitis, uretritis, vaginitis, dermatitis aguda, herpes zóster, bronquitis, palpitaciones, gonorrea, insolación.
*Precauciones:* kapha elevado, congestión pulmonar grave.
*Preparación:* infusión (caliente o fría), decocción, polvo (0,25-1 g), aceite medicinal.
El sándalo refresca y calma todo el cuerpo y la mente; su efecto se extiende a través de los sistemas circulatorio, digestivo, respiratorio y nervioso. Calma la fiebre, la sed, la sensación de ardor y detiene la transpiración. Unas cuantas gotas de aceite de sándalo aplicadas sobre el tercer ojo alivian el calor y la sed, son eficaces contra la fiebre y para paliar los efectos de una exposición solar prolongada.

El sándalo aviva la inteligencia. Su prabhava es el de ayudar a abrir el tercer ojo, incrementar la devoción y fomentar la meditación. Ayuda también a transmutar la energía sexual.

El sándalo es un buen aditivo para otras fórmulas. También, reduce la fiebre, es efectivo para casi todos los problemas inflamatorios y purifica la sangre. En aceite o pasta, puede usarse por vía externa sobre las llagas infecciosas y sobre las úlceras.

En resumen, el sándalo es una planta excelente y una medicina anti-pitta.

Se puede hacer un aceite de sándalo condensado dejando macerar 110 g de polvo de sándalo en medio litro de agua fría durante toda la noche, añadiendo medio litro de aceite de coco y cociendo la mezcla a fuego lento (sin hervir) hasta que toda el agua se evapore.

**Sello de oro**
*Hydrastis canadensis; Ranunculaceae*
*Parte que se usa:* rizomas
*Energética:* amargo, astringente/refrescante/picante
PK- V+
*Tejidos:* plasma, sangre.

*Sistemas:* digestivo, circulatorio, linfático.
*Acciones:* tónico-amarga, antipirética, depurativa, antibiótica, bactericida, antiséptica, laxante.
*Indicaciones:* ictericia, hepatitis, diabetes, obesidad, úlceras, fiebres infecciosas, malaria, inflamación de los ganglios y vasos linfáticos, hemorroides, eczema, piorrea, menorragia, leucorrea.
*Precauciones:* emaciación, neurastenia, vértigo, debilidad crónica; si su uso es prolongado hay que tomar menos de 3 g al día.
*Preparación:* decocción, polvo (0,1-0,5 g), pasta (externamente).
El sello de oro es una enérgica planta antibiótica, bactericida, así como un agente antiséptico. Elimina la sacaromicosis, destruye las bacterias del tracto gastrointestinal y purifica la flora.

Su fuerte acción desintoxicante se extiende también al sistema circulatorio. Calma y regula las funciones del hígado y del bazo, además del metabolismo del azúcar y de la grasa, reduciendo las toxinas y el exceso de tejidos del cuerpo. Limpia las membranas mucosas y es eficaz para combatir los estados catarrales.

No obstante, no es la panacea de todas las enfermedades. Ejerce un impacto negativo sobre la flora intestinal y comparte la mayoría de contraindicaciones de los antibióticos (es conveniente utilizarlo en lugar de estos). Su uso no es aconsejable en la mayoría de casos de debilidad, en estados en los que es apropiada una terapia nutritiva.

Para las fiebres profundamente arraigadas se puede combinar con plantas caloríficas como el jengibre y la pimienta negra. Como gargarismo astringente y para un lavado de boca, se puede usar con mirra.

Es quizá la planta anti-pitta más poderosa.

**Sello de Salomón**
*Polygonatum spp.; Liliaceae*
(S) *Meda, Mahmeda*
(Ch) *Yu zhu*
*Parte que se usa:* rizomas

*Energética:* dulce/refrescante/dulce
VPK= K o ama + (en exceso)
*Tejidos:* actúa en todos los elementos-tejido, sobre todo en la sangre, hueso y reproductor.
*Sistemas:* reproductor, respiratorio, digestivo.
*Acciones:* tónico-nutritiva, rejuvenecedora, afrodisiaca, demulcente, expectorante, hemostática.
*Indicaciones:* debilidad, esterilidad, impotencia, problemas crónicos de hemorragia, diabetes, consunción, tos seca, deshidratación, desnutrición, sensación de ardor, fracturas óseas, inflamación de las membranas mucosas.
*Precauciones:* congestión grave, ama elevada.
*Preparación:* decocción, decocción en leche, polvo (0,25-1 g), pasta.
Distintas variedades de la especie *Polygonatum* son utilizadas con fines medicinales, principalmente por sus propiedades demulcentes y nutritivas. Existen variedades europeas y americanas, así como indias y chinas. Todas ellas poseen propiedades similares. Forman parte de la gran cantidad de plantas tónicas y rejuvenecedoras pertenecientes a la familia de las liliáceas, entre las que se incluyen la cebolla y la azucena. Hay un grupo especial de ocho raíces de plantas (*ashtavarga*), la mayoría de la familia de las liliáceas, famosas en la medicina ayurveda por favorecer la fertilidad, activar la espermatogénesis, aumentar la producción de leche materna y curar las enfermedades crónicas debilitadoras como la tuberculosis y la debilitación de la sangre.

El sello de Salomón tiene propiedades demulcentes y nutritivas, como el olmo rojo y la raíz de consuelda, y puede usarse de manera similar. Como rejuvenecedora y afrodisiaca, es superior. Tomada por vía interna, favorece la curación las fracturas óseas. Es tónico para pitta y vata y para shukra dhatu (semen y tejido reproductor). Como tónico nutritivo, se pueden tomar 3 g de la planta en polvo dos veces al día con leche caliente y una cucharadita de ghee (mantequilla clarificada).

**Sen**

*Cassia acutifolia; Leguminosae*
(S) *Rajavriksha*, «rey de los árboles»
(Ch) *Fan xia ye*
*Parte que se usa:* hojas, vainas (más suaves)
*Energética:* amargo/refrescante/picante
PK- V+
*Tejidos:* plasma, sangre, grasa.
*Sistemas:* excretor, digestivo, circulatorio.
*Acciones:* purgante, antihelmíntica, antipirética, depurativa.
*Indicaciones:* estreñimiento, enfermedades inflamatorias de la piel, hipertensión, obesidad.
*Precauciones:* hemorroides, enfermedades inflamatorias del tracto gastrointestinal, diarrea, embarazo.
*Preparación:* infusión (caliente o fría), polvo (1 a 2 g) como purgante.

El sen es un purgante fuerte que debe tomarse con precaución y en la dosis correcta. Tiene un efecto irritante en la membrana intestinal, y puede producir retortijones, dolor o náuseas, junto con deposiciones líquidas o diarrea, lo que puede evitarse añadiendo plantas estomacales –como jengibre o semillas de hinojo– a la dosis, en proporción de uno a cuatro.

El sen es apropiado para combatir el estreñimiento grave, el estreñimiento que sigue a la fiebrey o para despejar pitta del intestino delgado (como en virechana, la terapia purgante). Sin embargo, no debe usarse si existe inflamación del tracto gastrointestinal; no por ser calorífico, sino porque es irritante. Excepto en los casos en que no se pueda adquirir o en los que este no sea eficaz, es preferible usar el ruibarbo antes que el sen; además, el ruibarbo tiene menos efectos secundarios.

El uso repetido de laxantes fuertes, aunque sean a base de plantas, puede agravar el estreñimiento y debilitar el tono del colon. El estreñimiento crónico puede tratarse mejor con una terapia humectante y con aceites laxantes.

**Sésamo**
*Sesamun indicum; Pedaliaceae*
(S) *Tila*
(Ch) *Hei chih ma*
*Parte que se usa:* semillas
*Energética:* dulce/calorífico/dulce
V- PK o ama + (en exceso)
*Tejidos:* actúa en todos los elementos-tejido, sobre todo en el óseo.
*Sistemas:* respiratorio, digestivo, excretor, reproductor femenino.
*Acciones:* tónico-nutritiva, rejuvenecedora, demulcente, emoliente, laxante.
*Indicaciones:* tos crónica, debilidad pulmonar, estreñimiento crónico, hemorroides, disentería, amenorrea, dismenorrea, retracción de las encías, caries, alopecia, debilidad ósea, osteoporosis, emaciación, convalecencia.
*Precauciones:* obesidad, pitta elevado.
*Preparación:* decocción, polvo (0,5-2 g), pasta, aceite medicinal.
Las semillas de sésamo constituyen un tónico rejuvenecedor en especial para los individuos de constitución vata y ejercen su fuerza revitalizadora sobre huesos y dientes. Las semillas negras son preferibles, ya que contienen mayor cantidad de energía solar. Se pueden preparar mezclando una parte de semillas de sésamo con media parte de shatavari (si se puede adquirir), y añadiendo jengibre y azúcar para dar sabor. Se pueden tomar 28 g de esta mezcla a diario.

El aceite de sésamo puede usarse de igual modo que las semillas. Su propiedad es similar a la del aceite de oliva. Mezclado en igual cantidad con agua de lima, se puede aplicar por vía externa sobre quemaduras, forúnculos y úlceras. Preparado con pequeñas cantidades de alcanfor, cardamomo y canela, se puede aplicar en la cabeza contra las migrañas y el vértigo. La pasta preparada a base de semillas en polvo se puede usar por vía externa.

Las semillas de sésamo son sátvicas y generan tejidos sátvicos en el cuerpo, por lo que su ingestión a razón de 28 g diarios es muy recomendable para los yoguis.

**Trébol rojo**
*Trifolium pratense; Leguminosae*
(S) *Vana-methika*
*Parte que se usa:* flores
*Energética:* amargo, dulce/refrescante/picante
PK- V+
*Tejidos:* plasma, sangre.
*Sistemas:* circulatorio, respiratorio, linfático.
Propiedades: depurativa, diurética, expectorante, antiespasmódica.
*Indicaciones:* tos, bronquitis, erupciones cutáneas, infecciones, cáncer.
*Precauciones:* pocas, quizá un vata elevado; déficit de tejidos.
*Preparación:* infusión (caliente o fría), decocción, polvo (0,25-1 g).
El trébol rojo es un suave purificador de la sangre, adecuado para uso de larga duración en el tratamiento de la consunción en general. Su sabor es agradable y es suavemente reforzante. Se puede usar en los niños, en los ancianos o en condiciones de debilidad, cuando sea necesario purificar la sangre, y de manera especial cuando el paciente está débil y el uso de plantas depurativas más fuertes podría debilitar la sangre. Es efectivo contra el cáncer si se utiliza en grandes cantidades o junto con otros agentes antitumorales.

Por vía externa, es eficaz en la limpieza de la piel seca o escamosa y es particularmente efectivo en forma de pasta o como cataplasma sobre las llagas remisas a su curación.

Para los casos agudos e infecciosos, otras plantas depurativas como la equinácea o el agracejo son más potentes.

**Valeriana**
*Valeriana spp.; Valerianaceae*
(S) *Tagara*
*Parte que se usa:* rizomas
*Energética:* amargo, picante, dulce, astringente/calorífico/picante
VK- P+ (en exceso)
*Tejidos:* plasma, músculo, médula y nervios.
*Sistemas:* nervioso, digestivo, respiratorio.

*Acciones:* nervina, antiespasmódica, sedante, carminativa.
*Indicaciones:* insomnio, histeria, delirio, neuralgias, convulsiones, epilepsia, vértigo, tos nerviosa, dismenorrea, palpitaciones, migraña, enfermedades crónicas de la piel, flatulencia, cólico.
*Precauciones:* en grandes dosis produce parálisis (en exceso restringe a vata).
*Preparación:* decocción (a fuego lento), polvo (0,25-1 g).
La valeriana es una de las mejores plantas para combatir problemas nerviosos originados por un desequilibrio de vata. Limpia ama del colon, la sangre, las articulaciones y los nervios. Elimina la acumulación de vata en el canal nervioso. Al mismo tiempo, a causa de la gran cantidad de elemento tierra que contiene, es estabilizadora y contribuye a disipar el vértigo, el desmayo y la histeria. La valeriana calma los espasmos musculares y alivia los calambres menstruales. Es muy eficaz para detener la fermentación en el tracto gastrointestinal y tiene una especial acción calmante en el sistema reproductor femenino. Sin embargo, su cualidad es tamásica, por lo que su uso excesivo puede embotar la mente.

Combina bien con el cálamo aromático, el cual equilibra su propiedad de pesadez. Para ayudar a conciliar el sueño, deben tomarse de una a dos cucharaditas de polvo disueltas en agua caliente.

**Zanthoxylum**

*Zanthoxylum spp.; Rutaceae*
(S) *Tumburu*
(Ch) *Hua jiao*
*Parte que se usa:* semillas, corteza
*Energética:* picante, amargo/calorífico/picante
VK- P+
*Tejidos:* plasma, sangre, músculos.
*Sistemas:* digestivo, circulatorio.
*Acciones:* estimulante, carminativa, depurativa, antiséptica, antihelmíntica, analgésica.

*Indicaciones:* mala digestión, dolor abdominal a causa del frío, enfriamientos crónicos, lumbago, artritis y reumatismo crónicos, enfermedades cutáneas, parásitos, candidiasis.
*Precauciones:* pitta elevado, enfermedades con inflamación aguda del tracto gastrointestinal, embarazo (puede causar aborto).
*Preparación:* en infusión, decocción, aceite medicinal, en polvo (0,25-0,5 g), cápsulas.
El zanthoxylum es una gran planta destructora de toxinas (*amapanchana*). Destruye las toxinas del tracto gastrointestinal, incluyendo las lombrices, y es buena para el tratamiento de infecciones por hongos y cándidas, tanto del tracto gastrointestinal como de la sangre. Es particularmente beneficiosa para las enfermedades sama vata y las artríticas.

Ejerce una influencia calorífica, estimulante y purificadora en la sangre e incrementa la circulación periférica. Alivia el dolor abdominal, los cólicos y los retortijones.

Como agente antirreumático, es eficaz tomado con bayas de enebro o eucalipto.

Como agente digestivo, funciona bien con jengibre seco. En el tratamiento de las candidiasis en las que hay inflamación se puede combinar con plantas amargas como el sello de oro. Para las llagas persistentes y las enfermedades crónicas de la piel se puede usar con mirra. Se puede preparar en aceite de sésamo para hacer un aceite de masaje antiartrítico.

**Zaragatona**
*Plantago psyllium; Plantaginaceae*
(S) *Snigdhajira*
*Parte que se usa:* semillas, cáscara de las semillas
*Energética:* dulce, astringente/refrescante/dulce
PV- K y ama+
*Tejidos:* plasma, sangre.
*Sistemas:* excretor, digestivo.
*Acciones:* laxante, demulcente, emoliente, astringente, expectorante.

*Indicaciones:* estreñimiento crónico, diarrea y disentería crónica, colitis, catarro, uretritis, cistitis, gastritis, úlceras.
*Precauciones:* puede crear congestión y estancamiento de comida en el tracto gastrointestinal.
*Preparación:* infusión, polvo (0,5-2 g), pasta.
Las semillas de zaragatona constituyen quizá una de las especies en grano más lubricantes y laxantes (debe tomarse una cucharadita con 14 g de semilla, en agua, según de la seriedad del caso y no dormir después de su ingestión). Las semillas se hinchan con el mucílago en el colon, absorben las bacterias y las toxinas, calman las membranas mucosas inflamadas y las humedecen. Sin embargo, las semillas de zaragatona pueden producir retortijones. Se pueden sustituir por la cáscara de las semillas, que resulta una medicina superior, o equilibrarlas con una planta aromática como el jengibre y el hinojo. La propiedad de pesadez de la zaragatona tiende a reducir agni, así pues, para un uso prolongado es más recomendable equilibrarla con un estimulante digestivo.

La zaragatona puede tomarse mezclada con mazada en caso de diarrea, y con leche caliente en caso de estreñimiento. Reducida a polvo se puede usar, por vía externa, como cataplasma sobre la piel irritada y está indicada en los casos de dolor reumático por su acción calmante.

**Zarzaparrilla**
*Smilax spp.; Liliaceae*
(S) *Dwipautra*
(Ch) *Tu fu ling*
*Parte que se usa:* rizomas
*Energética:* amargo, dulce/refrescante (ligeramente)/dulce
PV-; no aumenta K.
*Tejidos:* plasma, sangre, médula y nervios, reproductor.
*Sistemas:* circulatorio, urinario, reproductor, nervioso.
*Acciones:* depurativa, diurética, diaforética, antiespasmódica, antisifilítica, antirreumática.

*Indicaciones:* enfermedades venéreas, herpes, enfermedades cutáneas, artritis, reumatismo, gota, epilepsia, demencia, enfermedades nerviosas crónicas, distensión abdominal, gases intestinales, debilidad, impotencia, orina turbia.
*Preparación:* decocción, polvo (0,25-1 g), pasta, decocción en leche.
La zarzaparrilla purifica el tracto genitourinario, eliminando toda infección e inflamación. Al purificar la sangre, también mejora agni y ayuda a eliminar el vata acumulado de los intestinos. Su efecto purificante se extiende al sistema nervioso y contribuye a limpiar la mente de emociones negativas; así pues, es de utilidad en muchos problemas nerviosos. La zarzaparrilla es eficaz para las inflamaciones reumáticas por su efecto diaforético y limpiador de la sangre.

Se puede combinar con la genciana para combatir el herpes y las enfermedades venéreas. Estimula la producción de hormonas reproductoras y ejerce un efecto tónico en los órganos sexuales. Para usarlo como purificador de la sangre se mezcla con raíz de bardana. Por vía externa, se puede utilizar en el lavado de llagas genitales o del herpes, o como cataplasma caliente en las articulaciones artríticas dolorosas.

## B. Plantas orientales especiales

**Ajwan**
*Apium graveolens; Umbelliferae*
Apio silvestre
(S) *Ajamoda*
*Parte que se usa:* semillas
*Energética:* picante/calorífico/picante
KV- P+
*Tejidos:* plasma, médula y nervio.
*Sistemas:* digestivo, respiratorio, nervioso.
*Acciones:* estimulante, diaforética, expectorante, carminativa, antiespasmódica, diurética, litolítica.

*Indicaciones:* resfriados, gripes, laringitis, bronquitis, asma, tos, cólico, indigestión, edema, artritis.
*Precauciones:* hiperacidez, pitta elevado.
*Preparación:* infusión, polvo (0,25-0,5 g).
El ajwan o semilla de apio silvestre es un potente estimulante digestivo, respiratorio y nervioso. Quienes sufren de un vata elevado, falta de apetito, gases intestinales y sinusitis, pueden tomar de 1-3 g de ajwan en polvo tres veces al día antes de las comidas. También activa el funcionamiento del riñón y vigoriza los nervios. En la herbología occidental, su uso es similar al de las semillas de zanahoria silvestre. El ajwan es un poderoso anticongestivo para los tractos respiratorio y digestivo. Limpia el ama arraigada y activa el funcionamiento metabólico obstruido y estancado. Alivia los espasmos intestinales y vitaliza prana, samana (el vata que rige la digestión) y udana (el vata que rige el habla, el esfuerzo y el entusiasmo), por lo que ayuda a mejorar la aspiración del aire y a catalizar las energías ascendentes de la psique.

**Amalaki** o **amla**
*Emblica officinalis; Euphorbiaceae*
Grosella espinosa india
(S) *Amalaki* o *dhatri*, «la enfermera», ya que con sus propiedades curativas actúa como una enfermera o una madre
*Parte que se usa:* fruto
*Energética:* todos los sabores excepto el salado, predominantemente ácido/refrescante/dulce
PV- K y ama + (en exceso)
*Tejidos:* actúa en todos los elementos-tejido e incrementa ojas.
*Sistemas:* circulatorio, digestivo, excretor.
*Acciones:* tónico-nutritiva, rejuvenecedora, afrodisiaca, laxante, refrigerante, estomacal, astringente, hemostática.
*Indicaciones:* hemorragias, hemorroides, anemia, diabetes, gota, vértigo, gastritis, colitis, hepatitis, osteoporosis, estreñimiento, trastornos biliares, debilidad del hígado o del bazo, encanecimiento pre-

maturo y pérdida del cabello, convalecencia tras la fiebre, debilidad general y deficiencias de los tejidos, trastorno mental, palpitaciones.

*Precauciones:* diarrea aguda, disentería.

*Preparación:* decocción, polvo (0,25 a 1 g), confitura.

El amalaki es uno de los rejuvenecedores más poderosos de la medicina ayurveda. Es especialmente eficaz como rasayana para pitta; también en la sangre, los huesos, el hígado y el corazón. Genera tejidos nuevos y aumenta el número de glóbulos rojos. El amalaki limpia la boca, fortalece los dientes, nutre los huesos, y hace crecer el cabello y las uñas. Mejora la visión, detiene el sangrado de las encías y alivia la inflamación del estómago y del colon. Constituye la mayor fuente natural de vitamina C, con 3000 mg por fruto. Estimula el apetito, limpia los intestinos y regula el azúcar en sangre. Es la base del preparado Chyavanprash, una mermelada o jalea vegetal, que es el principal tónico general y reconstituyente en la

AMALAKI

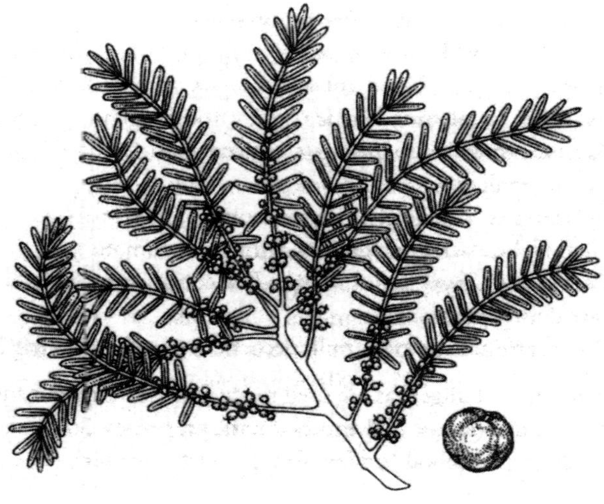

medicina ayurveda. Su cualidad es sátvica y aporta buena suerte, amor y longevidad –el árbol mismo es de larga vida. Como tónico general, pueden tomarse 5 g de amla en polvo, disueltos en una taza de agua caliente, dos veces al día. Se usa en pasta, sobre la cabeza, para el tratamiento de los desequilibrios mentales.

**Angélica china**

*Angelica spp.; Umbelliferae*
(S) *Choraka*
(Ch) *Dang gui* (llamada comúnmente *tang kuei* o *dong quai*)
*Parte que se usa:* raíz
*Energética:* picante, dulce/calorífica/dulce
VPK= P+ (en exceso)
*Tejidos:* plasma, sangre, músculos, médula y nervios, reproductor.
*Sistemas:* circulatorio, reproductor femenino, respiratorio, digestivo.
*Acciones:* tónica, emenagoga, rejuvenecedora, diaforética, antiespasmódica, analgésica.
*Indicaciones:* amenorrea, dismenorrea, calambres menstruales, síndrome premenstrual, anemia, dolor de cabeza, resfriado, gripe, artritis, dolor reumático.
*Precauciones:* hipertensión, generalmente condiciones de pitta elevado; usarla con precaución durante el embarazo.
*Preparación:* decocción, decocción en leche, polvo (0,25-1 g), pasta.
En todo el mundo se usan medicinalmente diferentes tipos de angélica. Todos ellos poseen propiedades diaforéticas y antirreumáticas. Algunos ejercen también una acción tónica en la sangre y en el sistema reproductor femenino. La variedad china tang kuei y la angélica glauca india tienen fuertes propiedades tónicas que la angélica europea tiene en menor grado.

La angélica es uno de los mejores tónicos para la mujer; nutre los órganos uterinos y favorece su función regular. Constituye quizá la mejor planta para regular el ciclo menstrual. Como tónico es más eficaz usada con shatavari. Activa la menstruación si se mezcla con cártamo o azafrán.

Su efecto tónico y antiartrítico aumenta si se añade una pequeña cantidad de mirra. La angélica estimula la circulación y puede utilizarse por vía externa sobre heridas y úlceras, para aliviar la picazón y para nutrir y embellecer la piel. Es un buen rejuvenecedor para la mujer y su acción es especialmente efectiva para vata.

Como tónico uterino se prepara cociendo 28 g de raíz de angélica y un poco de jengibre fresco en tres tazas de agua durante 30 minutos; puede tomarse un día a la semana.

**Arjuna**
*Terminalia arjuna; Combretaceae*
(S) *Arjuna*
*Parte que se usa:* corteza
*Energética:* astringente/refrescante/picante
PK- V+
*Tejidos:* plasma, sangre, músculo, huesos, nervios.
*Sistemas:* circulatorio, digestivo, nervioso.
*Acciones:* tónico cardiaco, estimulante circulatorio, astringente, depurativa, hemostática.
*Indicaciones:* enfermedades del corazón de cualquier tipo, angina de pecho, lesiones traumáticas, huesos rotos, diarrea, malabsorción, enfermedades venéreas.
*Precauciones:* no se han señalado.
*Preparación:* polvo (0,25-0,5 g), decocción, vino.
La arjuna es un pariente cercano de las tres plantas del compuesto *triphala* (haritaki, amalaki y bibhitaki) y tiene una importancia similar en la medicina ayurvédica como agente tónico y rejuvenecedor. Su efecto es específico para el corazón y es de utilidad en todos los tipos de enfermedades del corazón, favorece el correcto funcionamiento de este y, por ello, la longevidad. Arjuna ayuda a la recuperación después de los ataques al corazón, así como a prevenirlos. Contribuye a sanar los tejidos blandos y los órganos internos y es específica para tratar los huesos rotos. Es un buen anticoagulante, ya que mantiene un nivel normal de coagulación.

## Los chakras

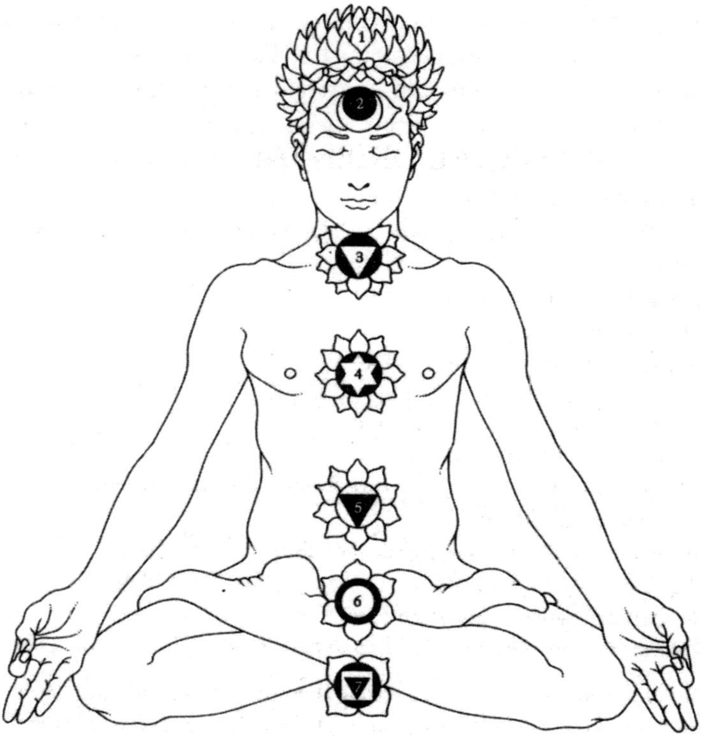


1. CHAKRA CORONA
Cálamo aromático
Gotu kola
Nuez moscada
Valeriana

2. TERCER OJO
Albahaca
Helenio
Sándalo
Escutelaria

3. CHAKRA GARGANTA
Ajwan
Mirto
Clavo
Regaliz

4. CHAKRA CORAZÓN
Cardamomo
Semillas de loto
Rosa
Azafrán

5. CHAKRA OMBLIGO
Pimienta negra
Pimentón
Comino
Sello de oro

6. CHAKRA SEXUAL
Cilantro
Gokshura
Malvavisco
Gayuba

7. CHAKRA RAÍZ
Ashwagandha
Haritaki
Raíz de loto
Shatavari

En la actualidad, cuando las enfermedades del corazón son probablemente la mayor causa de mortalidad, la arjuna es una planta importante que pueden tomar como tónico cardiaco general quienes tienen propensión a los ataques de corazón. A nivel psicológico, arjuna infunde valor y refuerza la voluntad, fortalece nuestro corazón para conseguir nuestros propósitos en la vida. Se combina a menudo con otras plantas para el corazón como guggul, gotu kola y ashwagandha.

**Asafétida**
*Ferula asafoetida; Umbelliferae*
(S) *Hingu*
(Ch) *A wei*
*Parte que se usa:* resina exudada de la raíz
*Energética:* picante/calorífico/picante
VK- P+
*Tejidos:* plasma, sangre, músculo, hueso, médula y nervios.
*Sistemas:* digestivo, nervioso, respiratorio, excretor, circulatorio.
*Acciones:* estimulante, carminativa, antiespasmódica, analgésica, antihelmíntica, afrodisiaca, antiséptica.
*Indicaciones:* indigestión, flatulencia, distensión abdominal, cólicos intestinales, estreñimiento, artritis, reumatismo, tos ferina, convulsiones, epilepsia, histeria, palpitaciones, asma, parálisis, lombrices.
*Precauciones:* fiebre alta, hiperacidez, erupciones, urticaria, embarazo.
*Preparación:* principalmente en polvo (en pequeñas dosis, de 0,1 a 0,25 g), pasta.
La asafétida es un poderoso agente digestivo, que elimina la comida estancada del tracto gastrointestinal. Ejerce una acción energética para disolver la acumulación de materia fecal, resultado del consumo excesivo de carne o de comida basura; y elimina las lombrices intestinales, sobre todo las redondas y los oxiuros. La asafétida limpia la flora intestinal al tiempo que fortalece el agni. Elimina los gases intestinales, alivia los retortijones y el dolor y apacigua el vata elevado. Sus propiedades son similares a las del

ajo, pero es más fuerte y maloliente. Es aconsejable guardarla en un recipiente cerrado herméticamente para evitar que su olor sulfuroso se esparza por toda la cocina.

Por vía externa, la asafétida se puede aplicar en pasta para aliviar el dolor abdominal, el dolor artrítico y el dolor de las articulaciones. Como especia, puede añadirse a las lentejas y alubias, ya que las hace más ligeras y disminuye el efecto de gases que producen.

Igual que el ajo, su cualidad es tamásica. Tiene un efecto estabilizador, pero produce embotamiento mental. Se usa con especias como jengibre, cardamomo y sal de roca como agente digestivo. Es lo más efectivo que hay para conseguir el doble efecto de estimular el agni y mover vata (*samana vayu*) al mismo tiempo. Como la pimienta negra o el pimentón, debería estar en todas las cocinas.

**Ashwagandha**
*Withania somnifera; Solanaceae*
Cerezo de invierno
(S) *Ashwagandha*, «lo que tiene el olor de un caballo», pues da la vitalidad y la energía sexual de un caballo
*Parte que se usa:* raíz
*Energética:* amargo, astringente, dulce/calorífico/dulce
VK- P y ama + (en exceso)
*Tejidos:* músculo, grasa, hueso, médula y nervio, reproductor.
*Sistemas:* reproductor, nervioso, respiratorio.
*Acciones:* tónica, rejuvenecedora, afrodisiaca, nervina, sedante, astringente.
*Indicaciones:* debilidad general, debilidad sexual, agotamiento nervioso, convalecencia, problemas de la vejez, emaciación infantil, pérdida de memoria, pérdida de energía muscular, espermatorrea, exceso de trabajo, deficiencia de tejido, insomnio, parálisis, esclerosis múltiple, vista débil, reumatismo, problemas de la piel, tos, dificultad respiratoria, anemia, fatiga, esterilidad, inflamación glandular.

### Ashwagandha

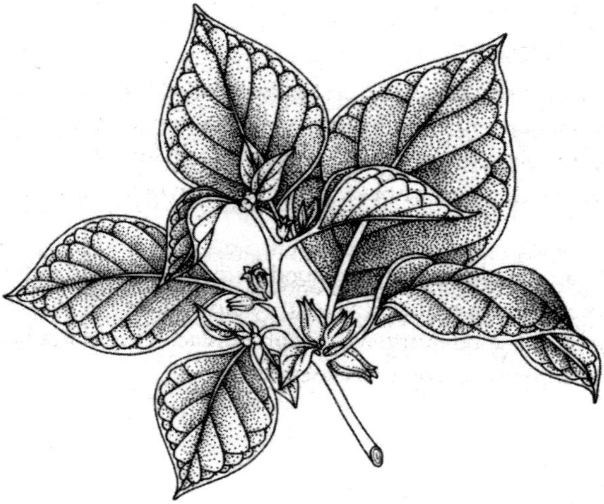

*Precauciones:* ama elevada, congestión grave.
*Preparación:* decocción, decocción en leche, polvo (0,25-1 g), pasta, ghee medicinal, aceite medicinal.
El ashwagandha ocupa un lugar en la farmacología ayurvédica similar al del ginseng en la medicina china; sin embargo, es mucho más asequible económicamente. Se trata de la mejor planta rejuvenecedora, especialmente para los músculos, la médula, el semen y para las personas de constitución vata. Se utiliza en los casos de debilidad y deficiencia de tejidos en los niños, los ancianos, y en estados de debilidad causados por enfermedades crónicas, por un exceso de trabajo, falta de sueño o agotamiento nervioso.

A este propósito, como tratamiento regenerativo, se puede tomar en decocción de leche añadiéndole azúcar sin refinar, miel, pippali y arroz basmati. Esta preparación retarda el envejecimiento y cataliza el proceso anabólico del cuerpo. Es de cualidad sátvica y una de las mejores plantas para la mente, ya que la nutre y clarifica. Es calmante e induce a un sueño profundo y tranquilo.

El ashwagandha es también un buen alimento para mujeres embarazadas que se encuentran débiles; ayuda a estabilizar el feto. Asimismo, regenera el sistema hormonal, acelera la curación de los tejidos y puede usarse por vía externa en heridas, llagas, etc. Se pueden tomar 5 g del polvo en leche caliente o en agua, dos veces al día, endulzados con azúcar sin refinar.

**Bakuchi**

*Psoralea corylifolia; Leguminoseae*
(S) *Bakuchi*
(Ch) *Bu Gu Zhi*
*Parte que se usa:* semillas
*Energética:* picante, amarga/calorífica/picante
KV- P+
*Tejidos:* plasma, sangre
*Sistemas:* circulatorio, urinario
*Acciones:* depurativa, diurética, diaforética, rejuvenecedora, afrodisiaca, antiparasitaria.
*Indicaciones:* impétigo, leucoderma, psoriasis, debilidad, lombrices, fiebres crónicas, impotencia, alopecia prematura y encanecimiento prematuro.
*Precauciones:* pitta debe compensarlo con otras plantas más refrescantes, evitar durante las fiebres crónicas.
*Preparación:* polvo (0,25-0,5 g), aceite.
El bakuchi es un excelente tónico y rejuvenecedor para la piel. Mejora el cutis, restaura el lustre de la piel y favorece el crecimiento de las uñas y el cabello. Es eficaz con la piel áspera, agrietada y escamosa y con las uñas rotas y quebradizas, algo habitual en la constitución vata y en la vejez. Contribuye a eliminar la decoloración de la piel, sea clara u oscura, y restablece la tonalidad normal de la piel. El bakuchi está considerado como la mejor planta para el vitíligo y similares decoloraciones de la piel.

El aceite de bakuchi aplicado tópicamente en el vitíligo contribuye a detener la propagación de la decoloración y restaura el color normal de la piel. El aceite también es bueno para la foliculitis. La *psoralea corylifolia* se usa también con fines similares en la medicina china, donde está clasificada como un tónico yang o planta para mejorar la vitalidad primaria.

**Bala**
*Sida cordifolia; Malvaceae*
Malva silvestre de India
(S) *Bala*, «lo que da fuerza», debido a sus grandes propiedades tónicas
*Parte que se usa:* principalmente la raíz
*Energética:* dulce/refrescante/dulce
VPK= K y ama + (en exceso).
*Tejidos:* actúa en todos los elementos-tejido, especialmente en la médula o el tejido nervioso.
*Sistemas:* circulatorio, nervioso, urinario, reproductor.
*Acciones:* tónica, rejuvenecedora, afrodisiaca, demulcente, diurética, estimulante, nervina, analgésica, vulneraria.
*Indicaciones:* enfermedades del corazón, parálisis facial, ciática, demencia, neuralgia, reumatismo, asma, emaciación, agotamiento, debilidad sexual, cistitis, disentería, leucorrea, fiebres crónicas, convalecencia.
*Precauciones:* pocas, problemas congestivos causados por ama o kapha elevados.
*Preparación:* decocción, decocción en leche, polvo (0,25-1 g), pasta, aceite medicinal.
La medicina ayurvédica usa distintas variedades de la familia de la malva (como el malvavisco) para uso tónico, demulcente y rejuvenecedor. Estas incluyen bala, mahabala (*sida rhombifolia*), y atibala (*abutilon indicum*), así como la raíz de la planta del algodón. Aunque todas ellas poseen propiedades similares, bala es la más efectiva como tónico cardiaco y atibala constituye un eficaz y potente diu-

rético, mientras que la raíz del algodón es calorífica y constituye un emenagogo más poderoso. La bala es tónica y rasayana para todo tipo de problemas de vata. Fortalece el sistema nervioso y calma el dolor artrítico. También es rejuvenecedora, nutritiva y estimulante del corazón. Para las fiebres profundamente arraigadas e intermitentes, se puede tomar con jengibre o pimienta negra. Alivia la inflamación del tejido nervioso. Por vía externa, como aceite medicinal, actúa con efectividad en estados de dolor nervioso y de entumecimiento, y su efecto suavizante elimina los calambres musculares. En decocción de leche, con azúcar, es nutritiva y afrodisiaca. Acelera la curación del tejido en enfermedades infecciosas crónicas.

**Bhringaraj**
*Eclipta alba*, etc.; *Compositae*
(S) *Bhringaraja*, *kesharaja*, «el que rige el cabello», ya que estimula el crecimiento del cabello
(Ch) *Han lian cao*
*Parte que se usa:* planta
*Energética:* amargo, picante/calorífico/picante
VK- aumenta pitta solo en exceso
*Tejidos:* plasma, sangre, hueso, médula, reproductor.
*Sistemas:* circulatorio, nervioso, digestivo.
*Acciones:* tónica, rejuvenecedora, depurativa, hemostática, antipirética, nervina, laxante, vulneraria.
*Indicaciones:* encanecimiento prematuro del cabello, calvicie, alopecia, dientes flojos o que se caen, agrandamiento del hígado o del bazo, cirrosis, hepatitis crónica, hemorragias, disentería, anemia, enfermedades cutáneas, insomnio, problemas mentales.
*Precauciones:* enfriamientos agudos.
*Preparación:* infusión (caliente o fría), decocción, polvo (0,25-1 g), aceite medicinal, ghee medicinal.
El bhringaraj es un preventivo del proceso de envejecimiento, mantiene el esqueleto y favorece en la regeneración de huesos,

dientes, cabello, vista, oído y memoria. Constituye un rejuvenecedor para el hígado y una medicina excelente para la cirrosis. Es también la mejor medicina ayurvédica herbaria para el cabello. El aceite de bhringaraj es famoso por volver el pelo negro y abundante, por eliminar las canas y revertir la calvicie. Ayuda a calmar la mente en casos de actividad mental excesiva e induce al sueño profundo.

En muchos aspectos es similar a brahmi o gotu kola en cuanto a sus propiedades. Combina las propiedades de tónico amargo, como el diente de león (del cual es sustitutivo), con las de tónico rejuvenecedor.

Aplicado por vía externa, contribuye a la extracción de sustancias venenosas y reduce las inflamaciones y la hinchazón de los ganglios. Constituye un buen tónico para la mente. El bhringaraj también es beneficioso para el cutis.

**Bibhitaki**

*Terminalia belerica; Combretaceae*

(S) *Bibhitaki*

*Parte que se usa:* fruto

*Energética:* astringente/calorífico/dulce

KP- V+ (en exceso)

*Tejidos:* plasma, músculo, hueso.

*Sistemas:* respiratorio, digestivo, excretor, nervioso.

*Acciones:* astringente, tónica, rejuvenecedora, expectorante, laxante, antihelmíntica, antiséptica, litolítica.

*Indicaciones:* tos, garganta inflamada, laringitis, bronquitis, catarro, cálculos, diarrea crónica, disentería, parásitos, enfermedades oculares.

*Precauciones:* vata elevado.

*Preparación:* infusión, decocción, polvo (0,25-1 g), pasta.

El bibhitaki es otra poderosa planta rejuvenecedora que proviene de las diferentes variedades de árboles mirobálanos utilizados extensamente en India. Actúa como tónico para individuos kapha y

### Bibhitaki

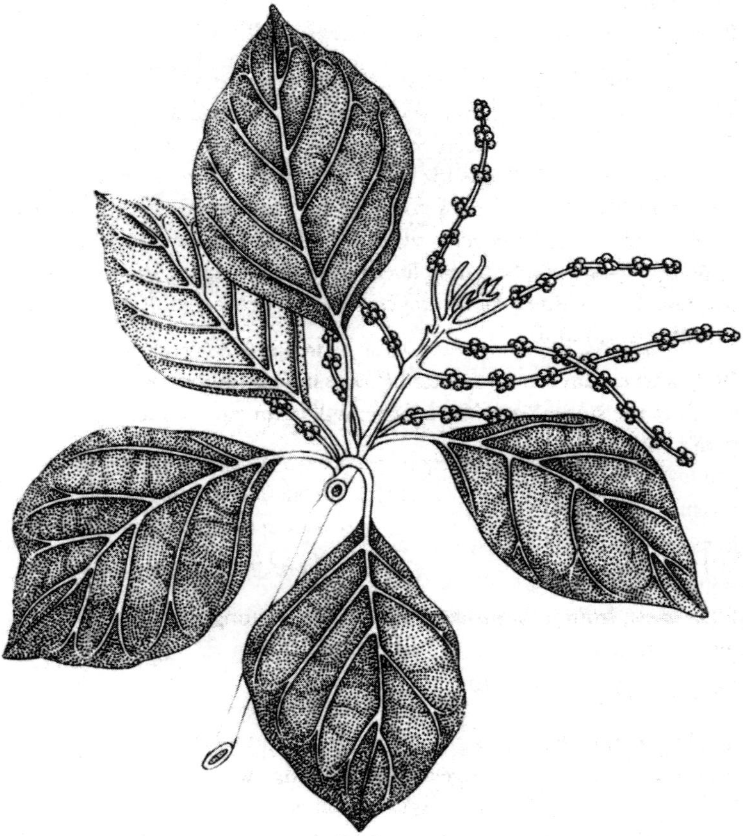

en los pulmones; mejora la voz, la visión y estimula el crecimiento del cabello. Tiene tanto un fuerte efecto laxante como astringente, al limpiar los intestinos y aumentar su tono. El bibhitaki es efectivo para eliminar toda clase de cálculos y también las acumulaciones de kapha en los tractos digestivo, urinario y respiratorio, ya que los licua y los expulsa, incluyendo los parásitos. Tiene un efecto astringente y tonificador en el estómago y aumenta el apetito. Aunque es de energía calorífica, no agrava pitta.

Se puede tomar en polvo y mezclado con miel para combatir la inflamación de garganta y el deterioro de la voz; también se puede utilizar en forma de gargarismos. Usado por vía externa ejerce una acción antiséptica. Normalmente, se utiliza como parte del compuesto triphala (véase también Haritaki).

**Bilva**
*Aegle marmelos; Rutaceae*
Membrillo de Bengala
(S) *Bilva*
*Parte que se usa:* fruto (inmaduro)
*Energética:* astringente, dulce/refrescante/dulce
K- V+, aumenta agni
*Tejidos:* plasma, sangre, grasa, nervios.
*Sistemas:* digestivo, excretor, nervioso.
*Acciones:* astringente, estomacal, digestivo, estimulante.
*Indicaciones:* malabsorción, diarrea crónica (especialmente en niños), disentería (amebiana), cólicos, diabetes, hemorragias, tos, insomnio.
*Precauciones:* no usar durante fiebres agudas, es segura en los casos de fiebres crónicas.
*Preparación:* polvo (0,25-1 g), decocción, dulces.
La bilva es un importante astringente y estimulante para la digestión débil crónica y la malabsorción, pues mejora tanto el fuego digestivo como las funciones del intestino delgado. La bilva es una de las plantas más sagradas de Shiva, el dios de la conciencia pura, que fortalece el corazón y calma los ojos. Para quienes sufren de heces blandas crónicas y apetito débil su efecto sanador puede ser extraordinario.

Media cucharadita de la planta en polvo con una cucharadita de miel detiene las náuseas y el vómito. Una cucharadita de bilva en polvo con leche de cabra en cantidad suficiente para hacer una pasta es excelente para contrarrestar la estomatitis y otras llagas ulcerosas. Hay que tener en cuenta que el fruto maduro tiene propiedades laxantes y nutritivas y no es tan astringente como el fruto verde. Con el fruto se hacen mermeladas y confituras.

**Brahmi**

*Hydrocotyle asiatica; Umbellifera*
*Bacopa monniera; Scrophulariaceae*
Centella asiática
(S) *Brahmi*, «que da el conocimiento de Brahman o Realidad Espiritual»
(S) *Manduka parni*, «que tiene la hoja de sapo»
*Parte que se usa:* raíz, planta
*Energética:* amargo, astringente, dulce/refrescante/dulce
VPK=
*Tejidos:* nervios, sangre
*Sistemas:* nervioso, muscular, circulatorio, reproductor
*Acciones:* tónico cerebral, sedante, antiespasmódica, depurativa, diurética, astringente.
*Indicaciones:* ansiedad, ira, insomnio, dolor nervioso, debilidad nerviosa, espasmos musculares, parálisis, anemia, enfermedades venéreas, sistema inmunitario debilitado.
*Precauciones:* en grandes cantidades puede provocar dolor de cabeza o pérdida de conciencia, sobre todo en la constitución vata.
*Preparación:* polvo, (0,25-1 g), decocción, jugo.

El brahmi es quizá la planta nervina más importante usada en la medicina ayurvédica. Revitaliza las células del cerebro, elimina las toxinas y los bloqueos del sistema nervioso, y a la vez tiene un efecto nutritivo. Mejora la memoria y ayuda a concentrarse. El brahmi del Himalaya es un alimento importante para los yoguis y favorece la meditación. Para rejuvenecer la mente ingieren diariamente una pequeña cantidad de hojas frescas. La centella asiática ayuda a despertar el chakra corona y equilibra los hemisferios derecho e izquierdo del cerebro. Calma el corazón y contribuye a proteger de los ataques al corazón.

El brahmi ayuda a dejar los malos hábitos y las adicciones de todo tipo. Es eficaz en la recuperación del alcoholismo y del abuso de drogas, así como a deshabituarse del azúcar, por lo cual se añade a muchas fórmulas ayurvédicas como agente nervino y antiespasmódico. Limpia la sangre, mejora el sistema inmunitario, apacigua el deseo sexual excesivo y es excelente para las enfermedades venéreas, incluido el sida. Limpia los riñones a la vez que calma y relaja el hígado.

El brahmi es una de las mejores plantas para equilibrar y rejuvenecer a pitta, al mismo tiempo que reduce kapha de forma enérgica. Puede reducir vata si se toma en la dosis adecuada o con otras plantas anti-vata como el ashwagandha. Una taza de infusión de brahmi con miel tomada antes de la meditación es de gran ayuda. En decocción de leche es un buen tónico cerebral, especialmente si se combina con ashwagandha. Tomado con albahaca y un poco de pimienta negra es bueno para todo tipo de fiebre. Como rejuvenecedor, es mejor preparado en ghee; el ghee de brahmi es una gran medicina para la mente y el corazón que debería estar en todas las casas.

Hay varias controversias botánicas en cuanto al brahmi. Primero en cuanto a la identidad de brahmi y la planta llamada *Manduka parni* (*Bacopa*), de uso parecido, con la que, sin embargo, no tiene relación botánica. Generalmente es preferible el brahmi (*Hydrocotyle*). El ayurveda, al igual que otros sistemas tradicionales, ha destacado el uso de plantas equivalentes porque la especie exacta no siempre es asequible. Esto puede generar, sin embargo, confusión. Muchas plantas relacionadas con el género *Bacopa* crecen en el este de Estados Unidos de América.

La otra controversia es acerca de la identidad de brahmi y gotu kola. Las dos plantas están relacionadas botánicamente y tienen propiedades similares (aunque gotu kola es un diurético más fuerte y un nervino más débil). Informes recientes señalan que el gotu kola es la centella asiática, por lo que a algunos médicos ayurvédicos no les gusta identificarlos por separado. Dado que el gotu kola es más fácil de conseguir que el brahmi de India y no dista mucho en sus propiedades, se usa a menudo en su lugar.

**Chancapiedra**
*Phyllanthus niruni; Euphorbiaceae*
(S) *Bhumyamalaki*
*Parte que se usa:* planta
*Energética:* amargo, astringente, dulce/refrescante/picante
VPK=
*Tejidos:* huesos, plasma, sangre.
*Sistemas:* circulatorio, digestivo, esquelético.
*Acciones:* depurativo, colagogo, vulnerario, antiinflamatorio, diurético.
*Indicaciones:* hepatitis, ictericia, enfermedades del hígado y del bazo, erupciones cutáneas, prurito, enfermedades venéreas, diabetes, anemia.
*Precauciones:* vata elevado.
*Preparación:* polvo (0,25-1 g), cataplasma (externamente).
La chancapiedra es una de las mejores plantas ayurvédicas para el hígado y una de las pocas que ha tenido éxito al tratar tanto la hepatitis crónica como la aguda. En esta era de toxicidad hepática, es un excelente tónico hepático y rejuvenecedor. Contribuye a lidiar con los efectos secundarios del alcohol, el tabaco, las drogas y los químicos que dañan el hígado. Como planta natural tiene un amplio potencial de aplicación.

**Chitrak**
*Plumbago zeylonica*
(S) *Chitraka*
*Parte que se usa:* raíz
*Energética:* picante/caliente/picante
KV- P+ aumenta agni
*Tejidos:* sangre, grasa
*Sistemas:* digestivo

*Acciones:* estimulante, diaforética, carminativa, emenagoga, colagoga.
*Indicaciones:* pérdida de apetito, indigestión, distensión abdominal, hemorroides, edema, parásitos, enfermedades cutáneas, parálisis, problemas mentales, artritis
*Precauciones:* usar en dosis bajas, las dosis altas pueden ser tóxicas; no usar durante el embarazo, con infecciones urinarias o hemorragias.
*Preparación:* polvo (0,25-0,5 g).
Chitrak es quizás la mejor planta ayurvédica para favorecer el fuego digestivo y aumentar la capacidad digestiva del hígado, el bazo y el intestino delgado; a menudo, funciona incluso cuando fallan especias calientes como el pimentón. Es mejor que el trikatu o la asafétida, y se puede añadir a estos para obtener mejores resultados. Quienes sufren de digestión débil crónica y de falta de apetito pueden beneficiarse tomando esta planta antes o durante las comidas. El chitrak contribuye a aumentar la energía mediante la digestión y la asimilación correctas. Estimula el hígado para digerir las grasas y los azúcares. Tomado con shilajit, el chitrak actúa como un excelente regulador del peso.

**Crisantemo**
*Chrysanthemum indicum; Compositae*
(S) *Sevanti*, «servicio», ya que aporta la energía de la devoción, de la entrega y del servicio a lo divino
(Ch) *Ju hua*
*Parte que se usa:* flores
*Energética:* amargo, dulce/refrescante/picante
PK- V+ (en exceso).
*Tejidos:* plasma, sangre, médula.
*Sistemas:* digestivo, respiratorio, nervioso.
*Acciones:* diaforética, antipirética, depurativa, antiespasmódica.
*Indicaciones:* dolor de cabeza, dolor de garganta, infecciones en los ojos, hemorragias nasales, forúnculos, dismenorrea, enfermedades hepáticas.
*Precauciones:* pocas, vata elevado.
*Preparación:* infusión (caliente o fría), polvo (0,25-1 g).

Con la flor común del crisantemo que crece en los jardines se puede hacer una buena infusión refrescante para el calor del verano o para las personas de constitución pitta. Se puede macerar el contenido de dos cucharaditas de flores en una taza de agua. El crisantemo proporciona brillo a los ojos, mejora la visión y constituye un ingrediente importante en muchas fórmulas para enfermedades oculares. Refresca y regula pitta, que gobierna la visión. Calma las emociones de naturaleza pitta, como la ira y la irritabilidad. Al calmar la función del hígado, activa la menstruación y alivia los calambres menstruales y los dolores de cabeza. También estimula la formación de leche materna.

El crisantemo es una flor importante en las ceremonias religiosas devocionales (*puja*). Ayuda en la entrega de la voluntad egoísta (una función del pitta desequilibrado) a lo divino.

**Efedra**

*Ephedra vulgaris; Gnetaceae*

(S) *Somalata*, por su similitud con el soma, por ser un gran estimulante del sistema nervioso

(Ch) *Ma huang*

*Parte que se usa:* ramas

*Energética:* picante, astringente/calorífico/picante

K- P+ V+ (en exceso).

*Tejidos:* plasma, músculo, médula y nervio.

*Sistemas:* respiratorio, nervioso, circulatorio, urinario.

*Acciones:* estimulante, diaforética, expectorante, antiespasmódica, diurética, analgésica.

*Indicaciones:* resfriados, tos, disnea, sibilancias, bronquitis, asma, artritis, hidropesía, edema facial.

*Precauciones:* hipertensión, dolor cardiaco, palpitaciones, insomnio, mala digestión.

*Preparación:* infusión, polvo (0,25-0,5 g), debe usarse en pequeñas dosis, a menos que se tenga la certeza de que no producirá efectos secundarios.

La efedra es probablemente la planta estimulante y diaforética más potente. Ejerce una acción semejante a la de la adrenalina. Se puede utilizar como substituto del café, pero también tiene efectos secundarios (que se reducen un poco si se le añade regaliz). Puede ser un sobreestimulante de las glándulas suprarrenales, y resultar demasiado intensa para el sistema nervioso debido a su cualidad rajásica.

La efedra actúa como poderoso broncodilatador, de ella se extrae la efedrina, una de las principales medicinas contra los ataques de asma. Sin embargo, puede causar espasmos cardiacos. Es una de las plantas más reductoras de kapha, que alivia los resfriados, disminuye la mucosidad, la tos, los edemas y favorece el estado de vigilia y la actividad. Se usa en la preparación de muchas mezclas de plantas estimulantes y estimula plenamente el sistema nervioso. Alivia el dolor en las articulaciones, activa la circulación periférica y limpia el sistema linfático. Se puede usar junto con otros diaforéticos suaves como la canela y el jengibre.

La efedra americana, también llamada té mormón, no posee las mismas propiedades diaforéticas y antitusivas que la variedad oriental. Se usa más comúnmente como diurético, de manera parecida a las bayas de enebro.

**Fo-ti**

*Polygonum multiflorum; Polygonaceae*

(Ch) *He shou wu*

*Parte que se usa:* raíz (elaborada)

*Energética:* dulce, amargo, astringente/ refrescante/dulce

PV- K y ama + (en exceso)

*Tejidos:* actúa en todos los elementos-tejido.

*Sistemas:* reproductor, urinario, circulatorio.

*Acciones:* tónica, rejuvenecedora, afrodisiaca, astringente, nervina.

*Indicaciones:* anemia, neurastenia, impotencia, dolor en la parte baja de la espalda, encanecimiento prematuro y alopecia, ganglios linfáticos inflamados, menstruación excesiva, leucorrea, arterioesclerosis, diabetes.

*Precauciones:* digestión débil, congestión grave o edemas.
*Preparación:* decocción, decocción en leche, polvo (0,25-1 g).

El fo-ti es una importante planta china de acción rejuvenecedora que suele ser asequible en Occidente. Actúa como creador de sangre y esperma y fortalece los músculos, tendones, ligamentos y huesos. Fortalece los riñones, el hígado y el sistema nervioso. Es famoso su efecto revitalizador del cabello. En términos ayurvédicos, es un rejuvenecedor para pitta y vata, y se puede usar en lugar de los tónicos ayurvédicos que, en su mayoría, todavía no son asequibles en Occidente.

El fo-ti se combina a menudo con gotu kola, de forma que se reúnen dos de los más importantes rejuvenecedores, el uno chino y el otro indio. Ambos se usan para contrarrestar los efectos del envejecimiento; el fo-ti es mejor para reconstruir los tejidos, mientras que el gotu kola es mejor para revitalizar la mente.

Se pueden cocer a fuego lento 14 g de fo-ti en medio litro de agua durante treinta minutos, y tomarlo diariamente. O se pueden tomar cantidades equivalentes de fo-ti y gotu kola junto con una pequeña cantidad de semillas de hinojo para facilitar su absorción.

**Ginseng**

*Panax ginseng; Araliaceae*
(Ch) *Ren shen*
*Parte que se usa:* raíz
*Energética:* picante, amargo, dulce/calorífico/dulce
VPK= PK+ (en exceso)
*Tejidos:* actúa en todos los elementos-tejido del cuerpo.
*Sistemas:* digestivo, respiratorio, circulatorio, nervioso, reproductor.
*Acciones:* tónica, rejuvenecedora, estimulante, afrodisiaca, demulcente, nervina.
*Indicaciones:* vejez, senilidad, debilidad, emaciación, fatiga, impotencia, convalecencia, para aumentar la energía.
*Precauciones:* hipertensión, fiebre, problemas inflamatorios, pitta elevado, estados generales de exceso de ama, puede sobreestimular vata, obesidad.

*Preparación:* decocción, decocción en leche, polvo (0,25-0,5 g).

El ginseng es una de las mejores plantas tónicas y rejuvenecedoras, que favorece el crecimiento y la revitalización del cuerpo y de la mente. Es especialmente eficaz en los problemas vata de deficiencia de los tejidos que se manifiestan durante la vejez. Las personas que no están débiles pueden encontrarla estimulante, como el café. Es excelente para contribuir al aumento de peso y al crecimiento de los tejidos corporales (incluido el tejido nervioso).

Como rejuvenecedor, se combina con ashwagandha, una planta india de propiedades similares, y de cuya mezcla se tomarán 3 g dos veces al día. Junto con el jengibre, se puede utilizar para estimular la digestión y la asimilación. Cocida en leche es un buen tónico general.

El ginseng americano tiene propiedades similares pero se dice que es de energía más fría. Es un buen demulcente y tónico para los pulmones; es adecuado para las personas de constitución pitta, pero es más probable que agrave kapha. Sin embargo, el ginseng americano de la parte norte del país, de Catskills, es más calorífico y parecido al coreano. La calidad de la variedad americana no es inferior a la china, y hay que hacer mejor uso de ella.

**Gokshura**

*Tribulis terrestris; Zygophyllaceae*

Abrojo

(S) *Gokshura, shvadamstra*

(Ch) *Chi li*

*Parte que se usa:* fruto

*Energética:* dulce, amargo/refrescante/dulce

VPK=

*Tejidos:* plasma, sangre, médula y nervio, reproductor.

*Sistemas:* urinario, reproductor, nervioso, respiratorio.

*Acciones:* diurética, litolítica, tónica, rejuvenecedora, afrodisiaca, nervina, analgésica.

*Indicaciones:* micción dificultosa o dolorosa, edema, cálculos renales o de la vejiga, cistitis crónica, nefritis, hematuria, gota, reumatismo, lumbago, ciática, impotencia, esterilidad, debilidad seminal, enfermedades venéreas, tos, disnea, hemorroides, diabetes.
*Precauciones:* deshidratación.
*Preparación:* decocción, decocción en leche, polvo (0,25-1 g), aceite medicinal.
El gokshura es eficaz en la mayoría de problemas del tracto urinario ya que estimula el flujo de la orina, refresca y calma las membranas del tracto urinario y ayuda a eliminar los cálculos. Detiene las hemorragias, refuerza la función de los riñones, al tiempo que los nutre, por lo que actúa como tónico rejuvenecedor sobre estos. También fortalece el aparato reproductor al aumentar el semen. Es un reconstituyente para la mujer en el postparto. El gokshura es un rejuvenecedor para pitta; al mismo tiempo, también calma vata con su acción sedante sobre el sistema nervioso. No tiene los efectos secundarios de la mayoría de los diuréticos y sus propiedades son similares a las del malvavisco. Es una excelente planta armonizadora en la preparación de la mayoría de fórmulas de acción renal. Su naturaleza es sátvica y fomenta la lucidez.

Tomada en decocción de leche es un fuerte afrodisiaco. Mezclada con igual cantidad de jengibre seco, alivia el dolor nervioso y de espalda. Combinada con igual cantidad de ashwagandha en polvo –3 g dos veces al día– constituye un poderoso revitalizador. Su aceite es eficaz para evitar la alopecia y la calvicie prematura.

El gokshura es una planta común en Estados Unidos de América, donde se denomina *goat's head* (cabeza de cabra) entre otros nombres, y cuyas poderosas propiedades medicinales son aún desconocidas.

Otro importante tónico y rejuvenecedor para los riñones es punarnava (batatilla). Se utiliza generalmente junto con el gokshura en las fórmulas diuréticas.

**Gotu kola**
*Centella asiatica; Umbelliferae*
Centella asiática
*Parte que se usa:* planta
*Energética:* amargo/refrescante/dulce
VPK=
*Tejidos:* todos los elementos-tejido salvo el reproductor, principalmente la sangre, médula y nervio.
*Sistemas:* nervioso, circulatorio, digestivo.
*Acciones:* nervina, rejuvenecedora, depurativa, febrífuga, diurética.
*Indicaciones:* problemas nerviosos, epilepsia, senilidad, envejecimiento prematuro, pérdida del cabello, problemas crónicos y recidivantes de la piel, enfermedades venéreas.
*Precauciones:* puede aumentar el picor; en grandes dosis puede provocar dolores de cabeza o pérdida temporal del conocimiento.
*Preparación:* infusión (caliente o fría), decocción, decocción en leche, polvo (0,25-0,5 g), ghee medicinal, aceite medicinal.

GOTU KOLA

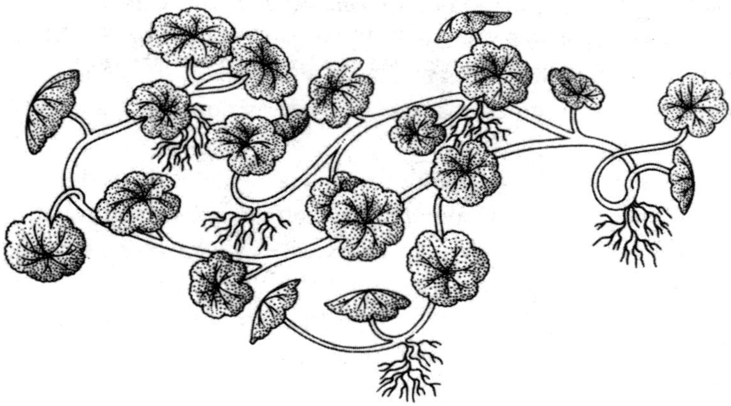

El gotu kola es un pariente cercano del brahmi (*Hydrocotyle asiatica*) y se usa en Occidente como un buen sustituto de este, aunque es mejor diurético y no tiene propiedades nervinas tan fuertes. Incrementa la inteligencia, la longevidad y la memoria.

Fortalece el sistema inmunitario limpiándolo y nutriéndolo, y fortalece las glándulas suprarrenales. Al mismo tiempo, es un enérgico depurador de la sangre y su acción es específica para combatir las enfermedades crónicas de la piel, incluyendo la lepra, la sífilis, el eccema y la psoriasis. También es eficaz para combatir las fiebres periódicas o intermitentes como la malaria.

El gotu kola es un tónico para pitta. Al mismo tiempo, inhibe vata, calma los nervios y ayuda a reducir el exceso de kapha. (Véase también la ficha de Brahmi).

**Guduchi**

*Tinospora cordifolia; Menispermaceae*
(S) *Guduchi, amrita*
(Ch) *Kuan Jin Teng*
*Parte que se usa:* tallo y raíz, extracto en polvo de almidón amargo
*Energética:* amargo, astringente, dulce/caliente/dulce
VPK=
*Tejidos:* sangre, grasa, reproductor
*Sistemas:* circulatorio, digestivo, reproductor
*Acciones:* tónico-amargo, febrífuga, depurativa, diurética, afrodisiaca, rejuvenecedora, antirreumática.
*Indicaciones:* fiebre, convalecencia de enfermedades febriles, malaria, hiperacidez, hepatitis, ictericia, diabetes, enfermedades del corazón, tuberculosis, gota, enfermedades cutáneas, hemorroides.
*Precauciones:* usar con cuidado durante el embarazo.
*Preparación:* polvo (0,25-0,5 g), extracto (*guduchi* o *giloy sattva*).
El guduchi es un rejuvenecedor para pitta y una poderosa planta nutritiva para tomar durante el período de recuperación de enfermedades infecciosas y fiebres. Su naturaleza caliente es anti-ama, no agrava pitta y destruye las toxinas sin agravar el calor o el fuego

corporal. El guduchi, como el ashwagandha y el shatavari, es un tónico excelente para el sistema inmunitario y, por tanto, una de las mejores plantas para restaurar la función inmunológica baja. Es especialmente importante para combatir las fiebres bajas crónicas y las infecciones difíciles de tratar, desde el virus de Epstein-Barr hasta el del sida, que muchas personas padecen en la actualidad. Aumenta la energía positiva en las situaciones de debilidad, como el síndrome de fatiga crónica.

La mejor forma de tomarlo es en forma del almidón amargo procedente de la planta, llamado guduchi o giloy sattva. Tomado con ghee, el guduchi reduce vata, con azúcar reduce pitta, y con miel reduce kapha. Los chinos usan la planta principalmente para la hinchazón debida a la artritis o a traumatismos.

**Guggul**
*Commiphora Mukul; Burseaceae*
Bedellium indio
(S) *Guggulu*
*Parte que se usa:* resina
*Energética:* amargo, picante, astringente, dulce/calorífico/picante
KV- P+ (en exceso)
*Tejidos:* actúa en todos los elementos-tejido.
*Sistemas:* nervioso, circulatorio, respiratorio, digestivo.
*Acciones:* rejuvenecedora, estimulante, depurativa, nervina, antiespasmódica, analgésica, expectorante, astringente, antiséptica.
*Indicaciones:* artritis, reumatismo, gota, lumbago, problemas nerviosos, neurastenia, debilidad, diabetes, obesidad, bronquitis, tos ferina, dispepsia, hemorroides, piorrea, enfermedades cutáneas, llagas y úlceras, cistitis, endometritis, leucorrea, tumores.
*Precauciones:* infecciones renales agudas, estadios agudos de las erupciones.
*Preparación:* píldora, en polvo (0,25-0,5 g), pasta.
El guggul es la resina más importante usada en la medicina ayurveda. Similar a la mirra, posee potentes poderes purificadores y

## Guggul

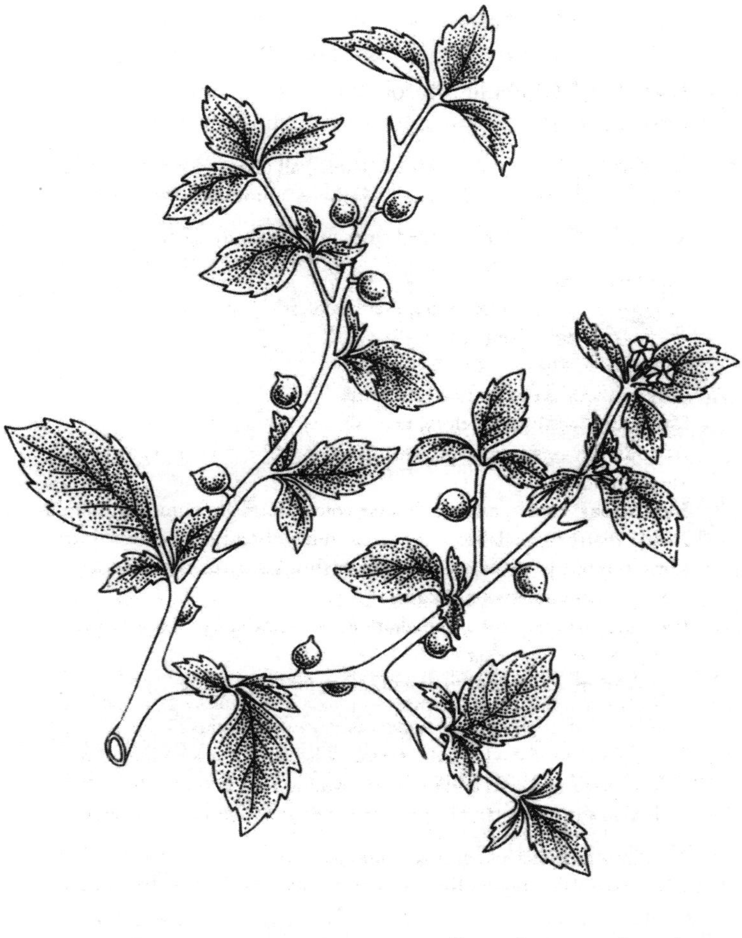

rejuvenecedores. Varios medicamentos llamados *gugguls* se hacen con esta planta mezclada con pequeñas cantidades de otras plantas que se utilizan como conductoras de sus propiedades curativas. Es un rejuvenecedor para vata y también para kapha; solo agrava ligeramente a pitta si se usa durante mucho tiempo.

El guggul aumenta el número de glóbulos blancos y desinfecta las secreciones, incluidos las mucosidades, el sudor y la orina. Aumenta el apetito, limpia los pulmones, y contribuye a curar la piel y las membranas mucosas, aunque su administración es más aconsejable en los casos crónicos que en los agudos. Se puede aplicar por vía externa como emplasto, o utilizarse en gargarismos en los casos de problemas de ulceraciones en la boca y la garganta. El guggul ayuda a regular la menstruación. Aunque no es nutritivo de por sí, cataliza la regeneración de los tejidos, sobre todo del tejido nervioso. También reduce la grasa, las toxinas, los tumores y el tejido necrótico. Es la mejor medicina para combatir las enfermedades artríticas.

**Gurmar**

*Gymnena sylvestre; Asclepiadaceae*

(S) *Mesharingi, shardunika, madhunashini*, «que destruye el sabor dulce»

*Parte que se usa:* hojas

*Energética:* astringente, picante/calorífico/picante

KV- P=

*Tejidos:* sangre, plasma

*Sistemas:* digestivo, circulatorio

*Acciones:* astringente, estimulante digestiva, diurética.

*Indicaciones:* diabetes, obesidad, hipoglucemia, piedras en el riñón, hepatomegalia, esplenomegalia.

*Precauciones:* no se han señalado.

*Preparación:* polvo (0,25-1 g).

El gurmar contrarresta el ansia de azúcar embotando las papilas gustativas y calmando los nervios. Contribuye a controlar el apetito y a reducir el deseo de azúcar. Calma y relaja el hígado y el páncreas. Un poco de polvo de gurmar en la boca vuelve a una persona temporalmente insensible al azúcar. Es una planta maravillosa para quienes busquen reducir su dependencia del azúcar. El gurmar es especialmente eficaz frente a la aparición de la diabetes y puede prevenir el desarrollo de la enfermedad. Tomar un poco de gurmar cuando vienen ganas de ingerir dulce previene de nuevos ataques.

**Haritaki**

*Terminalia chebula; Combretaceae*

Mirobálano

(S) *Haritaki*, porque se lleva, hace desaparecer (*harate*) todas las enfermedades o porque es consagrada a Shiva (Hara); también denominado *abhaya* porque ayuda a perder el miedo

(Ch) *He zi* (también «el rey de las medicinas» en la medicina tibetana)

*Parte que se usa:* fruto

*Energética:* todos los sabores salvo el salado, predominantemente astringente/calorífico/dulce

VPK=

*Tejidos:* actúa en todos los elementos-tejido.

*Sistemas:* digestivo, excretor, nervioso, respiratorio.

*Acciones:* rejuvenecedora, tónica, astringente, laxante, nervina, expectorante, antihelmíntica.

*Indicaciones:* tos, asma, ronquera, hipo, vómito, hemorroides, diarrea, malabsorción, distensión abdominal, infecciones parasitarias, tumores, ictericia, enfermedades del bazo, enfermedades cardiacas, enfermedades cutáneas, picores, edemas, problemas nerviosos.

*Precauciones:* embarazo, deshidratación, agotamiento o emaciación graves, pitta elevado en exceso.

*Preparación:* decocción, polvo (0,25-0,5 g), pasta.

El haritaki, aunque tiene un sabor muy desagradable y astringente, es una de las plantas ayurvédicas más importantes –si no la mejor. Es un rejuvenecedor para vata, regula kapha y solo agrava pitta, si este está excesivamente elevado. Nutre el cerebro y los nervios y aporta la energía de Shiva (la conciencia pura).

El haritaki es un eficaz colutorio astringente para las superficies y membranas ulceradas bucales. Regula el colon y, según la dosis, corrige tanto el estreñimiento como la diarrea. Mejora la digestión y la absorción, fortalece la voz y la vista, y favorece la longevidad. El haritaki incrementa la sabiduría y la inteligencia.

También corrige el prolapso de los órganos y controla las secreciones excesivas, incluyendo la tos, la transpiración, la espermatorrea, la menorragia y la leucorrea. Reduce la acumulación y la congestión de vata.

El haritaki es la base de *triphala*, «los tres frutos» (haritaki, amalaki y bibhitaki), que es una de las más importantes mezclas ayurvédicas. Triphala es el mejor laxante y tónico intestinal; un equilibrado rasayana y un eficaz astringente de uso externo. El haritaki es rejuvenecedor para vata, como el amalaki lo es para pitta y el bibhitaki, para kapha. Las enfermedades indicadas en cada una de estas tres plantas pueden tratarse con este compuesto.

HARITAKI

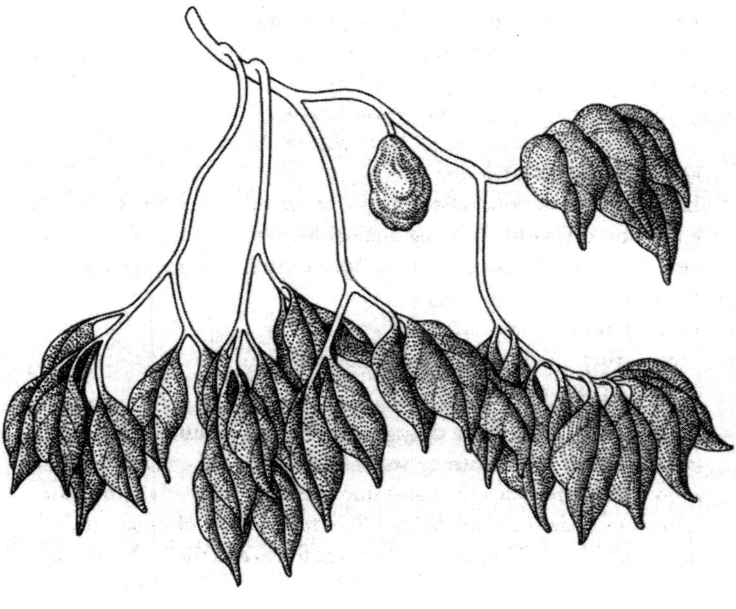

**Jatamansi**

*Nardostachys jatamansi; Valerianaceae*

(S) *Jatamansi*

*Parte que se usa:* raíz

*Energética:* amargo, astringente, dulce/refrescante/dulce

VPK=

*Tejidos:* nervios, sangre

*Sistemas:* nerviosos, muscular, circulatorio

*Acciones:* tónico cerebral, sedante, antiespasmódica, analgésica, antiimflamatoria, emenagoga.

*Indicaciones:* ansiedad, insomnio, dolor de cabeza, dolor nervioso, espasmos musculares, cólico, calambres, menopausia, palpitaciones, histeria.

*Precauciones:* no se han señalado.

*Preparación:* polvo (0,25-1 g), aceite.

El jatamansi tiene una cualidad especial (*prabhava*) para tratar las enfermedades mentales y psicológicas, ayuda a hacer frente a las turbulencias emocionales y los traumas del subconsciente. Es, quizá, el mejor sedante ayurvédico y el más seguro, parecido por sus propiedades a su pariente la valeriana, pero con un efecto más seguro y equilibrado, calma pero no embota la mente como a veces hace la valeriana.

A diferencia de la valeriana, que es calorífica, el jatamansi es refrescante y ayuda a calmar la mente agitada y los nervios inflamados. Combinado con ashwagandha se convierte en un excelente tónico cerebral y aumenta la memoria.

El jatamansi se puede añadir a cualquier fórmula herbaria en la que se necesita un sedante, un analgésico o un antiespasmódico. Para la mala memoria, hervir una cucharadita de jatamansi en una taza de leche durante cinco minutos y beberla por la mañana temprano (añadir azúcar o cardamomo para mejorar el sabor, si se desea). Media cucharadita de jatamansi mezclada con una cucharadita de miel, aplicado externamente, sirve para embellecer la piel.

**Jazmín (flores)**
*Jasminum grandiflorum, Oleaceae*
(S) *Jati*
*Parte que se usa:* flores
*Energética:* amargo, astringente/refrescante/picante
KP- V+ (en exceso)
*Tejidos:* plasma, sangre, hueso, médula
*Sistemas:* nervioso, circulatorio, reproductor
*Acciones:* depurativa, refrigerante, bactericida, hemostática, emenagoga, afrodisiaca, nervina.
*Indicaciones:* trastornos emocionales, dolores de cabeza, fiebre, insolación, conjuntivitis, dermatitis, ardor en la uretra, hemorragias, infecciones bacteriales o virales, cáncer de los ganglios linfáticos, cáncer de huesos, enfermedad de Hodgkin.
*Precauciones:* escalofríos intensos, vata elevado.
*Preparación:* infusión (caliente o fría, no hervir), en polvo (0,25-0,5 g), pasta, aceite medicinal.

Las flores de jazmín ejercen una poderosa acción refrescante y calmante. Su efecto refrescante en la sangre incluye un enérgico efecto bactericida, antiviral y antitumoral; efecto a través del cual también detiene las hemorragias. Las flores de jazmín también fortalecen el sistema linfático y son de gran utilidad en diferentes tipos de cáncer, incluido el cáncer de mama. Son excelentes para combatir las fiebres y, en forma de aceite, contribuyen a reducir los efectos derivados de la insolación.

Las flores de jazmín tienen un efecto ligeramente afrodisiaco en la mujer y limpian el útero. Su cualidad es sátvica y aumentan el amor y la compasión. Ejercen una influencia psíquica, hacen la mente más receptiva, ayudan a recibir y a transmitir las vibraciones de los mantras. Para la mayoría de fines medicinales, combinan bien con el sándalo. Son útiles también en los estados de fiebres elevadas que producen las enfermedades infecciosas y contagiosas.

**Kapikacchu**
*Mucuna pruriens; Papilionaceae*
Grano de terciopelo
(S) *Kapikacchu, atmagupta, vanari*
*Parte que se usa:* semilla
*Energética:* amargo, dulce/caliente/dulce
KV- P=
*Tejidos:* reproductor, nervioso.
*Sistemas:* nervioso, reproductor, respiratorio.
*Acciones:* tónica, rejuvenecedora, afrodisiaca, astringente.
*Indicaciones:* debilidad general, debilidad sexual, impotencia, esterilidad, leucorrea, espermatorrea, asma, debilidad nerviosa, parálisis, enfermedad de Parkinson.
*Precauciones:* hemorragia menstrual, menorragia.
*Preparación:* polvo (0,25-1 g), decocción de leche, dulces.
Las semillas de esta planta son uno de los mejores tónicos y afrodisiacos para el aparato reproductor, tanto masculino como femenino. Aumenta la energía sexual, fortalece los órganos reproductores y mediante estos revitaliza todo el organismo. Se usa normalmente con amalaki, ashwagandha, shatavari, bala, vidari, gokshura y otros tónicos, para hacer píldoras y mermeladas de plantas. Aunque el kapikacchu es uno de los tónicos herbarios más caros del ayurveda, sigue siendo mucho más barato que el ginseng y otros tónicos herbarios. La semilla de kapicacchu no tiene un sabor desagradable, por lo que puede cocinarse con arroz para obtener un plato vegetal maravilloso.

Una cucharadita de semillas hervidas en una taza de agua estimula la energía sexual y previene la eyaculación precoz. Para el asma bronquial, media cucharadita de polvo de kapikacchu con una cucharadita de ghee sirve como un buen broncodilatador. Recientemente se ha encontrado que el kapikacchu es una fuente natural de la Levodopa (L-Dopa), usada para tratar el Parkinson. Varias compañías ayurvédicas en India usan un extracto de la planta para este fin. Puede tomarse regularmente, una o dos cucharaditas al día, para el Parkinson y otras enfermedades similares de debilidad nerviosa.

**Katuka**
*Picrorhiza kurroa*
(S) *Katuka*
(Ch) *Hu Huang Lian*
*Parte que se usa:* raíz
*Energética:* amargo, picante/frío/picante
KP- V=
*Tejidos:* plasma, sangre, grasa
*Sistemas:* digestivo, circulatorio, urinario
*Acciones:* tónica amarga, antipirética, depurativa, laxante, antibiótica.
*Usos:* fiebre, tos, hepatitis, asma, bronquitis, parásitos, toxicidad en la sangre, inflamación de los ojos, obesidad, diabetes.
*Precaauciones:* condiciones de vata elevado (aire), extrema debilidad, hipoglucemia
*Preparación:* polvo (0,25-0,5 g), decocción, tintura, ghee.
La katuka es probablemente el tónico amargo ayurvédico más usado y ocupa un lugar parecido al del sello de oro en la medicina natural de India. Combate la fiebre, las infecciones y cualquier tipo de inflamación bacteriana y ayuda a purificar la sangre. Es un buen tónico para el hígado, el bazo, el intestino delgado y otros sistemas pitta. Unido a otros tónicos amargos como la genciana y el agracejo, la katuka es excelente para mejorar la digestión y estimular el flujo de ácido clorhídrico en el estómago.

Media cucharadita de katuka con una cucharadita de miel y una de gel de aloe vera, tomado tres veces al día, es un tónico excelente para mejorar la función del hígado. Media cucharadita de katuka con media cucharadita de vidanga, tomado con una cucharadita de miel, dos veces al día antes de las comidas, elimina los oxiuros y las lombrices intestinales. Media cucharadita de katuka con una cantidad igual de cúrcuma, tomada antes de las comidas, regula el nivel de glucosa en sangre en pacientes diabéticos.

**Kutaj**
*Holarrhena antidysenterica; Apocynaceae*
(S) *Kutaja*
*Parte que se usa:* corteza, raíz y semillas
*Energética:* astringente, amargo/frío/picante
PK- V+
*Sistemas:* digestivo, excretor, circulatorio
*Acciones:* astringente, antihelmíntica, amebicida.
*Indicaciones:* diarrea y disentería (aguda y crónica), colitis, parásitos, malabsorción, hemorroides, menorragia.
*Precauciones:* estreñimiento.
*Preparación:* polvo (0,25-0,5 g), decocción, vino de hierbas.
El kutaj es la principal planta ayurvédica para la disentería bacteriana y amebiana, por lo que es una buena planta que uno debe conocer cuando viaja a India o a otros paises del tercer mundo en los que los viajeros fácilmente sucumben a estas enfermedades. El kutaj es específico para el colon por su efecto y contribuye a restaurar el normal funcionamiento de este. Es excelente para las cándidas y similares, que radican en una débil flora intestinal. Sin embargo, debido a que es muy fuerte, no debe tomarse durante largos periodos de tiempo. El kutaj que suele encontrarse es de color marrón, pero también existe el blanco, aunque es difícil de conseguir.

Para las hemorroides sangrantes tomar media cucharadita de katuja en medio vaso de zumo de granada, dos o tres veces al día, para detener el sangrado. Para el ardor al orinar, tomar media cucharadita de kutaj, hervida durante cinco minutos en una taza de leche, dos o tres veces al día.

**Lodhra**
*Symplocos racemosa; Styraceae*
(S) *Lodhra*
*Parte que se usa:* corteza
*Energética:* amargo, astringente/frío/picante
PK- V+

*Tejidos:* sangre
*Sistemas:* circulatorio, menstrual
*Acciones:* astringente, hemostática, depurativa, diurética.
*Indicaciones:* hemorragia menstrual excesiva, hemorragia uterina, enfermedades. inflamatorias de los ojos, diarrea, disentería, edema.
*Precauciones:* amenorrea.
*Preparación:* polvo (0,25-0,5 g), decocción.
El lodhra es un importante astringente y regulador menstrual y un hemostático ayurvédico significativo, muy parecido a la manjistha (*Madder*). Contribuye a prevenir el aborto espontáneo y fortalece el feto. El lodhra está en muchas fórmulas ayurvédicas para la mujer. La infusión de lodhra y sándalo, a partes iguales, es eficaz para corregir el exceso de hemorragia menstrual. Esta planta se encuentra también en muchos polvos dentales ayurvédicos. El enjuague dental hecho con una cucharadita de lodhra en polvo con una pizca de alumbre es bueno para las encías retraídas y los dientes sensibles.

**Loto**
*Nelumbo nucifera; Nymphaeceae*
(S) *Padma*, *kamala*, *pushkara*, etc. En sánscrito abundan los nombres para el loto, la planta más sagrada de India y símbolo del desarrollo espiritual
(Ch) *Lian zi* (la semilla), *Ou jie* (la raíz)
*Parte que se usa:* principalmente las semillas y la raíz
*Energética:* dulce, astringente/refrescante/dulce
PV- K+ (en exceso)
*Tejidos:* plasma, sangre, médula y nervio, reproductor.
*Sistemas:* digestivo, circulatorio, reproductor, nervioso.
*Acciones:* tónico-nutritiva, rejuvenecedora, afrodisiaca, astringente, hemostática, nervina.
*Indicaciones:* diarrea, hemorragias, menorragia, leucorrea, impotencia, espermatorrea, enfermedades venéreas, debilidad del corazón.
*Precauciones:* existencia de ama, indigestión, estancamiento de la comida, estreñimiento.

*Preparación:* decocción, polvo (0,25-1 g), alimento.

Las semillas y la raíz de loto constituyen un alimento tónico y rejuvenecedor. La semilla es mejor como tónico cardiaco y seminal. La raíz tiene propiedades astringentes y hemostáticas más fuertes y actúa mejor en los desequilibrios del primer chakra (diarrea, hemorroides, etc.), ya que su cualidad es más pesada. Como alimento, las semillas de loto se pueden tomar en polvo –5 g tres veces al día–, con arroz basmati o bien con otros tónicos como shatavari y ashwagandha, adecuadamente especiados y endulzados.

El loto está consagrado a Lakshmi, la diosa de la prosperidad, y aporta abundancia material y espiritual. Calma la mente y apacigua los pensamientos y sueños agitados. Las semillas de loto activan la apertura del centro corazón; la raíz del loto, la del centro raíz. Las semillas son beneficiosas para fomentar la devoción y la aspiración espiritual. También favorecen la expresión oral, ayudan a resolver el tartamudeo y aumentan la concentración.

La planta denominada makhanna (nuez-tuerca de zorro) tiene propiedades similares y se usa a menudo con las semillas de loto. La raíz del lirio blanco de agua americano tiene unas propiedades muy parecidas a las de la raíz de loto; es un buen astringente y hemostático que tiene la capacidad de curar tumores.

**Manjishta**

*Rubia cordifolia; Rubiaceae*

Rubia

(S) *Manjishta*

(Ch) *Qian cao*

*Parte que se usa:* raíz

*Energética:* amargo, dulce/refrescante/picante

PK- V+

*Tejidos:* plasma, sangre, músculos.

*Sistemas:* circulatorio, reproductor femenino.

*Acciones:* depurativa, hemostática, emenagoga, astringente, diurética, litolítica, antitumoral.

*Indicaciones:* amenorrea, dismenorrea, menorragia, menopausia, hemorragias, cálculos en el hígado y en la vejiga, cálculos biliares, ictericia, hepatitis, diarrea, disentería, fracturas óseas, traumatismos, cáncer, enfermedades cardiacas, problemas cutáneos, hidropesía, raquitismo, parálisis, herpes.
*Precauciones:* escalofríos intensos, vata elevado.
*Preparación:* decocción, polvo (0,25-1 g), pasta, ghee medicinal.
La manjishta es probablemente la mejor planta depurativa o purificadora de la sangre de la medicina ayurveda. Enfría y purifica la sangre, detiene las hemorragias, disuelve las obstrucciones del flujo sanguíneo y elimina la sangre estancada. Es beneficiosa para todas las enfermedades inflamatorias de la sangre (o del aparato reproductor femenino), su capacidad de disolver las obstrucciones se extiende también al hígado y los riñones. Disuelve los cálculos y ayuda a destruir los tumores, ya sean benignos o malignos. Aumenta el flujo sanguíneo y activa la curación de los tejidos dañados por accidente o por infección. La manjishta ayuda también a la consolidación de los huesos fracturados; es, por consiguiente, una buena medicina de primeros auxilios. Es una medicina efectiva para las enfermedades de toxicidad en la sangre (como el herpes genital); limpia y regula las funciones del hígado, el bazo y el riñón.

Por vía externa, se puede usar en pasta mezclada con miel para combatir las decoloraciones o inflamaciones de la piel, o bien se puede preparar en pasta con regaliz para calmar los tejidos dañados o quemados. Es una de las principales plantas anti pitta.

La rubia europea (*Rubia tinctorum*) tiene propiedades similares y es un buen sustituto.

**Musta**
*Cyperus rotundus; Cyperaceae*
Cípero o juncia real común
(S) *Musta*
(Ch) *Xiang fu*

*Parte que se usa:* rizoma
*Energética:* picante, amargo, astringente/refrescante/picante
PK- V+ (en exceso)
*Tejidos:* plasma, sangre, músculo, médula y nervio.
*Sistemas:* digestivo, circulatorio, reproductor femenino.
*Acciones:* estimulante, carminativa, astringente, depurativa, emenagoga, antiespasmódica, antihelmíntica.
*Indicaciones:* problemas menstruales, dismenorrea, menopausia, diarrea, malabsorción, indigestión, hígado perezoso.
*Precauciones:* estreñimiento, vata elevado.
*Preparación:* decocción (a fuego lento), polvo (0,25-1 g).
La musta, variedad india del cípero o juncia real común, se encuentra en la mayoría de las zonas pantanosas y en el fondo de los ríos. Es una de las plantas más importantes para tratar las enfermedades de la mujer, porque alivia el dolor menstrual, disipa la congestión premenstrual de sangre y agua. Es uno de los más efectivos reguladores menstruales.

La musta constituye uno de los mejores estimulantes digestivos para las personas de constitución pitta y es un eficaz estimulante para el hígado. Mejora la absorción en el intestino delgado y, de este modo, detiene la diarrea al tiempo que ayuda a eliminar los parásitos intestinales. Por todo ello, es de utilidad en los casos de candidiasis y de infecciones gastrointestinales por hongos. Combate las fiebres crónicas y favorece la digestión en afecciones como la gastritis.

Como emenagoga, se puede usar junto con shatavari o tang kuei en una proporción de uno a cuatro, haciendo una decocción a fuego lento de 28 g de las plantas en medio litro de agua durante veinte minutos.

La musta mezclada con jengibre y miel puede considerarse una buena medicina de uso corriente para mejorar la digestión.

También es especialmente beneficiosa para los problemas emocionales del síndrome premenstrual, como la depresión o la irritabilidad.

**Nim**
*Azadiracta indica; Meliaceae*
(S) *Nimba*
*Parte que se usa:* corteza, hojas (disponible en la mayoría de mercados indios)
*Energética:* amargo/refrescante/ picante
PK- V+
*Tejidos:* plasma, sangre, grasa
*Sistemas:* digestivo, circulatorio, respiratorio, urinario
*Acciones:* tónico-amarga, antipirética, depurativa, antihelmíntica, antiséptica, antiemética.
*Indicaciones:* enfermedades cutáneas (urticaria, eczema, tiña), parásitos, fiebre, malaria, tos, sed, náuseas, vómitos, diabetes, tumores, obesidad, artritis, reumatismo, ictericia.
*Precauciones:* enfermedades causadas por el frío y deficiencia de tejido en general.
*Preparación:* infusión (fría o caliente), decocción, polvo (0,25-0,5 g), pasta, ghee medicinal, aceite medicinal.
El nim es uno de los depuradores y purificadores de la sangre más poderosos de uso ayurvédico. Calma la fiebre y limpia las toxinas que se encuentran en la mayoría de los problemas inflamatorios de la piel o en las membranas mucosas ulceradas. Constituye un poderoso febrífugo, eficaz para combatir la malaria y otras fiebres intermitentes y periódicas (en cuyo caso se usa normalmente mezclado con pimienta negra y genciana).

El nim se puede tomar siempre que esté indicado un programa de purificación o de reducción. Elimina todo exceso o anormalidad de tejido y posee un efecto astringente complementario que favorece la curación. Sin embargo, si existe fatiga grave o emaciación, hay que utilizarlo con discreción.

En aceite medicinal, es uno de los mejores agentes desinfectantes y curativos para las enfermedades cutáneas, y es un agente antiinflamatorio para combatir los dolores musculares y de las articulaciones.

**Ñame**
*Dioscorea spp.; Dioscoraceae*
Batata silvestre
(S) *Aluka*
(Ch) *Shan yao*
*Parte que se usa:* raíz
*Energética:* dulce, amargo/refrescante/dulce
VP- K+ (en exceso)
*Tejidos:* plasma, músculo, grasa, médula y nervio, reproductor.
*Sistemas:* nervioso, reproductor, digestivo, urinario.
*Acciones:* tónico-nutritiva, afrodisiaca, rejuvenecedora, diurética, antiespasmódica, analgésica.
*Indicaciones:* impotencia, senilidad, deficiencia hormonal, esterilidad, cólicos, excitabilidad nerviosa, histeria, dolor y cólicos abdominales.
*Precauciones:* exceso de mucosidad en el cuerpo, congestión
*Preparación:* decocción, decocción en leche, polvo (0,25-1 g).
Muchas de las variedades de ñames o batatas silvestres poseen unos grandes poderes rejuvenecedores (otras no, así que asegúrese de la especie). Aumentan el semen, la leche materna y otras secreciones hormonales, y también favorecen el aumento de peso. La variedad americana contiene, además, muchas hormonas y es un eficaz tónico para el aparato reproductor femenino. Se usa por sus propiedades nervinas y antiespasmódicas. Algunas de las variedades orientales, y también la mexicana, se consideran rejuvenecedoras para el hombre. La batata silvestre tiene un efecto calmante y armonizador en los órganos digestivos.

El vidari kanda (*ipomoea digitata*), un pariente de la batata, se usa de manera similar a la batata silvestre, como afrodisiaco, galactagogo y tónico nutritivo. De hecho, se dice que tiene mayores propiedades en este sentido. Por ello se le ha llamado «el ginseng indio».

La pueraria, el kudzu (*pueraria tuberosa*), se usa como sustitutiva del arrurruz (*maranta arundinacea*) y es una mala hierba común (una enredadera invasora) en el sur de Estados Unidos de

América. Se utiliza algunas veces en lugar de vidari kanda y también tiene algunas propiedades afrodisiacas. Ambas plantas producen unas raíces imponentes con gran contenido en fécula.

Se pueden cocer 5 g del polvo de batata silvestre, vidari kanda o pueraria, en una taza de leche con ghee, miel y azúcar sin refinar para darle sabor, y tomarla diariamente como reconstituyente, en los casos de debilidad seminal, lactancia deficiente o emaciación.

**Pippali**
*Piper Longum; Piperaceae*
Pimienta larga india
(S) *Pippali*
(Ch) *Bi bo*
*Parte que se usa:* fruto
*Energética:* picante/calorífico/dulce
VK- P+
*Tejidos:* plasma, sangre, grasa, médula y nervio, reproductor.
*Sistemas:* digestivo, respiratorio, reproductor.
*Acciones:* estimulante, expectorante, carminativa, afrodisiaca, antihelmíntica, analgésica.
*Indicaciones:* resfriados, tos, asma, bronquitis, laringitis, artritis, reumatismo, gota, dispepsia, distensión abdominal, flatulencias, tumores abdominales, lumbago, ciática, epilepsia, parálisis, lombrices.
*Precauciones:* pitta elevado (enfermedades inflamatorias).
*Preparación:* infusión, decocción en leche, aceite medicinal, polvo (0,1-0,5 g).

La pimienta larga, como su pariente cercano la pimienta negra, es un poderoso estimulante de los aparatos digestivo y respiratorio. Es un gran calefactor y elimina el frío, la congestión y el ama, y reactiva las funciones debilitadas del organismo. A diferencia de la pimienta negra, también es un rejuvenecedor, principalmente para los pulmones y para kapha. Preparada en decocción de leche, puede ayudar a curar enfermedades crónicas y degenerativas como el asma.

## Pippali

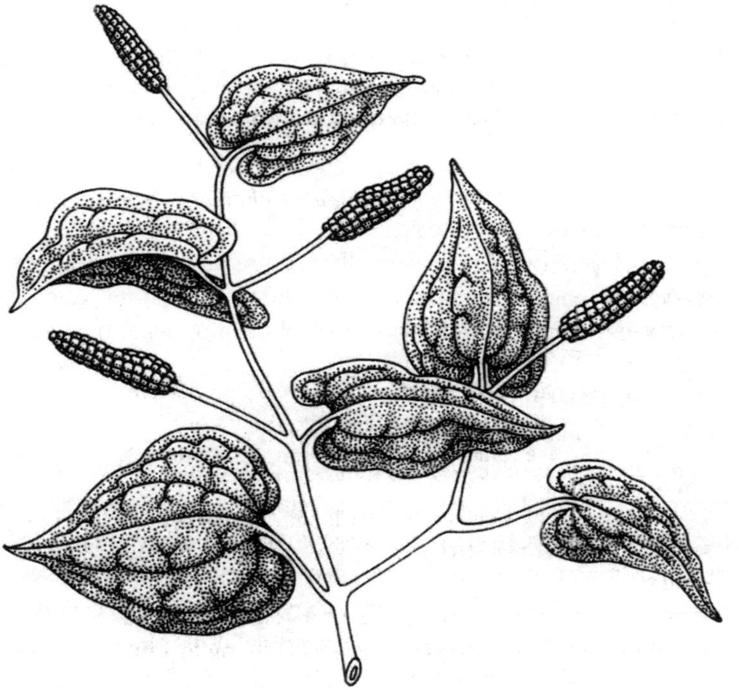

La pimienta larga es también afrodisiaca y refuerza las funciones reproductoras, calentando y revitalizando los órganos reproductores. Se pueden tomar diariamente por la mañana tres granos con un poco de miel, para controlar el exceso de secreciones, de moco y de kapha. Alternativamente, se pueden usar diez granos de pimienta negra.

Junto a la pimienta negra y el jengibre, pippali forma el compuesto conocido como trikatu, o «las tres especias». Es el principal compuesto estimulante utilizado en ayurveda. El trikatu rejuvenece agni, quema ama y permite la asimilación de otras medicinas y alimentos.

**Punarnava**
*Boerhavia diffusa; Nyctaginaceae*
Batatilla
(S) *Punarnava*, «lo que nos renueva»
*Parte que se usa:* planta
*Energética:* amargo,dulce/calorífico/picante
KV- P+
*Tejidos:* plasma, sangre.
*Sistemas:* urinario, circulatorio.
*Acciones:* depurativa, tónica sanguínea, diurética, rejuvenecedora.
*Indicaciones:* anemia, edema, micción difícil o dolorosa, cálculos renales, enfermedades del corazón, alcoholismo, hepatitis, hemorroides.
*Precauciones:* deshidratación.
*Preparación:* polvo (0,25-0,5 g), decocción.
*Punarnava* quiere decir literalmente «la planta que le hace a uno nuevo otra vez» y tiene un poder especial para renovar nuestra salud y vitalidad. Reconstruye la sangre y fortalece los riñones, mejora su funcionamiento y revitaliza estos órganos clave, contribuye a nuestra salud y vitalidad en general. La punarnava es especialmente eficaz en los casos de un funcionamiento débil de los riñones, que conduce a la retención de agua y al edema. Se combina a menudo con gokshura para conseguir un efecto diurético tonificante.

**Rehmannia**
*Rehmannia glutinosa; Scrophulariaceae*
(Ch) *Di huang* (*Shu di huang*, cocinada)
*Parte que se usa:* raíz
*Energética:* dulce, amargo/refrescante/dulce
PV- K y ama+
*Tejidos:* plasma, sangre, médula y nervio, reproductor.
*Sistemas:* reproductor, urinario, digestivo, respiratorio.
*Acciones:* tónico-nutritiva, rejuvenecedora, afrodisiaca, demulcente, laxante, emenagoga.

*Indicaciones:* debilidad renal, dolor en la parte baja de la espalda, debilidad sexual (masculina y femenina), menstruación irregular, cirrosis, anemia, pérdida del cabello, diabetes, senilidad.
*Precauciones:* mala digestión, congestión grave o edema.
*Preparación:* principalmente en decocción, polvo (0,25-1 g).
La rehmannia es una importante planta tónica y rejuvenecedora para los riñones y el hígado, utilizada ampliamente en la medicina china. La planta fresca se utiliza para eliminar las fiebres profundamente arraigadas y se cree que es de energía refrescante. La planta cocinada se usa principalmente con fines tónicos, y se cree que su efecto es ligeramente calorífico.

Según la terminología ayurvédica, la rehmannia es de naturaleza kapha; aumenta los tejidos, los fluidos y las secreciones corporales. Tanto fresca como cocinada, disminuye pitta y trata las afecciones pitta, como la anemia. La planta cocida es un buen sustituto de shatavari como tónico y rejuvenecedor para el útero.

Cocida es una de las plantas principales para los problemas del envejecimiento y ayuda a contrarrestar la sequedad y la falta de vitalidad en los casos de vata elevado. Sin embargo, es un poco grasa y puede ser necesario administrarla con otras plantas que aumenten la digestión, como la canela o el ginseng, para que no cause diarrea. Se pueden cocer a fuego lento entre 5-20 g en medio litro de agua durante treinta minutos, y se puede tomar una taza antes de las comidas como tónico nutritivo.

**Safed musli**
*Asparagus adscendens; Liliaceae*
(S) *Sufed musli*
*Parte que se usa:* raíz
*Energética:* dulce/frío/dulce
PV-K+ (en exceso)
*Tejidos:* reproductor, grasa, todos los tejidos en general
*Sistemas:* reproductor, respiratorio
*Acciones:* tónica nutritiva, emoliente, diurética, galactogoga.

*Indicaciones:* debilidad general y sexual, esterilidad, impotencia, diarrea, leucorrea, espermatorrea.
*Precauciones:* ama y problemas congestivos.
*Preparación:* polvo (0,25-1 g), decocción en leche, dulces.
El safed musli es pariente de shatavari con el que se combina a menudo. La planta es un tónico reconstructor y renovador para las enfermedades debilitantes y para la deficiencia de tejidos en general. Fortalece específicamente el aparato reproductor y aumenta el tejido reproductor, ya sea de hombres como de mujeres. Es bueno durante el embarazo para nutrir el feto, y en el postparto para aumentar la secreción de leche materna. Para este propósito se hierven durante cinco minutos media cucharadita de la planta y media cucharadita de shatavari en una taza de leche y se toma mañana y tarde.

**Sallaki**
*Boswellia serrata; Burseraceae*
(S) *Sallaki*
*Parte que se usa:* resina
*Energética:* amargo, dulce, astringente/refrescante/picante
VPK=
*Tejidos:* sangre, músculo, grasa, reproductor.
*Sistemas:* circulatorio, muscular, esquelético.
*Acciones:* depurativa, antiespasmódica, analgésica.
*Indicaciones:* artritis, reumatismo, gota, dolor nervioso, espasmos musculares.
*Precauciones:* no se han señalado.
*Preparación:* polvo purificado (0,25-1 g).
El sallaki es una resina relacionada con el guggul y la mirra, y se usa de forma similar para limpiar la sangre y calmar el dolor artrítico. Contribuye, igualmente, a la curación de las lesiones de los tejidos blandos. Su naturaleza refrescante lo hace especialmente bueno para las articulaciones inflamadas e hinchadas, en donde hay una cierta implicación de pitta.

**Shankha pushpi**
*Evoluvus alsinodes*
(S) *Shankha pusphi*
*Parte que se usa:* planta, jugo
*Energética:* astringente/templado/dulce
VPK=
*Tejidos:* nervios
*Sistemas:* nervioso, circulatorio
*Acciones:* nervina, sedante, tónica cerebral.
*Indicaciones:* debilidad nerviosa, agotamiento mental o emocional, epilepsia, insomnio, demencia.
*Precauciones:* no se han señalado.
*Preparación:* polvo (0,25-1 g), decocción.
El shankha pushpi es uno de los más importantes nervinos ayurvédicos junto al brahmi, el cálamo y el jatamansi; de hecho, a menudo se le considera el mejor de estos. Shankha pushpi es excelente para el dolor nervioso, sobre todo el debido al frío o la debilidad. Mejora la memoria, la concentración y la percepción, y ayuda al rejuvenecimiento de la mente. Aumenta la circulación del cerebro y estimula sus elevadas funciones, mejorando en general la inteligencia y la creatividad. Sarasvata churna, un polvo preparado con la planta, es ampliamente usado para el déficit de atención y ayuda a prevenir la pérdida de memoria.

**Shatavari**
*Aspargus racemosus; Liliaceae*
(S) *Shatavari*, «la que posee cien maridos», ya que su efecto tónico y rejuvenecedor de los órganos reproductores femeninos se dice que otorga la capacidad de tener cien maridos
(Ch) *Tian men dong*
*Parte que se usa:* raíz
*Energética:* dulce, amargo/refrescante/dulce
PV- K o ama+ (en exceso)
*Tejidos:* actúa en todos los elementos-tejido.

*Sistemas:* circulatorio, reproductor, respiratorio, digestivo.
*Acciones:* tónica (general, reproductor, nervino), nutritiva, rejuvenecedora, emoliente, antiácida.
*Indicaciones:* debilidad de los órganos femeninos, debilidad sexual general, esterilidad, impotencia, menopausia, diarrea, disentería, úlceras de estómago, hiperacidez, deshidratación, abscesos pulmonares, hematemesis, tos, convalecencia, cáncer, herpes, leucorrea, fiebres crónicas.
*Precauciones:* ama elevada, exceso de mucosidad.
*Preparación:* decocción, decocción en leche, polvo (0,25-1 g), pasta, ghee medicinal y aceite medicinal.
Shatavari es la principal planta rejuvenecedora para la mujer, del mismo modo que el ashwagandha lo es para el hombre –aunque las dos tienen algún efecto en ambos sexos. Es un rasayana para pitta, para el aparato reproductor femenino y para la sangre; para este propósito, se puede preparar en decocción de leche, ghee, azúcar sin refinar, miel y pimienta larga (pippali).

SHATAVARI

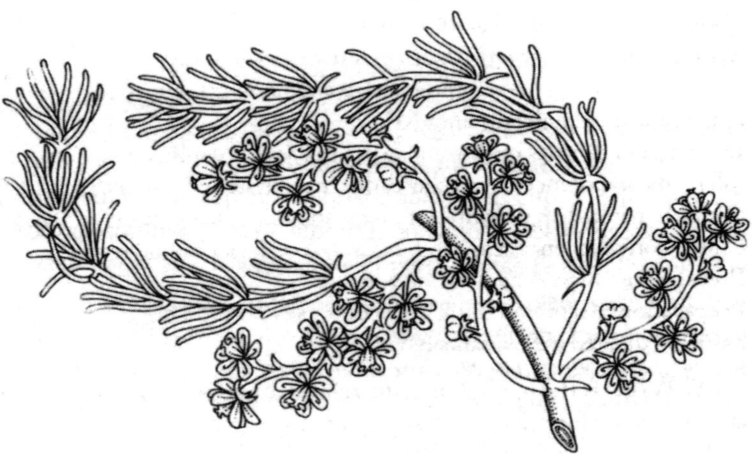

Es un eficaz demulcente para las membranas secas e inflamadas de los pulmones, estómago, riñones y órganos sexuales, por lo que también es buena contra las úlceras; con su efecto atenuante de la sed y protectora del fluido es eficaz en casos de diarrea crónica y disentería.

Por vía externa, es un emoliente efectivo para la rigidez de las articulaciones, del cuello y los espasmos musculares. Alivia y calma vata. Aumenta la leche materna y el semen y nutre las membranas mucosas. Alimenta y limpia la sangre y los órganos reproductores femeninos. Es un buen alimento en la menopausia y para las mujeres que han sufrido una histerectomía, ya que repone muchas hormonas femeninas. Alimenta el óvulo y aumenta la fertilidad. Su cualidad es sátvica y fomenta el amor y la devoción. Se pueden tomar 3 g de la planta en polvo en una taza de leche caliente con azúcar sin refinar.

La raíz del espárrago occidental tiene algunas propiedades similares, pero es más diurética.

**Shilajit**

(S) *Shilajita*

*Energética:* astringente, picante, amargo/templado/picante

KV- P+

*Tejidos:* nervios, reproductor.

*Sistema:* urinario, nervioso, reproductor.

*Acciones:* depurativa, diurética, litolítrica, antiséptica, tónica, rejuvenecedora.

*Indicaciones:* diabetes, obesidad, ictericia, piedras en la vesícula, disuria, cistitis, edema, cálculos renales, hemorroides, debilidad sexual, problemas menstruales, asma, epilepsia, demencia, enfermedades cutáneas, parásitos.

*Precauciones:* no indicado para las enfermedades febriles.

*Preparación:* píldoras, polvo (0,25-0,5 g).

El shilajit es una de las maravillosas medicinas del ayurveda, usado en muchas enfermedades debilitantes. No es una planta, sino un tipo de resina mineral natural del Himalaya, que aporta el poder sanador de estas grandes montañas. Hay diversas variedades de la sustancia, de las cuales, la de color negro tiene las mayores propiedades terapéuticas. Puede ser muy cara, pero no se necesitan grandes dosis.

El shilajit tiene grandes poderes curativos y se considera capaz de tratar muchas enfermedades, sobre todo las que causan el envejecimiento. Es un gran rejuvenecedor y tónico, especialmente para kapha, vata y los riñones, como en el caso de personas que han tenido durante mucho tiempo diabetes y asma. Se puede tomar para un mantenimiento de la salud en general, y es bueno para aquellos que tienen mucho trabajo mental o practican yoga. La mermelada ayurvédica Chyavanprash contiene shilajit como uno de sus ingredientes principales. Actúa como catalizador para aumentar el efecto de otros agentes tónicos.

**Tamarindo malabar**

*Garcinia gummi-gutta*

*Parte que se usa:* raíz, fruto

*Energética:* picante, amargo/refrescante/picante

PK-V+

*Tejidos:* grasa, nervio.

*Sistemas:* digestivo, nervioso, muscular.

*Acciones:* sedante, antiespasmódica.

*Indicaciones:* obesidad, ansiedad, insomnio, dolor nervioso, espasmos musculares.

*Precauciones:* vata elevado.

*Preparación:* polvo (0,25-0,5 g), extracto.

Investigaciones modernas han demostrado que esta planta y sus ingredientes activos son uno de los mejores remedios para reducir peso. El tamarindo malabar ayuda al metabolismo de las grasas, disminuye el apetito y contribuye a reducir la adicción mental y emocional a la comida y al azúcar. Aunque es una planta ayurvédica no se usa habitualmente en las fórmulas tradicionales.

**Vamsha rochana**

*Bambusa arundinaceae; Graminaceae*

Bambú gigante

(S) *Vamsha rochana*

(Ch) *Zhu ru*

*Parte que se usa:* los depósitos silíceos o la corteza lechosa de la planta (la savia se puede usar como sustitutivo)

*Energética:* dulce, astringente/refrescante/dulce

PV- K+

*Tejidos:* plasma, sangre, médula y nervio.

*Sistemas:* respiratorio, circulatorio, nervioso.

*Acciones:* demulcente, expectorante, tónica, rejuvenecedora, antiespasmódica, hemostática.

*Indicaciones:* resfriados, tos, fiebre, asma, hemorragias, emaciación, debilidad, deshidratación, palpitaciones, vómitos, consunción.

*Precauciones:* puede aumentar la congestión si no se equilibra con plantas picantes como el jengibre y la pimienta larga (*pippali*).

*Preparación:* decocción, decocción en leche, polvo (0,25-1 g).

La planta llamada vamsha rochana o bambú gigante tiene múltiples aplicaciones medicinales. Las hojas y la corteza lechosa interior de la planta poseen enérgicas propiedades anti pitta que contribuyen en la sanación de estados de debilidad pulmonar. También detienen las hemorragias y disipan la fiebre y la tos.

Vamsha rochana, al igual que la raíz de consuelda, es un rejuvenecedor de los pulmones y un expectorante humectante con muchas finalidades. Usado con diaforéticos caloríficos es la base de algunas de las más importantes fórmulas de la medicina ayurveda contra los resfriados y la tos. Al mismo tiempo, es nutritivo y contribuye a aumentar el vigor y la fuerza para reponerse de enfermedades crónicas y de las deficiencias de tejido. Nutre el corazón y calma el sistema nervioso. Alivia la sed y la ansiedad y mejora la sangre.

**Vidanga**
*Embelia ribes; Myrsinaceae*
*Parte que se usa:* fruto
*Energética:* picante, astringente/templado/picante
KV- P+
*Tejidos:* sangre, grasa.
*Sistemas:* digestivo, excretor.
*Acciones:* antihelmíntica, carminativa, laxante, expectorante.
*Indicaciones:* lombrices (planas, redondas), obesidad.
*Precauciones:* debilidad sexual.
*Preparación:* polvo (0,25-1 g), decocción.
La vidanga es la planta ayurvédica más importante para eliminar los parásitos y tratar las lombrices de todo tipo. Mejora la función del intestino grueso y ayuda a restaurar su habilidad de eliminar toxinas. Es útil para perder peso y ayuda a controlar el apetito.

## Las plantas y los órganos

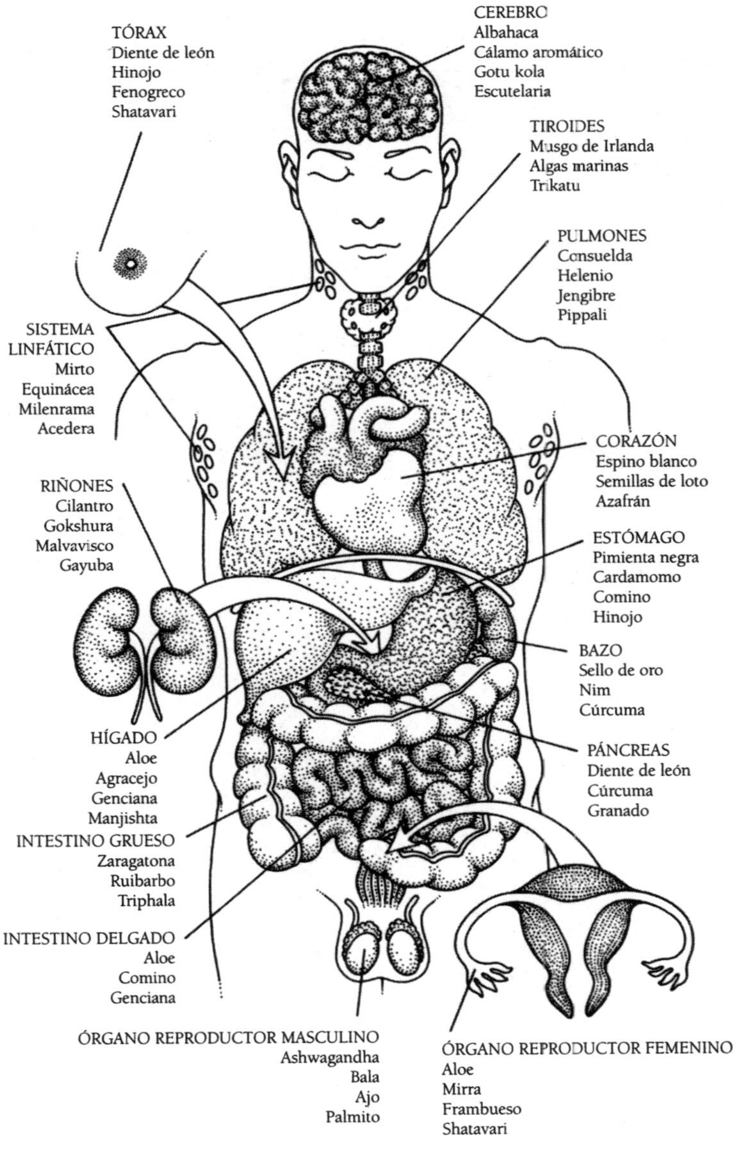

# Apéndices

# Apéndice I

## Bebidas e infusiones para los tres doshas

La utilización de infusiones de plantas como bebida o como sustituto o alternativa al té o al café se ha convertido en una práctica muy frecuente. Sin embargo, sin un conocimiento adecuado de la constitución y el estado de salud, el uso de estas infusiones podría no ser del todo beneficioso para la salud. A continuación se detallan las plantas comunes utilizadas como infusiones o tónicos generales. Otras plantas que también pueden prepararse como bebidas deben relacionarse de forma similar según la constitución y el estado de salud del individuo para que pueda manifestarse su efectividad real.

Esta relación no es una recomendación para usar estas plantas como bebida habitual. Si desea beberlas habitualmente, deberá hacerlo en pequeñas dosis y examinar los posibles efectos a largo plazo.

### Kapha

La mayoría de infusiones de plantas son beneficiosas para kapha, excepto aquellas que, como la de regaliz, son dulces y formadoras de moco. Infusiones para kapha: de alfalfa, albahaca, zarzamora, pimienta negra, bardana, cardamomo, semillas de apio, manzanilla, canela, amor de hortelano, clavo, diente de león, eucalipto, jengibre, espino blanco, hisopo, bayas de enebro, limón, efedra americana, semillas de mostaza, ortiga, cáscara de naranja, perejil, menta piperita, salvia, sasafrás, escutelaria, hierbabuena, zumaque, tomillo, zanahoria silvestre, jengibre silvestre, milenrama y acedera.

## Pitta

Son muchas las infusiones de plantas buenas para pitta, pero hay que evitar las que son picantes o de energía caliente. Infusiones para pitta: de alfalfa, zarzamora, bardana, manzanilla, achicoria, crisantemo, consuelda, cilantro, comino, diente de león, hinojo, gotu kola, hibisco, jazmín, limón, melisa, limoncillo, regaliz, lima, malvavisco, agripalma, ortiga, menta piperita, frambuesa, rosas, trébol rojo, ceanothus, azafrán, sándalo, escutelaria, hierbabuena, fresa y acedera.

## Vata

Gran cantidad de infusiones de plantas son buenas para vata, pero las amargas, las astringentes o las de energía fría, podrían no beneficiarle. Las combinaciones de plantas picantes y dulces son las mejores para vata. Infusiones para vata: de anís, angélica, albahaca, hojas de laurel, cardamomo, semillas de apio, canela, clavo, raíz de consuelda, helenio, eucalipto, hinojo, fenogreco, fo-ti, jengibre fresco, ginseng, gotu kola, espino blanco, musgo de Irlanda, regaliz, nuez moscada, cáscara de naranja, rehmania, cártamo, sasafrás, palmito, zarzaparrilla, sello de Salomón, tomillo, jengibre silvestre y hierba santa.

# Edulcorantes

Las personas de constitución kapha deben evitar los edulcorantes en las infusiones, a excepción de la miel. Todos los edulcorantes son buenos para pitta, excepto la miel. Todos los edulcorantes son buenos para vata y contribuyen a equilibrar las propiedades intensificadoras de vata de algunas plantas. Sin embargo, hay que evitar el azúcar refinado ya que sobreestimula el páncreas.

Algunas infusiones saludables (con moderación) para todas las constituciones son las de manzanilla, hinojo, gotu kola, hierbabuena, rosas, salvia y menta piperita.

# Apéndice II

## Tabla de las plantas

En la siguiente tabla, las plantas se han ordenado atendiendo a sus nombres comunes. Para la descripción de los sabores, se han tenido en cuenta los seis sabores ayurvédicos: dulce, ácido, salado, picante, amargo y astringente. En cuanto a la energía, esta puede ser calorífica o refrescante. El efecto P-D equivale a vipaka o efecto postdigestivo (dulce, ácido o picante). Por lo que respecta al efecto en el dosha: V representa a vata, P indica pitta y K designa kapha; el signo + significa «aumenta», mientras que el signo – significa «disminuye», y el signo O señala que es «neutral» o «de efecto combinado». Mediante la combinación VPK= se indica que es equilibrante de los tres doshas. Las propiedades terapéuticas de las plantas han sido consideradas de acuerdo con la herbología occidental. Las plantas cuyo nombre va acompañado de un asterisco (*) están incluidas en el texto principal.

| PLANTA | SABOR | ENERGíA | EFECTO P-D | DOSHA | ACCIONES |
|---|---|---|---|---|---|
| **ABEDUL BLANCO**<br>*Betula alba*<br>*Betulaceae* | amargo, picante | refrescante | picante | PK- V+ | diaforética, diurética, astringente |
| **ACACIA SENEGAL**<br>*Acacia senegal*<br>*Leguminosae* | dulce | refrescante | dulce | PV- K+ | demulcente, emoliente, tónica |
| **ACEDERA***<br>*Rumex crispus*<br>*Polygonaceae* | amargo, astringente | refrescante | picante | PK- V+ | depurativa, astringente, laxante |
| **ACHICORIA SILVESTRE**<br>*Cichorium intybus*<br>*Compositae* | amargo | refrescante | picante | PK- V+ | depurativa, diurética |
| **AGRACEJO***<br>*Berberis spp.*<br>*Berberidaceae* | astringente, amargo | calorífica | picante | PK- V+ | tónico-amarga, depurativa, antipirética |
| **AGRIMONIA**<br>*Agrimonia eupatoria*<br>*Rosaceae* | astringente, amargo | refrescante | picante | PK-V+ | astringente, diurética, vulneraria |
| **AGRIPALMA**<br>*Leonurus cardiaca*<br>*Labiatae* | amargo, picante | refrescante | picante | PK- V+ | emenagoga, diaforética, diurética, depurativa, carminativa |

| | | | | | |
|---|---|---|---|---|---|
| **AJEDREA DE JARDÍN**<br>*Satureia hortensis*<br>*Labiatae* | picante | calorífica | picante | KV- P+ | estimulante, carminativa, astringente |
| **AJENJO**<br>*Artemisia absinthium*<br>*Compositae* | margo, picante | refrescante | picante | PK- V+ | antihelmíntica, carminativa, antiespasmódica |
| **AJO***<br>*Allium sativum*<br>*Liliaceae* | todos, excepto el ácido | calorífica | picante | VK- P+ | estimulante, carminativa, expectorante, depurativa |
| **ÁLAMO TEMBLÓN**<br>*Populus tremula*<br>*Salicaceae* | amargo | refrescante | picante | PK- V+ | tónico-amarga, antipirética, diurética |
| **ALBAHACA***<br>*Ocinum spp.*<br>*Labiatae* | picante | calorífica | picante | VK- P+ | diaforética, febrífuga, nervina |
| **ALBARICOQUE** (semilla)<br>*Prunus armeniaca*<br>*Rosaceae* | amargo, dulce | calorífica | picante | KV- P+ | antiespasmódica, expectorante, laxante |
| **ALCANFOR***<br>*Cinnamomum camphora*<br>*Lauraceae* | picante, amargo | calorífica | picante | KV- P+ | diaforética, estimulante, descongestiva |
| **ALCARAVEA**<br>*Carum carvi*<br>*Umbelliferae* | picante | calorífica | picante | KV- P+ | carminativa, estimulante |

| PLANTA | SABOR | ENERGíA | EFECTO P-D | DOSHA | ACCIONES |
|---|---|---|---|---|---|
| **ALFALFA***<br>*Medicago sativa*<br>*Leguminosae* | astringente, dulce | refrescante | picante | PK- V+ | depurativa, diurética, antipirética |
| **ALGODONERO** (raíz)<br>*Gossypium herbaceum*<br>*Malvaceae* | dulce | calorífica | dulce | V- KP+ | tónico-nutritiva, afrodisiaca, emenagoga |
| **ALHEÑA**<br>*Lawsonia spp.*<br>*Lythraceae* | amargo, astringente | refrescante | picante | PK- V+ | antipirética, depurativa, nervina |
| **ALMENDRA**<br>*Amygdalus communis*<br>*Rasaceae* | dulce | calorífica | dulce | V- KP+ | demulcente, expectorante, tónica |
| **ÁLOE***<br>*Aloe spp.*<br>*Liliaceae* | amargo, picante, astringente, dulce | refrescante | dulce | VPK= (P-) | depurativa, tónico-amarga, rejuvenecedora |
| **AMAPOLA***(semillas)<br>*Papaver spp.*<br>*Papaveraceae* | picante, dulce, astringente | calorífica | dulce | VK- P+ | astringente, carminativa, sedante |
| **AMOR DE HORTELANO**<br>*Galium aparine*<br>*Rubiaceae* | astringente, amargo | refrescante | picante | PK- V+ | diurética, depurativa, vulneraria |

| | | | | | |
|---|---|---|---|---|---|
| **ANGÉLICA**<br>*Angelica archangelica*<br>*Umbelliferae* | picante, dulce | calorífica | dulce | VK- P+ | diaforética, carminativa, emenagoga |
| **ANÍS**<br>*Pimpinella anisum*<br>*Umbelliferae* | picante | calorífica | picante | VK- P+ | carminativa, estimulante, galactagoga |
| **ANÍS ESTRELLADO**<br>*Illicium verum*<br>*Magnoliaceae* | picante | calorífica | picante | VK- P+ | estimulante, carminativa |
| **APOCINIO**<br>*Apocynum androsaemifolium*<br>*Apocynaceae* | amargo | refrescante | picante | PK- V+ | catártica, astringente, emética, diurética |
| **ÁRBOL DEL INCIENSO**<br>*Boswellia thurifera*<br>*Burseraceae* | amargo, picante, astringente, dulce | calorífica | picante | KV- P+ | depurativa, analgésica, rejuvenecedora |
| **ÁRNICA**<br>*Arnica montana*<br>*Compositae* | picante | calorífica | picante | KV- P+ | estimulante, vulneraria, tónica |
| **ARTEMISA***<br>*Artemisia vulgaris*<br>*Compositae* | picante, amargo | calorífica | picante | VK- P+ | antiespasmódica, diaforética, emenagoga |
| **ASCLEPIAS TUBEROSA**<br>*Asclepias tuberosa* (raíz)<br>*Asclepiadaceae* | amargo, picante | refrescante | picante | PK- V+ | diaforética, expectorante, febrífuga |

| PLANTA | SABOR | ENERGíA | EFECTO P-D | DOSHA | ACCIONES |
|---|---|---|---|---|---|
| **AVENA** (paja)<br>*Avena sativa*<br>*Graminaceae* | dulce | refrescante | dulce | VP- K+ | nervina, antiespasmódica, tónica |
| **AZAFRÁN***<br>*Crocus sativus*<br>*Iridaceae* | picante, amargo, dulce | refrescante | dulce | VPK= | depurativa, emenagoga, rejuvenecedora, carminativa |
| **AZÚCAR**<br>*Saccharum officinarum*<br>*Graminae* | dulce, | refrescante | dulce | PV- K+ | tónico-nutritiva, demulcente, laxante |
| **AZUCENA**<br>*Lilium spp.*<br>*Liliceae* | dulce | refrescante | dulce | VP- K+ | demulcente, tónico-nutritiva |
| **BARDANA***<br>*Arctium lappa*<br>*Compositeae* | amargo, picante | refrescante | picante | PK- V+ | depurativa, diaforética, diurética, astringente |
| **BERRO**<br>*Rorippa nasturtium*<br>*Cruciferae* | picante | calorífica | picante | KV- P+ | diurética, expectorante, estimulante |
| **BETONICA** (madera)<br>*Stachys betonica*<br>*Labiatae* | picante, amargo | refrescante | picante | PK- V+ | nervina, carminativa, diurética |

| | | | | | |
|---|---|---|---|---|---|
| **BISTORTA**<br>*Polygonum bistorta*<br>*Polygonaceae* | astringente | refrescante | picante | PK- V+ | astringente, diurética, depurativa |
| **BOLSA DE PASTOR**<br>*Capsella bursapastoris*<br>*Cruciferae* | astringente, amargo | refrescante | picante | PK- V+ | astringente, hemostática, depurativa |
| **BONETERO**<br>*Euonymus atropurpureus*<br>*Celastraceae* | amargo | refrescante | picante | PK- V+ | purgante, antipirética, diurética |
| **BORRAJA**<br>*Borago officinalis*<br>*Boraginaceae* | astringente, dulce | refrescante | picante | PK- V+ | diaforética, diurética, demulcente |
| **BUCHÚ**<br>*Barosma betulina*<br>*Rutaceae* | picante, amargo | refrescante | picante | PK- V+ | diurética, estimulante, diaforética |
| **CALABAZA** (Semillas)<br>*Cucurbita pepo*<br>*Cucurbitaceae* | dulce | calorífica | dulce | V- PK+ | antihelmíntica, diurética |
| **CÁLAMO AROMÁTICO***<br>*Acorus calamus*<br>*Araceae* | picante, amargo | calorífica | picante | VK- P+ | estimulante, descongestiva, nervina, rejuvenecedora |
| **CALÉNDULA**<br>*Calendula officinalis*<br>*Compositae* | amargo, picante | refrescante | picante | PK- V+ | vulneraria, antiespasmódica, depurativa |

| PLANTA | SABOR | ENERGíA | EFECTO P-D | DOSHA | ACCIONES |
|---|---|---|---|---|---|
| **CALUMBA**<br>*Jateorhiza calumba*<br>*Menispermaceae* | amargo | refrescante | picante | PK- V+ | tónico-amarga, antipirética, antiemética |
| **CANELA***<br>*Cinnamomum zeylanicum*<br>*Lauraceae* | picante, dulce | calorífica | dulce | VK- P+ | estimulante, diaforética, depurativa |
| **CARDAMOMO***<br>*Elettaria cardamomum*<br>*Zingiberaceae* | picante, dulce | calorífica | picante | VK- P+ | estimulante, carminativa, expectorante |
| **CARDO SANTO**<br>*Carbenia benedicta*<br>*Compositae* | amargo | refrescante | picante | PK- V+ | emenagoga, tónico-amarga, galactagoga |
| **CÁRTAMO**<br>*Carthamus tinctorius*<br>*Compositae* | picante | calorífica | picante | VK- P+ | depurativa, emenagoga, carminativa |
| **CÁSCARA SAGRADA**<br>*Rhamnus purshianus*<br>*Rhamnaceae* | amargo | refrescante | picante | PK- V+ | laxante, astringente, tónico-amarga |
| **CEANOTO**<br>*Ceanothus spp.*<br>*Rhamnaceae* | astringente | refrescante | picante | PK- V+ | astringente, expectorante, sedante |

| | | | | | |
|---|---|---|---|---|---|
| **CEBADA**<br>*Hordeum distichon*<br>*Graminaceae* | dulce | refrescante | dulce | PK- V+ | diurética, demulcente, tónica |
| **CEBOLLA**<br>*Allium cepa*<br>*Liliaceae* | picante, dulce | calorífica | dulce | VK- P+ | diaforética, tónica, afrodisiaca |
| **CENTAURA AMERICANA**<br>*Sabbatia angularis*<br>*Gentianaceae* | amargo | refrescante | picante | PK- V+ | febrífuga, tónico-amarga |
| **CENTAURA EUROPEA**<br>*Erythraea centaurium*<br>*Gentianaceae* | amargo, picante | refrescante | picante | PK- V+ | tónico-amarga, antipirética |
| **CEREZO SILVESTRE***<br>*Prunus spp.* (corteza)<br>*Rosaceae* | amargo, astringente | refrescante | dulce | PK- Vo | antiespasmódica, expectorante, depurativa |
| **CHAPARRAL**<br>*Larrea divaricata*<br>*Zygophyllaceae* | amargo | refrescante | picante | PK- V+ | depurativa, diurética, tónico-amarga |
| **CHELONE GLABRA**<br>*Chelone glabra*<br>*Scrophulariaceae* | amargo | refrescante | picante | PK- V+ | tónico-amarga, antihelmíntica, laxante |
| **CILANTRO**<br>*Coriandrum sativum*<br>*Umbelliferae* | amargo, picante | refrescante | picante | PK- Vo | depurativa, carminativa, diurética |

| PLANTA | SABOR | ENERGíA | EFECTO P-D | DOSHA | ACCIONES |
|---|---|---|---|---|---|
| **CIMICIFUGA**<br>*Cimicifuga racemosa*<br>*Ranunculaceae* | amargo, picante | refrescante | picante | PK- V+ | depurativa, emenagoga, antiséptica |
| **CÍPERO***<br>*Cyperus rotundus*<br>*Cyperaceae* | picante, amargo | refrescante | picante | PK- Vo | carminativa, astringente, depurativa, emenagoga |
| **CLAVO***<br>*Caryophyllus aromaticus*<br>*Myrtaceae* | picante | calorífica | picante | VK- P+ | estimulante, carminativa, afrodisiaca, expectorante |
| **COCO**<br>*Cocus nucifera*<br>*Palmae* | dulce | refrescante | dulce | PV- K+ | refrigerante, diurética, tónica |
| **COHOSH AZUL**<br>*Caulophyllum thalictroides*<br>*Berberidaceae* | amargo, dulce | calorífica | picante | KV- P+ | emenagoga, oxitócica, antiespasmódica |
| **COL FÉTIDA**<br>*Symplocarpus foetidus*<br>*Araceae* | picante | calorífica | picante | KV- P+ | nervina, antiespasmódica, expectorante |
| **COLA DE CABALLO***<br>*Equisetum spp.*<br>*Equisetaceae* | amargo, dulce | refrescante | picante | PK- V+ | diurética, diaforética, depurativa |

| | | | | | |
|---|---|---|---|---|---|
| **COMINO**<br>*Cuminum cyminum*<br>*Umbelliferae* | picante, amargo | refrescante | picante | PKV= | carminativa, depurativa, estimulante |
| **CONSUELDA***<br>*Symphytum officinale*<br>*Boraginaceae* | dulce, astringente | refrescante | dulce | PV- K+ | tónico-nutritiva, demulcente, emoliente, vulneraria |
| **CONSUELDA MENOR**<br>*Prunella vulgaris*<br>*Labiatae* | amargo, astringente | refrescante | picante | PK- V+ | depurativa, antipirética, vulneraria |
| **COPTIS**<br>*Coptis spp.*<br>*Ranunculaceae* | amargo | refrescante | picante | PK- V+ | tónica-amarga, antipirética, depurativa |
| **CORAZONCILLO**<br>*Hypericum perforatum*<br>*Hypericaceae* | amargo, picante | refrescante | picante | PK- V+ | antiespasmódica, expectorante, astringente |
| **CORIANDRO*** (semilla)<br>*Coriandrum sativum*<br>*Umbelliferae* | amargo, picante | refrescante | picante | PKV= | depurativa, diaforética, diurética, carminativa |
| **CULANTRILLO**<br>*Adiandum capillus-veneris*<br>*Filices* | dulce, amargo | refrescante | dulce | PV- K+ | demulcente, refrigerante, tónica |
| **CÚRCUMA***<br>*Curcuma longa*<br>*Zingiberaceae* | picante, amargo | calorífica | picante | KV- Po | estimulante, depurativa, bactericida |

| PLANTA | SABOR | ENERGíA | EFECTO P-D | DOSHA | ACCIONES |
|---|---|---|---|---|---|
| **DAMIANA**<br>*Turnera aphrodisiaca*<br>*Turneraceae* | picante, amargo | calorífica | picante | K- VoP+ | estimulante, afrodisiaca |
| **DÁTIL**<br>*Phoenix dactylifera*<br>*Palmae* | dulce | refrescante | dulce | VP- K+ | demulcente, tónica, afrodisiaca |
| **DIENTE DE LEÓN***<br>*Taraxacum officinalis*<br>*Compositae* | amargo, dulce | refrescante | picante | PK- V+ | depurativa, diurética, laxante |
| **EFEDRA AMERICANA**<br>*Ephedra spp.*<br>*Gnetaceae* | picante | calorífica | picante | K- VP+ | diurética, depurativa |
| **ENEBRO*** (bayas)<br>*Juniperus spp.*<br>*Coniferae* | picante, amargo, dulce | calorífica | picante | KV- P+ | diurética, diaforética, carminativa, analgésica |
| **ENELDO**<br>*Anethum graveolens*<br>*Umbelliferae* | picante, amargo | refrescante | picante | PK- Vo | carminativa, depurativa, expectorante |
| **EQUINÁCEA***<br>*Echinacea angustifolia*<br>*Compositae* | amargo, picante | refrescante | picante | PK- V+ | depurativa, antibiótica, diaforética |

| | | | | | |
|---|---|---|---|---|---|
| **ESCUTELARIA**<br>*Scutellaria spp.*<br>*Labiatae* | amargo | refrescante | picante | PK- Vo | nervina, antiespasmódica |
| **ESPADAÑA**<br>*Typha spp.*<br>*Typhaceae* | dulce, astringente | refrescante | dulce | P- VK+ | astringente, hemostática, vulneraria |
| **ESPÁRRAGO**<br>*Asparagus officinalis*<br>*Liliaceae* | dulce | refrescante | dulce | PK- Vo | diurética, laxante, tónica |
| **ESPINACARDO**<br>*Aralia racemosa*<br>*Araliaceae* | dulce, picante | calorífica | dulce | KV- P+ | demulcente, expectorante, tónica, depurativa |
| **ESPINO BLANCO***<br>*Crataegus oxycantha*<br>*Rosaceae* | ácido, dulce | calorífica | ácido | V- KoP+ | estimulante, antiespasmódica, diurética |
| **ESTILINGIA**<br>*Stillingia sylvatica*<br>*Euphorbiaceae* | picante | calorífica | picante | KV- P+ | depurativa, diaforética, expectorante, tónica |
| **ESTRAGÓN**<br>*Artemisia dracunculus*<br>*Compositae* | amargo, picante | calorífica | picante | KV- P+ | emenagoga, diurética, carminativa |
| **EUCALIPTO**<br>*Eucalyptus globulus*<br>*Myrtaceae* | picante | calorífica | picante | KV- P+ | diaforética, descongestiva, estimulante |

| PLANTA | SABOR | ENERGíA | EFECTO P-D | DOSHA | ACCIONES |
|---|---|---|---|---|---|
| **EUFRASIA**<br>*Euphrasia officinalis*<br>*Scrophulariaceae* | amargo | refrescante | picante | PK- V+ | antipirética, depurativa, astringente |
| **EUPATORIA**<br>*Eupatorium perfoliatum*<br>*Compositae* | amargo, picante | refrescante | picante | PK- V+ | diaforética, antipirética, laxante |
| **EUPATORIA PÚRPURA**<br>*Eupatorium purpureum*<br>*Compositae* | amargo, picante | refrescante | picante | PK- V+ | diurética, litolítica, nervina |
| **FALSA RAÍZ DE UNICORNIO**<br>*Helonias dioica*<br>*Liliaceae* | amargo, dulce | calorífica | dulce | VK- P+ | emenagoga, afrodisiaca, diurética |
| **FENOGRECO***<br>*Trigonella foenumgraeceum*<br>*Leguminosae* | amargo, picante, dulce | calorífica | picante | VK- P+ | estimulante, tónica, expectorante, rejuvenecedora |
| **FITOLACA** (raíz)<br>*Phytolacca spp.*<br>*Phytolaccaceae* | amargo | refrescante | picante | PK- V+ | depurativa, emética, catártica |
| **FLOR DE LA PASIÓN**<br>*Passiflora incarnata*<br>*Passifloraceae* | amargo | refrescante | picante | PK- V+ | nervina, sedante, diurética, anodina |

| | | | | | |
|---|---|---|---|---|---|
| **FRAMBUESO*** *Rubus spp.* *Rosaceae* | astringente, dulce | refrescante | dulce | PK- V+ | astringente, depurativa, emenagoga |
| **FRESA** (hojas) *Fragaria spp.* *Rosaceae* | astringente, dulce | refrescante | dulce | PK- V+ | depurativa, astringente, diurética |
| **FUCUS** *Fucus visiculosis* *Fucaceae* | salado, dulce | calorífica | dulce | V- KP+ | tónico-nutritiva, demulcente, expectorante |
| **GALANGA MENOR** *Alpinia officinarum* *Zingaberaceae* | picante | calorífica | picante | VK- P+ | estimulante, diaforética, antirreumática |
| **GAULTERIA** *Gaultheria procumbens* *Ericaceae* | picante | refrescante | picante | PK- Vo | carminativa, astringente, analgésica |
| **GAYUBA** *Arctostaphylos uva-ursi* *Ericaceae* | astringente, amargo | refrescante | picante | PK- V+ | diurética, astringente, antiséptica |
| **GENCIANA*** *Gentiana spp.* *Liliaceae* | amargo | refrescante | picante | PK- V+ | tónico-amarga, antipirética, depurativa |
| **GERANIO MANCHADO** *Geranium maculatum* *Geraniaceae* | astringente, vulneraria | refrescante | picante | PK- V+ | astringente, hemostática |

| PLANTA | SABOR | ENERGíA | EFECTO P-D | DOSHA | ACCIONES |
|---|---|---|---|---|---|
| **GINSENG SIBERIANO**<br>*Eleutherococcus senticosus*<br>*Araliaceae* | picante, dulce | calorífica | dulce | VK- P+ | tónica, antiespasmódica, antirreumática |
| **GORDOLOBO***<br>*Verbascum thapsus*<br>*Scrophulariaceae* | amargo, astringente, dulce | refrescante | picante | PK- V+ | expectorante, astringente, vulneraria, sedante |
| **GRANADO***<br>*Punica granatum*<br>*Lythraceae* | astringente, amargo, dulce | refrescante | dulce | PK- Vo | astringente, depurativa, antihelmíntica, tónica |
| **GRINDELIA**<br>*Grindelia spp.*<br>*Compositae* | picante | calorífica | picante | KV- P+ | expectorante, diaforética, antiespasmódica |
| **HAMAMÈLIS DE VIRGINIA**<br>*Hamamelis virginiana*<br>*Hamamelidaceaea* | astringente, amargo, picante | refrescante | picante | PK- V+ | astringente, hemostática, vulneraria |
| **HARPAGÓFITO**<br>*Harpagophytum procumbens*<br>*Pedaliaceae* | amargo, astringente | refrescante | picante | PK- V+ | depurativa, antiinflamatoria, analgésica |
| **HELECHO MACHO**<br>*Dryopteris felix-mas*<br>*Filices* | amargo, picante | refrescante | picante | PK- V+ | antihelmíntica |

| | | | | | |
|---|---|---|---|---|---|
| **HELENIO*** *Inula spp.* *Compositae* | picante, amargo | calorífica | picante | VK- P+ | expectorante, antiespasmódica, rejuvenecedora |
| **HIBISCO*** *Hibiscus rosa-sinensis* *Malvaceae* | astringente, dulce | calorífica | dulce | PK- V+ | depurativa, hemostática, refrigerante, emenagoga |
| **HIEDRA TERRESTRE** *Glechoma hederacea* *Labiatae* | picante, astringente | calorífica | picante | KV- P+ | diaforética, astringente, carminativa |
| **HIERBA GATERA** *Nepeta cataria* *Labiatae* | picante | refrescante | picante | PK- Vo | diaforética, carminativa, nervina |
| **HIERBA MATE** *Ilex paraguariensis* *Aquifoliaceae* | picante | calorífica | picante | K- Vo P+ | estimulante, diurética |
| **HIERBA SANTA** *Eriodictyon glutinosum* *Hydrophyllaceae* | picante | calorífica | picante | KV- P+ | expectorante, antiespasmódica, carminativa |
| **HIERBA TORA** *Mitchella repens* *Rubiaceae* | astringente, amargo | refrescante | picante | PK- V+ | emenagoga, astringente, diurética |
| **HIERBABUENA*** *Mentha spicata* *Labiatae* | picante | refrescante | picante | KP- Vo | diaforética, diurética, carminativa |

| PLANTA | SABOR | ENERGíA | EFECTO P-D | DOSHA | ACCIONES |
|---|---|---|---|---|---|
| **HINOJO***<br>*Foeniculum vulgare*<br>*Umbelliferae* | dulce, picante | refrescante | dulce | VPK= | carminativa, diurética, antiespasmódica |
| **HISOPO**<br>*Hyssopus officinalis*<br>*Labiatae* | picante, amargo | calorífica | picante | KV- P+ | diaforética, carminativa, diurética, antihelmíntica |
| **ÍNDIGO**<br>*Baptisia tinctoria*<br>*Leguminosae* | amargo | refrescante | picante | PK- V+ | depurativa, antibiótica, laxante |
| **JENGIBRE**<br>*Zingiber officinale*<br>*Zingiberaceae* | picante, dulce | calorífica | dulce | VK- P+ | estimulante, diaforética, expectorante, carminativa |
| **JENGIBRE SILVESTRE**<br>*Asarum canadense*<br>*Aristolochiaceae* | picante | calorífica | picante | KV- P+ | diaforética, expectorante, descongestiva |
| **KUDZU**<br>*Pueraria tuberosa*<br>*Leguminosae* | dulce | refrescante | dulce | PV- K+ | tónica, diaforética, diurética |
| **LAUREL** (hojas)<br>*Laurus nobilis*<br>*Lauraceae* | picante | calorífica | picante | VK- P+ | carminativa, estimulante, expectorante |

| | | | | | |
|---|---|---|---|---|---|
| **LAVANDA**<br>*Lavandula spp.*<br>*Labiatae* | picante | refrescante | picante | PK- Vo | carminativa, diurética, antiespasmódica |
| **LEPTANDRA** (raíz)<br>*Leptandra virginica*<br>*Scrophylariaceae* | amargo | refrescante | picante | PK- V+ | catártica, febrífuga, tónico-amarga |
| **LIMA**<br>*Citrus acida*<br>*Rutaceae* | ácido, amargo | refrescante | ácido | PV- K+ | refrigerante, carminativa, expectorante |
| **LIMÓN**<br>*Citrus limonum*<br>*Rutaceae* | ácido | refrescante | ácido | PV- Ko | expectorante, carminativa, astringente |
| **LIMONCILLO**<br>*Cymbopogon citratus*<br>*Graminaceae* | picante, amargo, refrigerante | refrescante | picante | PK- Vo | diurética, diaforética |
| **LINO***<br>*Linum usitatissimum*<br>*Linaceae* | dulce, astringente | calorífica | picante | V- KoP+ | laxante, demulcente, tónico-nutritiva |
| **LIQUEN DE ISLANDIA**<br>*Cetraria islandica*<br>*Algae* | salado, dulce, astringente | refrescante | dulce | PV- K+ | demulcente, depurativa, tónica |
| **LIRIO AZUL**<br>*Iris versicolor*<br>*Iridaceae* | amargo | refrescante | picante | PK- V+ | depurativa, antipirética, laxante |

| PLANTA | SABOR | ENERGíA | EFECTO P-D | DOSHA | ACCIONES |
|---|---|---|---|---|---|
| **LLANTÉN**<br>*Plantago major*<br>*Plantaginaceae* | astringente, amargo | refrescante | picante | PK- V+ | astringente, depurativa, diurética, vulneraria |
| **LOBELIA**<br>*Lobelia inflata*<br>*Lobeliaceae* | picante | calorífica | picante | K- PV+ | antiespasmódica, emética, expectorante, diaforética |
| **LÚPULO**<br>*Humulus lupulus*<br>*Articaceae* | amargo, picante | refrescante | picante | PK- V+ | nervina, tónico-amarga, diurética |
| **MAHONIA REPTANTE**<br>*Mahonia repens*<br>*Berberidaceae* | amargo | calorífica | picante | PK- V+ | depurativa, antipirética, laxante |
| **MAÍZ** (estigmas)<br>*Zea mays*<br>*Graminaceae* | dulce | refrescante | picante | PK- V+ | diurética, demulcente, depurativa |
| **MALVA**<br>*Malva spp.*<br>*Malvaceae* | dulce, astringente | refrescante | dulce | PV- K+ | demulcente, emoliente, astringente |
| **MALVAVISCO***<br>*Althea officinalis*<br>*Malvaceae* | dulce | refrescante | dulce | PV- K+ | tónica, demulcente, diurética, laxante |

| | | | | | |
|---|---|---|---|---|---|
| **MANZANILLA*** *Matricaria chamomilla* *Compositae* | amargo, picante | refrescante | picante | PK- Vo | diaforética, carminativa, nervina |
| **MARRUBIO** *Marrubium vulgare* *Labiatae* | amargo, picante | refrescante | picante | KP- V+ | expectorante, antiespasmódica, diaforética |
| **MEJORANA** *Origanum majorana* *Labiatae* | picante | calorífica | picante | VK- P+ | estimulante, antiespasmódica, diaforética |
| **MELISA** *Melissa officinalis* *Labiatae* | picante, dulce | refrescante | picante | KP- Vo | diaforética, carminativa, nervina |
| **MENTA PIPERITA*** *Mentha piperita* *Labiatae* | picante | refrescante | picante | PK- Vo | diaforética, carminativa, nervina |
| **MENTA POLEO*** *Mentha pulegium* *Labiatae* | picante | calorífica | picante | VK- P+ | diaforética, carminativa, emenagoga |
| **MIEL** | dulce, picante, astringente | calorífica | dulce | VK- P+ | expectorante, emoliente, tónica, laxante |
| **MILENRAMA*** *Achillea millefolium* *Compositae* | amargo, picante | refrescante | picante | PK- V+ | diaforética, astringente, depurativa |

| PLANTA | SABOR | ENERGíA | EFECTO P-D | DOSHA | ACCIONES |
|---|---|---|---|---|---|
| **MIRRA***<br>*Commiphora myrrha*<br>*Burseraceae* | amargo, picante | calorífica | picante | KV- P+ | depurativa, analgésica, emenagoga, rejuvenecedora |
| **MIRTO***<br>*Myrica spp.*<br>*Myricaceae* | picante, astringente | calorífica | picante | KV- P+ | diaforética, expectorante, astringente, emética |
| **MOSTAZA** (semillas)<br>*Brassica alba*<br>*Cruciferae* | picante | calorífica | picante | KV- P+ | estimulante, expectorante, carminativa |
| **MUÉRDAGO BLANCO**<br>*Viscum album*<br>*Loranthaceae* | amargo, dulce | calorífica | picante | VK- P+ | nervina, antiespasmódica, emenagoga |
| **MUNDILLO**<br>*Viburnum opulus*<br>*Caprifoliaceae* | amargo, astringente | calorífica | picante | KV- P+ | emenagoga, astringente, antiespasmódica |
| **MUSGO DE IRLANDA***<br>*Chondrus crispus*<br>*Algae* | salado, dulce, astringente | calorífica | dulce | V- PK+ | tónico-nutritiva, demulcente, emoliente |
| **NARANJA** (piel)<br>*Citrus aurantium*<br>*Rutaceae* | picante, amargo | calorífica | picante | VK- P+ | carminativa, expectorante, estimulante |

| | | | | | |
|---|---|---|---|---|---|
| **NENÚFAR PERFUMADO**<br>*Nymphaea odorata*<br>*Nymphaeaceae* | dulce, astringente, amargo | calorífica | dulce | PV- K+ | demulcente, astringente, tónica |
| **NOGAL BLANCO AMERICANO**<br>*Juglans cinerea*<br>*Juglandaceae* | amargo, astringente | refrescante | picante | PK- V+ | purgante, antihelmíntica, astringente |
| **NOGAL NEGRO AMERICANO**<br>*Juglans nigra*<br>*Juglandaceae* | dulce | calorífica | dulce | V- PK+ | demulcente, tónica, laxante |
| **NUEZ MOSCADA***<br>*Myristica fragans*<br>*Myristicaceae* | picante | calorífica | picante | VK- P+ | astringente, carminativa, sedante, nervina |
| **OLMO ROJO***<br>*Ulmus fulva*<br>*Urticaceae* | dulce | refrescante | dulce | PV- K+ | tónico-nutritiva, demulcente, emoliente |
| **ORÉGANO**<br>*Origanum vulgare*<br>*Labiatae* | picante | calorífica | picante | VK- P+ | estimulante, carminativa, diaforética |
| **ORTIGA**<br>*Urtica urens*<br>*Urticaceae* | astringente | refrescante | picante | PK- V+ | depurativa, astringente, hemostática |
| **OSHA**<br>*Ligusticum porteri*<br>*Umbelliferae* | picante, amargo | calorífica | picante | KV- P+ | estimulante, bactericida, expectorante |

| PLANTA | SABOR | ENERGíA | EFECTO P-D | DOSHA | ACCIONES |
|---|---|---|---|---|---|
| **PALMITO SALVAJE**<br>*Serenoa serrulata*<br>*Palmaceae* | dulce, picante | calorífica | dulce | V- PK+ | tónica, rejuvenecedora, afrodisiaca, expectorante |
| **PALO DE ARCO**<br>*Tabebuia avellanedae*<br>*Bigoneaceae* | amargo | refrescante | picante | PK- V+ | depurativa, antipirética, antibiótica |
| **PAMPLINA**<br>*Stellaria media*<br>*Caryophyllaceae* | amargo, dulce | refrescante | dulce | PK- V+ | depurativa, demulcente, laxante, vulneraria |
| **PAZOTE**<br>*Chenopodium anthelminticum*<br>*Chenopodiaceae* | picante, amargo, astringente | calorífica | picante | KV- P+ | antihelmíntica, estimulante, antiespasmódica |
| **PEONIA**<br>*Paeonia officinalis*<br>*Ranunculaceae* | amargo, astringente | refrescante | dulce | PK- Vo | depurativa, emenagoga, nervina |
| **PEREJIL***<br>*Petroselinum spp.*<br>*Umbelliferae* | picante | calorífica | picante | KV- P+ | diurética, emenagoga, carminativa |
| **PIMENTON***<br>*Capsicum annuum*<br>*Solanaceae* | picante | calorífica | picante | KV- P+ | estimulante, carminativa, depurativa, hemostática |

| | | | | | |
|---|---|---|---|---|---|
| **PIMIENTA DE JAMAICA**<br>*Pimento officinalis*<br>*Myrataceae* | picante | calorífica | picante | VK- P+ | estimulante, carminativa |
| **PIMIENTA DE JAVA**<br>*Piper cubeba*<br>*Piperaceae* | picante | calorífica | picante | VK- P+ | estimulante, carminativa, expectorante |
| **PIMIENTA NEGRA***<br>*Piper nigrum*<br>*Piperaceae* | picante | calorífica | picante | KV- P+ | estimulante, expectorante, carminativa |
| **PINO BLANCO**<br>*Pinus alba*<br>*Pinaceae* | picante | calorífica | picante | KV- P+ | expectorante, diaforética, carminativa |
| **PODOFILO**<br>*Podophyllum peltatum*<br>*Berberidaceae* | amargo | refrescante | picante | PK- V+ | catártica, depurativa, tóxica |
| **PRÍMULA**<br>*Primula vulgaris*<br>*Primulaceae* | amargo | refrescante | picante | PK- V+ | nervina, depurativa, expectorante |
| **QUIMAFILA**<br>*Chimaphila umbellata*<br>*Ericaceae* | amargo | refrescante | picante | PK- V+ | diurética, astringente, depurativa |
| **QUINO** (corteza)<br>*Cinchona succirubra*<br>*Rubiaceae* | amargo | refrescante | picante | PK- V+ | tónico-amarga, antipirética |

| PLANTA | SABOR | ENERGíA | EFECTO P-D | DOSHA | ACCIONES |
|---|---|---|---|---|---|
| **RÁBANO PICANTE**<br>*Cochlearia armoracia*<br>*Cruciferae* | picante | calorífica | picante | KV- P+ | estimulante, diurética |
| **RAÍZ DE PIEDRA**<br>*Collinsonia canadensis*<br>*Labiatae* | amargo | refrescante | picante | PK- V+ | diurética, diaforética, astringente |
| **REGALIZ***<br>*Glycyrrhiza glabra*<br>*Leguminosae* | dulce, amargo | refrescante | dulce | VP- K+ | demulcente, expectorante, tónica, laxante |
| **RICINO** (aceite)<br>*Ricinus communis*<br>*Euphorbiaceae* | picante, dulce | calorífica | picante | V- PK+ | catártica, demulcente, analgésica, nervina |
| **ROBLE BLANCO**<br>*Quercus alba*<br>*Cupuliferae* | astringente | refrescante | picante | PK- V+ | astringente, hemostática, antiséptica |
| **ROMERO**<br>*Rosmarinus officinalis*<br>*Labiatae* | picante, amargo | calorífica | picante | KV- P+ | diaforética, carminativa, estimulante, emenagoga |
| **ROSA***<br>*Rosa spp.*<br>*Rosaceae* | amargo, picante | refrescante | dulce | VPK= | depurativa, emenagoga, nervina |

| | | | | | |
|---|---|---|---|---|---|
| **ROSAL** (fruto)<br>*Rosa spp.*<br>*Rosaceae* | ácido, astringente | calorífica | ácido | V- KP+ | estimulante, carminativa, astringente |
| **RUDA**<br>*Ruta graveolens*<br>*Rutaceae* | amargo, picante | calorífica | picante | KV- P+ | nervina, emenagoga, antihelmíntica |
| **RUIBARBO***<br>*Rheum spp.*<br>*Polygonaceae* | amargo | refrescante | picante | PK- V+ | purgante, depurativa, antipirética |
| **SALICARIA**<br>*Lythrum salicaria*<br>*Lythraceae* | astringente, dulce | refrescante | picante | PK- V+ | depurativa, astringente, demulcente |
| **SALVIA***<br>*Salvia officinalis*<br>*Labiatae* | picante, amargo, astringente | calorífica | picante | KV- P+ | diaforética, expectorante, nervina, astringente |
| **SALVIA SILVESTRE**<br>*Salvia polystachya*<br>*Labiatae* | picante, dulce | calorífica | dulce | KV- P+ | expectorante, demulcente, diaforética |
| **SÁNDALO***<br>*Santalum albus*<br>*Santalaceae* | amargo, dulce, astringente | refrescante | dulce | PV- Ko | depurativa, hemostática, antipirética, nervina |
| **SASAFRÁS**<br>*Sassafras officinale*<br>*Lauraceae* | picante | calorífica | picante | KV- P+ | depurativa, diaforética, estimulante |

| PLANTA | SABOR | ENERGíA | EFECTO P-D | DOSHA | ACCIONES |
|---|---|---|---|---|---|
| **SAUCE** (corteza)<br>*Salix spp.*<br>*Salicaceae* | amargo | refrescante | picante | PK- V+ | tónico-amarga, antipirética, anodina |
| **SAÚCO** (flores)<br>*Sambucus spp.*<br>*Caprifoliaceae* | amargo, picante | refrescante | picante | KP- Vo | diaforética, diurética, depurativa |
| **SELLO DE SALOMÓN***<br>*Polygonatum spp.*<br>*Liliaceae* | dulce, amargo | refrescante | dulce | PV- K+ | tónico-nutritiva, demulcente, astringente, rejuvenecedora |
| **SELLO DE ORO***<br>*Hydrastis canadensis*<br>*Ranunculaceae* | amargo, astringente | refrescante | picante | PK- V+ | tónico-amarga, antipirética, antibiótica |
| **SEN***<br>*Cassia acutifolia*<br>*Leguminosae* | amargo | refrescante | picante | PK- V+ | purgante, antipirética, depurativa |
| **SÉSAMO*** (semillas)<br>*Sesamum indicum*<br>*Pedaliaceae* | dulce | calorífica | dulce | V- PK+ | tónico-nutritiva, demulcente, rejuvenecedora |
| **TAMARINDO**<br>*Tamarindus indica*<br>*Leguminosae* | ácido, dulce | calorífica | ácido | VK- P+ | estimulante, carminativa, laxante |

| | | | | | |
|---|---|---|---|---|---|
| **TANACETO**<br>*Tanacetum vulgare*<br>*Compositae* | amargo, picante | refrescante | picante | PK- Vo | emenagoga, diaforética, tónico-amarga |
| **TOMILLO**<br>*Thymus vulgaris*<br>*Labiatae* | picante | calorífico | picante | VK- P+ | antiespasmódica, carminativa |
| **TORMENTILA**<br>*Potentilla tormentilla*<br>*Rosaceae* | astringente, amargo | refrescante | picante | PK- V+ | astringente, hemostática, antiséptica |
| **TRÉBOL DE AGUA**<br>*Menyanthes trifoliata*<br>*Gentianaceae* | amargo | refrescante | picante | PK- V+ | depurativa, antipirética, laxante |
| **TRÉBOL ROJO***<br>*Trifolium pratense*<br>*Leguminosae* | amargo, dulce | refrescante | picante | PK- V+ | depurativa, diurética, expectorante |
| **TUSÍLAGO**<br>*Tussilago farfara*<br>*Compositae* | picante, dulce, astringente | refrescante | picante | PK- Vo | demulcente, expectorante, astringente, vulneraria, antiespasmódica |
| **VALERIANA***<br>*Valeriana spp.*<br>*Valerianaceae* | picante | calorífica | picante | VK- P+ | nervina, antiespasmódica, carminativa, sedante |
| **VERBENA**<br>*Verbena spp.*<br>*Verbenaceae* | amargo | calorífica | picante | PK- V+ | antipirética, expectorante, astringente |

| PLANTA | SABOR | ENERGíA | EFECTO P-D | DOSHA | ACCIONES |
|---|---|---|---|---|---|
| **VETIVER**<br>*Andropogon muricatus*<br>*Graminaceae* | amargo, dulce | refrescante | picante | PK- V+ | antipirética, astringente, refrigerante |
| **VID**<br>*Vitis vinifera*<br>*Vitaceae* | dulce | refrescante | dulce | PV- K+ | tónico-nutritiva, demulcente, laxante |
| **VIOLETA**<br>*Viola spp.*<br>*Violaceae* | amargo, picante | refrescante | picante | PK- V+ | depurativa, antiséptica, expectorante |
| **ZANAHORIA SILVESTRE**<br>*Daucus carota*<br>*Umbelliferae* | picante | calorífica | picante | KV- P+ | diurética, estimulante, carminativa, emenagoga |
| **ZANTHOXYLUM***<br>*Zanthoxylum spp.*<br>*Rutaceae* | picante, amargo | calorífica | picante | VK- P+ | estimulante, carminativa, antihelmíntica |
| **ZAPATITO DE DAMA**<br>*Cypripedium pubescens*<br>*Orchidaceae* | picante, dulce, amargo | calorífica | dulce | VK- Po | nervina, antiespasmódica, tónica |
| **ZARAGATONA***<br>*Plantago psyllium*<br>*Plantaginaceae* | dulce, astringente | refrescante | dulce | PV- K+ | laxante, demulcente, astringente |

| | | | | | |
|---|---|---|---|---|---|
| **ZARZAMORA**<br>*Rubus fructicosus*<br>*Rosaceae* | astringente | refrescante | dulce | PK- V+ | astringente, depurativa, hemostática |
| **ZARZAPARRILLA***<br>*Smilax spp.*<br>*Liliaceae* | amargo, dulce | refrescante | dulce | PV- Ko | depurativa, diurética, antiespasmódica |
| **ZUMAQUE**<br>*Rhus glabra*<br>*Anacardiaceae* | astringente | refrescante | picante | PK- V+ | astringente, depurativa, refrigerante |
| **PLANTAS ESPECIALES** | | | | | |
| **AJWAN***<br>*Apuim graveolens*<br>*Umbelliferae* | picante | calorífica | picante | KV- P+ | estimulante, diaforética, antiespasmódica |
| **AMALAKI***<br>*Emblica officinalis*<br>*Euphorbiaceae* | todos excepto salado | refrescante | dulce | PV- Ko | tónico-nutritiva, rejuvenecedora, depurativa |
| **ANGÉLICA CHINA***<br>(tang kuei)<br>*Angelica spp.*<br>*Umbelliferae* | picante, dulce | calorífica | dulce | VK- Po | tónica, emenagoga, rejuvenecedora, diaforética |
| **ASAFÉTIDA***<br>*Ferula asafoetida*<br>*Umbelliferae* | picante | calorífica | picante | VK- P+ | estimulante, carminativa, antiespasmódica |

| PLANTA | SABOR | ENERGíA | EFECTO P-D | DOSHA | ACCIONES |
|---|---|---|---|---|---|
| **ASHWAGANDHA*** *Withania somnifera* *Solanaceae* | amargo, astringente | calorífica | dulce | VK- P+ | tónica, rejuvenecedora, afrodisiaca, nervina |
| **ATIBALA** *Abutilon indicum* *Malvaceae* | dulce | refrescante | dulce | PK- Vo | tónica, demulcente, diurética, laxante |
| **BALA*** (malva silvestre) *Sida cordifolia* *Malvaceae* | dulce | refrescante | dulce | VP- Ko | tónica, nervina, demulcente |
| **BHRINGARAJ*** *Eclipta alba* *Compositae* | amargo, dulce, astringente | refrescante | dulce | VPK= | tónica, depurativa, nervina, hemostática |
| **BIBHITAKI*** *Terminalia belerica* *Combretaceae* | astringente | calorífica | dulce | KP- Vo | tónica, astringente, expectorante, laxante |
| **CRISANTEMO*** *Chrysanthemum indicum* *Compositae* | amargo, dulce | refrescante | picante | PK- V+ | diaforética, antipirética, depurativa |
| **EFEDRA*** *Ephedra vulgaris* *Gnetaceae* | picante | calorífica | picante | K- VP+ | diaforética, diurética, béquica, estimulante |

| | | | | | |
|---|---|---|---|---|---|
| **FO-TI***<br>*Polygonum multiflorum*<br>*Polygonaceae* | dulce, amargo, astringente | refrescante | dulce | PV- K+ | tónica, rejuvenecedora, afrodisiaca, astringente |
| **GINSENG***<br>*Panax ginseng*<br>*Araliaceae* | picante, amargo, dulce | calorífica | dulce | V- KPo | tónica, estimulante, rejuvenecedora |
| **GOKSHURA***<br>*Tribulis terrestris*<br>*Zygophyllaceae* | dulce, amargo | refrescante | dulce | PK- Vo | diurética, tónica, afrodisiaca |
| **GOTU KOLA***<br>*Hydrocotyle asiatica*<br>*Umbelliferae* | amargo | refrescante | dulce | PKV= | nervina, rejuvenecedora, depurativa, diurética |
| **GUGGUL***<br>*Commiphora mukul*<br>*Burseaceae* | amargo, picante, astringente, dulce | calorífica | picante | KV- P+ | rejuvenecedora, depurativa, antiespasmódica, expectorante |
| **HARITAKI***<br>*Terminalia chebula*<br>*Combretaceae* | todos, excepto salado | calorífica | dulce | VK- Po | rejuvenecedora, nervina, astringente, laxante |
| **JAZMÍN*** (flores)<br>*Jasminum grandiflorum*<br>*Oleaceae* | amargo | refrescante | picante | PK- V+ | depurativa, refrigerante, emenagoga, nervina |
| **LOTO***<br>*Nelumbo nucifera*<br>*Nymphaeaceae* | dulce, astringente | refrescante | dulce | PV- K+ | tónico-nutritiva, afrodisiaca, astringente, nervina |

| PLANTA | SABOR | ENERGíA | EFECTO P-D | DOSHA | ACCIONES |
|---|---|---|---|---|---|
| **MALVILLA**<br>*Sida rhombifolia*<br>*Malvaceae* | dulce, amargo | refrescante | dulce | PV- Ko | tónica, demulcente, rejuvenecedora, diurética |
| **MANJISHTA***<br>*Rubia cordifolia*<br>*Rubiaceae* | amargo, dulce | refrescante | picante | PK- V+ | depurativa, hemostática, emenagoga, diurética |
| **NIM***<br>*Azadiracta indica*<br>*Meliaceae* | amargo | refrescante | picante | PK- V+ | tónico-amarga, antipirética, depurativa |
| **ÑAME***<br>*Dioscorea spp.*<br>*Discoreaceae* | dulce, amargo | refrescante | dulce | VP- Ko | antiespasmódica, diaforética, tónica, rejuvenecedora |
| **PIMIENTA LARGA***<br>*Piper longum*<br>*Piperaceae* | picante | calorífica | dulce | VK- P+ | estimulante, expectorante, afrodisiaca |
| **PUNARNAVA***<br>*Boerhavia diffusa*<br>*Nyctagineae* | amargo | refrescante | picante | PK- V+ | diurética, diaforética, laxante, rejuvenecedora |
| **REHMANNIA***<br>*Rehmannia glutinosa*<br>*Scrophulariaceae* | dulce, amargo | refrescante | dulce | PV- K+ | tónico-nutritiva, rejuvenecedora, afrodisiaca |

| | | | | | |
|---|---|---|---|---|---|
| **SHATAVARI***<br>*Asparagus racemosus*<br>*Liliaceae* | dulce, amargo | refrescante | dulce | PV- K+ | tónico-nutritiva, demulcente, emenagoga, rejuvenecedora |
| **VAMSHA ROCHANA***<br>*Bambusa arundinaceae*<br>*Gramineae* | dulce, astringente | refrescante | dulce | PV- K+ | demulcente, expectorante, tónica |
| **VIDARI KANDA***<br>*Ipomoea digitata*<br>*Convolvulaceae* | dulce | refrescante | dulce | VP- Ko | tónico-nutritiva, afrodisiaca, diurética |

# Apéndice III

## Remedios caseros y tratamientos básicos

**Acné:** por vía externa, aplicar sobre el acné una pasta preparada con media cucharadita de cúrcuma y una cantidad igual de sándalo en polvo, añadiendo el agua suficiente hasta conseguir una mezcla homogénea. Además, por vía interna, se puede tomar una cucharada de gel de aloe vera con un cuarto de cucharadita de cúrcuma, dos veces al día, hasta que el acné desaparezca.

**Acúfenos:** administrar tres gotas de aceite de clavo en el oído.

**Agotamiento (calor):** aplicar aceite de sándalo en la frente o beber una infusión de sándalo. Beber agua de coco o zumo de uva.

**Asma:** la infusión de raíz de helenio es efectiva; pueden añadirse media parte de jengibre y media de regaliz –1-2 cucharaditas de plantas por taza de agua hirviendo. O bien, pueden usarse partes iguales de tomillo y raíz de consuelda de la misma forma. En caso de ataques de asma agudos, consulte al médico.

**Congestión nasal:** inhalar una pizca de raíz de cálamo en polvo o aplicar una pasta de jengibre en el área afectada. También se puede inhalar el vapor de una infusión de jengibre o de hojas de eucalipto.

**Conmoción (desmayo):** inhalar una cebolla recién cortada o raíz de cálamo en polvo.

**Deshidratación:** mezclar un cuarto de cucharadita de sal y tres cucharaditas de azúcar moreno de caña (sin refinar) en medio litro de agua destilada. Agregar dos cucharaditas de jugo de lima, mezclar bien y beber a pequeños sorbos.

**Desórdenes menstruales:** para calmar los calambres menstruales, tomar una cucharada de gel de aloe con un cuarto de cucharadita de pimienta negra tres veces al día, hasta que los calambres desaparezcan. Para activar la menstruación, tomar una infusión preparada con partes iguales de cártamo y rosas –1-2 cucharaditas por taza. Para la menstruación excesiva, tomar un infusión de hojas de frambueso y flores de hibisco –1-2 cucharaditas por taza.

**Diarrea:** mezclar media taza de yogurt y media taza de agua con una cucharadita de jengibre fresco rallado y un poco de nuez moscada. Para la disentería, mezclar partes iguales de agracejo y de hojas de frambueso con media parte de nuez moscada, preparar una infusión con 2-3 cucharaditas de esta mezcla por taza, y tomar a intervalos cortos, hasta notar mejoría.

**Distensión muscular (de la parte superior del cuerpo):** introducir en el recto un enema conteniendo una taza de aceite de cálamo. Retenerlo durante 30 minutos. Para la distensión muscular general, aplicar una pasta caliente de jengibre con cúrcuma –una cucharadita de jengibre y media cucharadita de cúrcuma– en el área afectada, dos veces al día.

**Dolor (externo):** aplicar compresas de jengibre. Para preparar una compresa de jengibre, combinar dos cucharaditas de jengibre en polvo con una cucharadita de cúrcuma en polvo y añadir suficiente agua hasta conseguir una pasta. Calentar la pasta y extenderla uniformemente sobre un trozo de gasa o de tela de algodón. Aplicar el trozo de tela en el área afectada y sujetar la compresa con una venda. Mantenerla así toda la noche.

**Dolor de cabeza:** para conseguir un alivio general del dolor de cabeza, aplicar en la frente una pasta hecha con media cucharadita de jengibre en polvo mezclada con agua y calentada. Puede provocar una sensación de escozor, pero no es perjudicial.

El siguiente tratamiento es de utilidad para aliviar dolores de cabeza específicos. Los dolores de cabeza causados por la sinusitis están relacionados con kapha y pueden aliviarse aplicando una pasta hecha con jengibre en la frente y los senos nasales. Los dolores de cabeza temporales, indican un exceso de pitta en el estómago; se pueden aliviar bebiendo una infusión de comino y semillas de coriandro –media cucharadita de cada una en una taza de agua caliente. Al mismo tiempo, aplicar aceite de sándalo o pasta de sándalo en las sienes. El dolor de cabeza occipital es indicio de acumulación de toxinas en el colon; tomar dos cucharaditas de linaza antes de dormir en una taza de leche caliente. Simultáneamente, aplicar pasta de jengibre detrás de las orejas (apófisis mastoides).

**Dolor de espalda:** aplicar en el área afectada una pasta de jengibre y, después, aceite de eucalipto.

**Dolor de garganta:** mezclar media cucharadita de mirto en polvo y media cucharadita de salvia en agua caliente y hacer gárgaras.

**Dolor de muelas:** aplicar tres gotas de aceite de clavo en la muela afectada.

**Dolor de oídos:** administrar tres gotas de aceite de ajo en el oído. También se puede hacer una mezcla con una cucharadita de jugo de cebolla y media cucharadita de miel y administrar de 5 a 10 gotas en el oído.

**Encías sangrantes:** aplicar mirra en polvo en las encías o beber zumo de limón. También se puede masajear las encías con aceite de coco.

**Erupción:** aplicar pulpa de hojas de cilantro en el área afectada o beber infusión de semillas de coriandro –una cucharadita de semillas de coriandro en una taza de agua.

**Escozor de ojos:** aplicar unas cuantas gotas de agua de rosas pura o gel fresco de aloe vera en el ojo afectado. Por vía interna, se puede tomar infusión de crisantemo o de manzanilla –1-2 cucharaditas por taza.

**Esguince:** masajear con una mezcla hecha con partes iguales de aceite de almendras y aceite de ajo. Añadir a la bañera con agua caliente media taza de jengibre en polvo y media taza de bicarbonato de soda. Agregar también una cucharadita de aceite de eucalipto. Sumergir en el agua quince minutos. Aplicar una pasta caliente de jengibre con cúrcuma (una cucharadita de jengibre con media cucharadita de cúrcuma) en el área afectada dos veces al día.

**Estreñimiento:** si el estreñimiento es grave, beber una infusión de raíz de ruibarbo (una cucharadita por taza), con un cuarto de cucharadita de jengibre en polvo y un cuarto de cucharadita de regaliz (aumentar la dosis si es necesario). Si es moderado, mezclar de una a dos cucharaditas de cáscaras en polvo de zaragatona en una taza de agua caliente, y beberla antes de dormir. Si es suave, tomar una cucharadita de ghee en una taza de leche caliente.

**Forúnculos:** para hacer madurar el forúnculo, aplicar una cataplasma de cebollas cocidas o una pasta de jengibre en polvo y cúrcuma (media cucharadita de cada uno) directamente sobre el forúnculo.

**Gas (abdominal):** preparar una infusión de cardamomo, hinojo y jengibre mezclados a partes iguales –una cucharadita de la mezcla por taza de agua, a la que se puede añadir una pizca de asafétida.

**Halitosis:** limpiarse la boca con regaliz en polvo y masticar semillas de hinojo. Para uso interno, hacer una infusión con una cucharadita de una mezcla de cardamomo, canela y hojas de laurel a partes iguales por taza.

**Hemorragia nasal:** para evitar la propensión a la hemorragia, mezclar media cucharadita de clorofila, una cucharadita de gel de aloe vera y una cucharadita de ghee; beber esta mezcla tres veces al día. También se puede tomar una cucharada de polen dos o tres veces al día. El remedio rápido consiste en aplicar hielo en la nariz hasta que se detenga la pérdida de sangre.

**Hemorroides:** beber media cucharada de gel de aloe con un poco de jengibre dos veces al día, hasta que las hemorroides desaparezcan.

**Hipo:** tomar una cucharadita con dos partes de miel por una parte de aceite de ricino; una cucharadita cada vez.

**Indigestión:** tomar 2-3 cápsulas «00» de trikatu (mezcla a partes iguales de jengibre seco, pimienta negra y pimienta larga india, que se puede sustituir por pimentón, y jengibre en polvo) con un poco de agua caliente, antes de las comidas. Es adecuado para la falta de apetito, la asimilación lenta y la malabsorción. Para la hiperacidez, tomar 2-3 cápsulas «00» de genciana, agracejo y regaliz a partes iguales, después de las comidas.

**Inflamación:** beber agua de cebada. Para elaborarla, hervir cuatro partes de agua con una parte de cebada, y colarla. La infusión de cilantro también es eficaz. Para la inflamación externa, aplicar en el área afectada dos partes de cúrcuma en polvo mezclada con una parte de sal. Beber una infusión de gotu kola: una cucharada de la hierba por taza de agua.

**Intoxicación alimentaria o por radiación:** en una taza de sopa de miso, añadir una cucharadita de ghee, media cucharadita de cilantro y media cucharadita de comino en polvo.

**Picaduras y mordeduras venenosas:** beber jugo de cilantro o una infusión de llantén –1-2 cucharaditas por taza de agua. También se puede aplicar pasta de sándalo en el área afectada.

**Quemaduras:** hacer una pasta con gel de aloe vera fresco y una pizca de cúrcuma en polvo. También se puede usar ghee o aceite de coco.

**Resfriado común:** en un litro de agua, agregar una cucharada de jengibre fresco rallado junto con una cucharadita de canela y una cucharadita de regaliz; hervir la mezcla durante diez minutos. Tomar una taza cada tres horas, endulzada con un poco de miel. O simplemente tomar una infusión de jengibre fresco.

**Sangrado (externo):** aplicar hielo o pasta de sándalo en el lugar que sangra. También puede aplicarse la ceniza negra de una bola de algodón quemada, o bien una cataplasma de milenrama o de hojas de consuelda.

**Sangrado (interno):** mezclar media cucharadita de cúrcuma y una pizca de azafrán o de alumbre en una taza de leche caliente y beberla.

**Sueño (exceso):** por la tarde, beber una infusión hecha con media cucharadita de raíz de cálamo en polvo y un cuarto de cucharadita de jengibre en polvo por taza de agua, o alternativamente beber una taza de infusión de hojas de albahaca.

**Sueño (falta):** beber una taza de leche caliente con media cucharadita de nuez moscada. Para casos más serios, tomar una infusión de valeriana (1-2 cucharaditas por taza de agua), a la que se le puede añadir una cucharadita de ashwagandha en polvo. Masajear las plantas de los pies o el cuero cabelludo con aceite de brahmi (gotu kola), o alternativamente, con aceite de sésamo caliente.

**Tos:** beber una infusión de raíz de helenio, a la que se le pueden añadir pequeñas cantidades de jengibre y de regaliz –1-2 cucharaditas de las plantas por taza de agua hirviendo; endulzarla con un poco de miel. Para la mucosidad, preparar una infusión con media cucharadita de jengibre en polvo, un cuarto de cucharadita de clavo y un cuarto de cucharadita de canela; endulzar con miel.

**Veneno (general):** tomar 1-2 cucharaditas de ghee o una taza moderadamente fuerte de infusión de regaliz, y consultar al médico.

# Apéndice IV

## Glosario de términos médicos

*afrodisiaco,-a* que revitaliza el cuerpo al revigorizar los órganos sexuales.

*alopecia* calvicie natural o anormal; pérdida del cabello.

*amenorrea* ausencia o supresión de la menstruación.

*anabólico,-a* relativo a la fase constructiva del metabolismo, a la reconstitución (reparación y crecimiento) de sustancias corporales.

*analgésico,-a* que alivia el dolor.

*antibiótico,-a* que inhibe el crecimiento de los microorganismos o los destruye.

*antiespasmódico,-a* que mitiga los espasmos voluntarios e involuntarios de los músculos.

*antihelmíntico,-a* que ayuda a eliminar y expulsar los parásitos (incluye vermicidas y vermífugos; en ayurveda, el término parásitos incluye lombrices, bacterias, hongos y levaduras).

*antipirético,-a* que elimina el calor, el ardor y la fiebre.

*aromático,-a* (referido a una planta) que contiene aceites volátiles y esenciales que favorecen la digestión y alivian los gases intestinales.

*astringente* que reafirma los tejidos y órganos; que reduce las secreciones corporales.

*carminativo,-a* que elimina los gases intestinales, el dolor y la distensión abdominal; que estimula la peristalsis.

*catabólico,-a* relativo a la fase destructiva del metabolismo.

*catártico* laxante fuerte que produce una rápida evacuación.

*demulcente* que calma, nutre y protege las membranas internas.

*depurativo,-a* que tiende a restablecer el estado normal de salud; limpia y purifica la sangre; modifica los procesos nutritivos y excretores existentes de manera gradual devolviendo las funciones corporales a la normalidad.

*desobstructor* que elimina las obstrucciones corporales.

*diaforético,-a* sudorífico; que provoca transpiración y favorece la eliminación a través de la piel.

*dismenorrea* menstruación dolorosa o difícil.
*disnea* dificultad al respirar.
*diurético,-a* que estimula la actividad de los riñones y la vejiga y aumenta la micción.

*emenagogo,-a* que regula y estimula la menstruación.
*emético,-a* que induce al vómito.
*emoliente* que calma, suaviza y protege la piel.
*enteritis* inflamación del intestino delgado.
*epistaxis* hemorragia nasal.
*erisipela* enfermedad aguda de la piel y del tejido subcutáneo con una extensa inflamación e hinchazón.
*esplenomegalia* inflamación del bazo
*estimulante* que aumenta el calor interno, elimina el frío interno y refuerza el metabolismo y la circulación.
*estomacal* que refuerza la función del estómago.
*expectorante* que fomenta la eliminación de la flema y las mucosidades de la garganta y de los pulmones.

*febrífugo,-a* que reduce la fiebre.

*gastritis* inflamación del estómago.

*hematemesis* vómito de sangre.
*hemoptisis* expulsión de sangre de los pulmones o los bronquios por la boca.
*hemostático-a* que detiene la pérdida de sangre; tipo de astringente que detiene la pérdida de sangre interna o la hemorragia.
*hepatomegalia* tamaño anormalmente grande del hígado.
*hidropesía* edema generalizado.

*laxante* que favorece el movimiento intestinal.
*litolítico,-a* que disuelve y elimina los cálculos y arenillas urinarios y biliares.

*malabsorción* absorción inadecuada de los nutrientes en el tracto intestinal.
*menorragia* sangrado excesivo durante la menstruación.

*nefritis* inflamación del riñón.
*nervino,-a* que fortalece la actividad funcional del sistema nervioso; puede ser estimulante y sedante.
*neurastenia* debilidad nerviosa grave, agotamiento nervioso.

| | |
|---|---|
| *refrigerante* | que reduce la temperatura del cuerpo y alivia la sed. |
| *rejuvenecedor,-ra* | que previene el deterioro físico, retrasa el envejecimiento y revitaliza los órganos. |
| *sedante* | que calma y tranquiliza al ralentizar la actividad funcional de órganos o partes del cuerpo. |
| *supuración* | formación de pus y expulsión de este. |
| *tónico-amargo,-a* | (referido a una planta amarga) que en pequeñas cantidades estimula la digestión y, consecuentemente, regula el calor corporal. |
| *tónico-nutritivo,-a* | (referido a una planta) que aumenta el peso y la densidad y nutre el cuerpo. |
| *urticaria* | estado de la piel que comporta ronchas con prurito; comezón. |
| *vasodilatador,-ra* | que dilata los vasos sanguíneos. |
| *vermicida* | que elimina los parásitos intestinales. |
| *vulnerario,-a* | que favorece la curación de las heridas al protegerlas contra las infecciones y estimular el crecimiento celular. |

# Apéndice V

## Glosario sánscrito

| | |
|---|---|
| *agni* | fuego biológico que rige el metabolismo; fuerza cósmica de transformación. |
| *agni dipana* | sustancia que aumenta el agni, fuego digestivo. |
| *Ahamkara* | Ego; sentido del yo que separa. |
| *ama* | toxinas; alimentos mal digeridos o materias de desecho que no se han eliminado. |
| *ama pachana* | sustancias que estimulan la digestión o la destrucción de *ama*. |
| *anjana* | medicinas a base de plantas que se aplican en los ojos. |
| *anupana* | sustancias que sirven como vehículos para tomar con plantas. |
| *apana vayu* | prana que rige el movimiento descendente de las heces, la orina, el semen, el fujo menstrual y el parto. |
| *Atman* | el Ser Verdadero o la conciencia pura. |
| *basti* | enema medicinal. |
| *bhakti yoga* | yoga de la devoción. |
| *Brahman* | Realidad Espiritual, lo Absoluto. |
| *buddhi* | inteligencia cósmica individualizada; el poder de la determinación. |
| *chitta* | la conciencia en su totalidad y condicionada. |
| *dhatus* | los siete tejidos básicos del cuerpo. |
| *doshas* | los tres tipos básicos de humores biológicos que determinan la constitución individual. |
| *guna* | atributo; cualidad. |
| *kapha* | humor del agua del cuerpo. |
| *Mahat* | Inteligencia Cósmica. |
| *manas* | la mente condicionada. |
| *mantra* | sílabas-semilla especiales que transmiten la energía cósmica. |
| *nasya* | administración de las medicinas por vía nasal. |
| *nirama* | sin ama. |

| | |
|---|---|
| *ojas* | esencia sutil de todos los fluidos vitales responsables de la salud, la armonía y del crecimiento espiritual. |
| *panchakarma* | cinco tipos de purificación o de terapia purificadora. |
| *panchakashaya* | cinco métodos principales de preparación de las plantas. |
| *pitta* | humor del fuego del cuerpo. |
| *prabhava* | potencia especial de cada planta, aparte de las reglas generales. |
| *prakruti* | gran naturaleza; principio creativo; materia. |
| *prana* | fuerza vital; movimiento descendente que rige la inhalación y la deglución. |
| *puja* | ceremonia religiosa devocional. |
| *Purusha* | espíritu original; el principio de la conciencia. |
| *rajas* | principio de la energía, de la actividad, de la emoción y de la turbulencia. |
| *rasa* | sabor inicial de una sustancia; esencia. |
| *rasayana* | terapia rejuvenecedora que regenera el cuerpo y la mente, previene el deterioro y retrasa el envejecimiento. |
| *sama* | con ama. |
| *samana prana* | que rige el sistema digestivo. |
| *sattva* | principio de la luz, la percepción, la inteligencia y la armonía. |
| *Shakti* | principio femenino de la energía divina cósmica. |
| *Shiva* | principio masculino del ser divino cósmico. |
| *soma* | esencia de la energía de la mente y del sistema nervioso. |
| *srotas* | canales corporales. |
| *tamas* | principio de la inercia, el embotamiento, la oscuridad y la resistencia. |
| *tejas* | fuego de la mente. |
| *udana prana* | que rige la palabra, la energía, la voluntad, la memoria y la exhalación. |
| *vajikarana* | sustancias que mejoran la vitalidad sexual y su funcionamiento. |
| *vata* | humor del aire del cuerpo. |
| *Vedas* | antiguas escrituras de India. |
| *vikruti* | enfermedad; desviación de la naturaleza. |
| *vipaka* | efecto postdigestivo (dulce, ácido y picante). |
| *virya* | energía de la sustancia, puede ser calorífica o refrescante. |
| *vyana prana* | que rige el sistema circulatorio y el movimiento de las articulaciones y de los músculos. |
| *yantra* | diagramas místicos; dibujos geométricos que manifiestan la ley cósmica y canalizan la energía cósmica. |
| *yoga* | metodología de la aplicación práctica y coordinada del conocimiento, la espiritualidad, ciencia de la autorrealización. |

# Apéndice VI

## Terminología científica de las plantas

| | |
|---|---|
| *Abutilon indicum* | *Atibala* |
| *Acacia senegal* | Acacia Senegal |
| *Achillea millefolium* | Milenrama |
| *Acorus calamus* | Cálamo aromático |
| *Adiandum capillus-veneris* | Culantrillo |
| *Aegle marmelos* | Membrillo de Bengala, *bilva* |
| *Agrimonia eupatoria* | Agrimonia |
| *Allium cepa* | Cebolla |
| *Allium sativum* | Ajo |
| *Aloe spp.* | Aloe |
| *Alpinia officinarum* | Galanga menor |
| *Althaea officinalis* | Malvavisco |
| *Amygdalus communis* | Almendra |
| *Andropogon muricatus* | Vetiver |
| *Anethum graveolens* | Eneldo |
| *Angelica* | Angélica china, *tang kuei* |
| *Angelica archangelica* | Angélica |
| *Anthemis nobilis* | Manzanilla |
| *Apium graveolens* | Apio silvestre, *ajwan* (semillas) |
| *Apocynum androsaemifolium* | Apocinio, matacón |
| *Aralia racemosa* | Espinacardo |
| *Arctium lappa* | Bardana |
| *Arctostaphylos uva-ursi* | Gayuba |
| *Arnica montana* | Árnica |
| *Artemisia absinthium* | Ajenjo |
| *Artemisia dracunculus* | Estragón |
| *Artemisia vulgaris* | Artemisa |
| *Asarum canadense* | Jengibre silvestre |
| *Asclepias tuberosa* | Asclepias tuberosa (raíz) |
| *Asparagus adscendens* | *Safed musli* |
| *Asparagus officinalis* | Espárrago |
| *Asparagus racemosus* | Espárrago asiático, *shatavari* |
| *Avena sativa* | Avena (paja) |
| *Azadiracta indica* | Nim (de India) |
| *Bambusa arundinaceae* | Bambú gigante, *vamsha rochana* |
| *Baptisia tinctoria* | Índigo salvaje o añil |
| *Barosma betulina* | Buchú |
| *Berberis spp.* | Agracejo |
| *Betula alba* | Abedul blanco |
| *Boerhavia diffusa* | Batatilla, *punarnava* |
| *Borago officinalis* | Borraja |
| *Boswellia serrata* | *Sallaki* |
| *Boswellia thurifera* | Árbol del incienso |
| *Brassica alba* | Mostaza (semillas) |
| *Calendula officinalis* | Caléndula |
| *Capsella bursapastoris* | Bolsa de pastor |
| *Capsicum spp.* | Chile, pimentón |
| *Carbenia benedicta* | Cardo santo |
| *Carthamus tinctorius* | Cártamo |
| *Carum carvi* | Alcaravea |
| *Caryophyllus aromaticus* | Clavo de olor |
| *Cassia acutifolia* | Sen |
| *Caulophyllum thalictroides* | Cohosh azul |

| | |
|---|---|
| *Ceanothus spp.* | Ceanoto |
| *Centella asiatica* | Centella asiática, *gotu kola, brahmi* |
| *Cetraria islandica* | Liquen de Islandia |
| *Chelone glabra* | Chelone glabra |
| *Chenopodium anthelminticum* | Pazote |
| *Chimaphila umbellata* | Quimafila |
| *Chondrus crispus* | Musgo de Irlanda |
| *Chrysanthemum indicum* | Crisantemo |
| *Cichorium intybus* | Achicoria silvestre |
| *Cimicifuga racemosa* | Cimicifuga, cohosh negro |
| *Cinchona succirubra* | Quino (corteza) |
| *Cinnamomum camphora* | Alcanfor |
| *Cinnamomum zeylanicum* | Canela |
| *Citrus acida* | Lima |
| *Citrus aurantium* | Naranja (piel) |
| *Citrus limonum* | Limón |
| *Cochlearia armoracia* | Rábano picante |
| *Cocus nucifera* | Coco |
| *Collinsonia canadensis* | Raíz de piedra, bálsamo de caballo |
| *Commiphora mukul* | Bedellium indio, *guggul* |
| *Commiphora myrrha* | Mirra |
| *Coptis spp.* | Coptis |
| *Coriandrum sativum* | Cilantro (hierba fresca); coriandro (semilla) |
| *Crataegus oxycantha* | Espino blanco (bayas) |
| *Crocus sativus* | Azafrán |
| *Cucurbita pepo* | Calabaza (semillas) |
| *Cuminum cyminum* | Comino |
| *Curcuma longa* | Cúrcuma |
| *Cymbopogon citratus* | Limoncillo |
| *Cyperus rotundus* | Cípero, *musta* |
| *Cypripedium pubescens* | Zapatito de dama |
| | |
| *Daucus carota* | Zanahoria silvestre |
| *Dioscorea spp.* | Ñame, batata silvestre |
| *Dryopteris filix-mas* | Helecho macho |
| | |
| *Echinacea angustifolia* | Equinácea |
| *Eclipta alba* | *Bhringaraj* |
| *Elettaria cardamomum* | Cardamomo |
| *Eleutherococcus senticosus* | Ginseng siberiano |
| *Embelia ribes* | *Vidanga* |
| *Emblica officinalis* | Grosella espinosa india, *amalaki, amla* |
| *Ephedra spp.* | Efedra americana |
| *Ephedra vulgaris* | Efedra |
| *Equisetum spp.* | Cola de caballo |
| *Eriodictyon glutinosum* | Hierba santa |
| *Erythrae centaurium* | Centaura europea |
| *Eucalyptus globulus* | Eucalipto |
| *Euonymus atropurpureus* | Bonetero |
| *Eupatorium perfoliatum* | Eupatoria |
| *Eupatorium purpureum* | Eupatoria púrpura |
| *Euphrasia officinalis* | Eufrasia |
| *Euryale ferox* | Nuez-tuerca de zorro |
| *Evoluvus alsinades* | *Shankha pushpi* |
| | |
| *Ferula asafoetida* | Asafétida |
| *Foeniculum vulgaris* | Hinojo |
| *Fragaria spp.* | Fresa (hojas) |
| *Fucus visiculosis* | Fucus, laminaria |
| | |
| *Galium aparine* | Amor de hortelano |
| *Garcinia gummi-gutta* | Tamarindo malabar |
| *Gaultheria procumbens* | Gaulteria |
| *Gentiana spp.* | Genciana |
| *Geranium maculatum* | Geranio manchado |
| *Glecoma hederacea* | Hiedra terrestre |
| *Glycyrrhiza glabra* | Regaliz |
| *Gossypium herbaceum* | Algodonero (raíz) |
| *Grindelia spp.* | Grindelia |
| *Gymnena sylvestre* | *Gurmar* |
| *Hamamelis virginiana* | Hamamelis de Virginia |
| *Harpagophytum procumbens* | Harpagófito |

| | |
|---|---|
| *Helonias dioica* | Falsa raíz de unicornio |
| *Hibiscus rosa-sinensis* | Hibisco, rosa de China (flor) |
| *Holarrhena antidysenterica* | *Kutaj* |
| *Hordeum distichon* | Cebada |
| *Humulus lupulus* | Lúpulo |
| *Hydrastis canadensis* | Sello de oro |
| *Hydrocotyle asiatica* | Centella asiática, *gotu kola, brahmi* |
| *Hypericum perforatum* | Corazoncillo, hipérico |
| *Hyssopus officinalis* | Hisopo |
| *Ilex paraguariensis* | Hierba mate |
| *Illicium verum* | Anís estrellado |
| *Inula spp.* | Helenio |
| *Ipomoea digitata* | *Vidari kanda* |
| *Iris versicolor* | Lirio azul |
| *Jasminum grandiflorum* | Jazmín |
| *Jateorhiza calumba* | Calumba |
| *Juglans cinerea* | Nogal blanco americano |
| *Juglans nigra* | Nogal negro americano |
| *Juniperus spp.* | Enebro (bayas) |
| *Larrea divaricata* | Chaparral |
| *Laurus nobilis* | Laurel (hojas) |
| *Lavandula spp.* | Lavanda |
| *Lawsonia spp.* | Alheña |
| *Leonorus cardiaca* | Agripalma |
| *Leptandra virginica* | Leptandra |
| *Ligusticum porteri* | Osha |
| *Lilium spp.* | Azucena, lirio |
| *Linum usitatissimum* | Lino (semillas), linaza |
| *Lobelia inflata* | Lobelia |
| *Lythrum salicaria* | Salicaria, arroyuela |
| *Mahonia repens* | Mahonia reptante |
| *Malva spp.* | Malva |
| *Marrubium vulgare* | Marrubio |
| *Matricaria chamomilla* | Manzanilla |
| *Medicago sativa* | Alfalfa |
| *Melissa officinalis* | Melisa |
| *Mentha arvensis* | Menta arvensis o japonesa |
| *Mentha piperita* | Menta piperita |
| *Mentha pulegium* | Menta poleo |
| *Mentha spicata* | Hierbabuena, menta verde |
| *Menyanthes trifoliata* | Trébol de agua, trébol de pantano |
| *Mitchella repens* | Hierba tora |
| *Mucuna pruriens* | Grano de terciopelo, *kapikacchu* |
| *Myrica spp.* | Mirto |
| *Myristica fragans* | Nuez moscada |
| *Nardostachys jatamamsi* | *Jatamansi* |
| *Nelumbo nucifera* | Loto |
| *Nepeta cataria* | Hierba gatera |
| *Nymphaea odorata* | Nenúfar perfumado |
| *Ocinum spp.* | Albahaca |
| *Origanum majorana* | Mejorana |
| *Origanum vulgare* | Orégano |
| *Paeonia officinalis* | Peonia |
| *Panax ginseng* | Ginseng |
| *Papaver spp.* | Amapola |
| *Passiflora incarnata* | Flor de la pasión, pasiflora |
| *Petroselinum spp.* | Perejil |
| *Phoenix dactylifera* | Dátil |
| *Phyllantus niruni* | Chancapiedra |
| *Phytolacca spp.* | Fitolaca (raíz) |
| *Picrorhiza Kurroa* | *Katuka* |
| *Pimento officinalis* | Pimienta de Jamaica |
| *Pimpinella anisum* | Anís |
| *Pinus alba* | Pino blanco |
| *Piper cubeba* | Pimienta, pimienta cubeba o deJava |

| | |
|---|---|
| *Piper longum* | Pimienta larga india, pippali |
| *Piper nigrum* | Pimienta negra |
| *Plantago major* | Llantén, plantago |
| *Plantago psyllium* | Zaragatona (semillas) |
| *Plumbago zeylonica* | *Chitrak* |
| *Podophyllum peltatum* | Podofilo |
| *Polygonatum spp.* | Sello de Salomón |
| *Polygonum bistorta* | Bistorta |
| *Polygonum multiflorum* | *Fo-ti* |
| *Populus tremula* | Álamo temblón |
| *Potentilla tormentilla* | Tormentila |
| *Primula vulgaris* | Prímula, primavera |
| *Prunella vulgaris* | Consuelda menor |
| *Prunus armeniaca* | Albaricoque (semilla) |
| *Prunus spp.* | Cerezo silvestre (corteza) |
| *Pueraria tuberosa* | *Kudzu* |
| *Punica granatum* | Granado |
| *Quercus alba* | Roble blanco |
| *Rehmannia glutinosa* | Rehmannia |
| *Rhamnus purshianus* | Cáscara Sagrada |
| *Rheum spp.* | Ruibarbo |
| *Rhus glabra* | Zumaque |
| *Ricinus communis* | Ricino (aceite) |
| *Rorippa nasturtium* | Berro |
| *Rosa spp.* | Rosa |
| *Rosmarinus officinalis* | Romero |
| *Rubia cordifolia* | Rubia, *manjishta* |
| *Rubus fructicosus* | Zarzamora |
| *Rubus spp.* | Frambueso |
| *Rumex crispus* | Acedera |
| *Ruta graveolens* | Ruda |
| *Sabbatia angularis* | Centaura americana |
| *Saccharum officinarum* | Azúcar |
| *Salix spp.* | Sauce (corteza) |
| *Salvia officinalis* | Salvia |
| *Salvia polystachya* | Salvia silvestre, chía de campo (semillas) |
| *Sambucus spp.* | Saúco (flores) |
| *Santalum albus* | Sándalo |
| *Sassafras officinale* | Sasafrás |
| *Satureia hortensis* | Ajedrea de jardín |
| *Scutellaria spp.* | Escutelaria |
| *Serenoa serrulata* | Palmito salvaje |
| *Sesamum indicum* | Sésamo, ajonjolí (semillas) |
| *Sida cordifolia* | Malva silvestre de India, *bala* |
| *Sida rhombifolia* | Malvilla, *mahabala* |
| *Smilax spp.* | Zarzaparrilla |
| *Stachys betonica* | Betónica (madera) |
| *Stellaria media* | Pamplina |
| *Stillingia sylvatica* | Estilingia |
| *Symphytum officinale* | Consuelda |
| *Symplocarpus foetidus* | Col fétida |
| *Symplocos racemosa* | *Lodhra* |
| *Tabebuia avellanedae* | Palo de arco |
| *Tamarindus indica* | Tamarindo |
| *Tanacetum vulgare* | Tanaceto, hierba lombriguera |
| *Taraxacum officinalis* | Diente de león |
| *Terminalia arjuna* | Arjuna |
| *Terminalia belerica* | *Bibhitaki* |
| *Terminalia chebula* | Mirobálano, *haritaki* |
| *Thymus vulgaris* | Tomillo |
| *Tinospora cordifolia* | *Guduchi* |
| *Tribulis terrestris* | Abrojo, *gokshura* |
| *Trifolium pratense* | Trébol rojo |
| *Trigonella foenumgraeceum* | Fenogreco |
| *Turnera aphrodisiaca* | Damiana |
| *Tussilago farfara* | Tusílago |
| *Typha spp.* | Espadaña |

| | |
|---|---|
| *Ulmus fulva* | Olmo rojo |
| *Urtica urens* | Ortiga |
| | |
| *Valeriana spp.* | Valeriana |
| *Verbascum thapsus* | Gordolobo, verbasco |
| *Verbena spp.* | Verbena |
| *Viburnum opulus* | Mundillo |
| *Viola spp.* | Violeta |
| *Viscum album* | Muérdago blanco |
| *Vitis vinifera* | Vid, viña |
| | |
| *Withania somnifera* | Cerezo de invierno, *ashwagandha* |
| | |
| *Zanthoxylum spp.* | Zanthoxylum |
| *Zea mays* | Maíz (estigma) |
| *Zingiber officinale* | Jengibre |

# Bibliografía


*A Barefoot Doctor's Manual*. Seattle, WA: Cloudburst Press, 1977.

BENSKY DAN, ANDREW GAMBLE (edición). *Chinese herbal medecine, Materia medica*. Seattle, WA: Eastland Press, 1986.

BHISHAGRATNA, K. L. (trad.). *Sushruta Samhita*. Varanasi, India: Chowkhamba Sanskrit Series, 1981.

CHRISTOPHER, JOHN R. *School of Natural Healing*. Provo, Utah, BiWorld, 1976.

DASH, BHAGWAN, MANFRED JUNIUS. *A Handbook of Ayurveda*. New Delhi, India: Concept Publishing Company, 1983.

DASH, BHAGWAN, MANFRED JUNIUS. *Materia Medica of Ayurveda*. New Delhi, India: Concept Publishing Company, 1983.

HUTCHENS, ALMA R. *Indian Herbology of North America*. Windsot, Ontario: Merco, 1974.

LAD, VASANT. Ayurveda: *La ciencia de curarse a uno mismo*. Pax México, 2008.

MOORE, MICHAEL. *Medicinal Plants of the Mountain West*. Santa Fe, NM: The Museum of New Mexico Press, 1982.

NADKARNI, K. M. *Indian Materia Medica*. Bombay, India: Popular Prakasham, 1976.

SAVNUR, H. *Ayurvedic Materia Medica*. Delhi, India: Sri Satguru Publications, 1984.

SHARMA, D. P. *Treatise on Thirty Important Baidyanath Ayurvedic Products*. Patna, India: Shree Baidyanath Ayurved Bhawan Ltd., 1977.

SHARMA, R. K., BHAGWAN DASH (trad.). *Charaka Samhita*. Varanasi, India: Chowkhamba Sanskrit Series, 1977.

TIERRA, MICHAEL. *The Way of Herbs*. New York, NY: Washington Square Press, 1983.

# Índice de plantas

# Índice analítico

## Acerca de los autores

El Dr. David Frawley (Pandit Vamadeva Shastri) es uno de los pocos occidentales reconocido en India como maestro védico (*vedacharya*). Sus muchos campos de especialización incluyen la medicina ayurvédica, la astrología védica, el yoga, el vedanta y los mismos *Vedas*. Es autor de más de veinte obras sobre estos temas y de numerosos libros sobre ayurveda. Sus obras de tema ayurvédico abordan diversos aspectos de esta ciencica milenaria, como la herbolaria, la psicología, el ayurveda y el yoga y el tratamiento ayurvédico de enfermedades comunes, que en su conjunto ofrecen una gama completa de información sobre la teoría y la práctica ayurvédica. También colabora en numerosos periódicos y revistas, e imparte clases y conferencias en todo el mundo, incluida India. En la actualidad, el Dr. Frawley es el director del Instituto Americano de Estudios Védicos.

Esta es la tercera obra del Dr. David Frawley, siendo las dos anteriores: *Salud ayurveda - Guía práctica de terapias ayurvédicas* y *Yoga y ayurveda - Autosanación y autorrealización*.

El Dr. Vasant Lad, de origen indio, es uno de los máximos expertos en ayurveda en Estados Unidos de América. Su formación académica y práctica abarca el estudio de la alopatía (medicina occidental) y la cirugía, además de la ciencia del ayurveda tradicional. El Dr. Lad trabajó durante tres años como director médico del Hospital de Ayurveda en Pune, India, y también ocupó el cargo de catedrático de medicina clínica en el Colegio Universitario de Medicina Ayurvédica de Pune, donde enseñó durante quince años. A partir de 1979, empezó a viajar por Estados Unidos de América para compartir sus conocimientos del ayurveda, y en 1984, ocupó el cargo de director del Instituto de Ayurveda de Alburquerque, que continúa ejerciendo en la actualidad.

El Dr. Vasant Lad viaja por todo el mundo realizando consultas y divulgando sus conocimientos a través de cursos y seminarios.

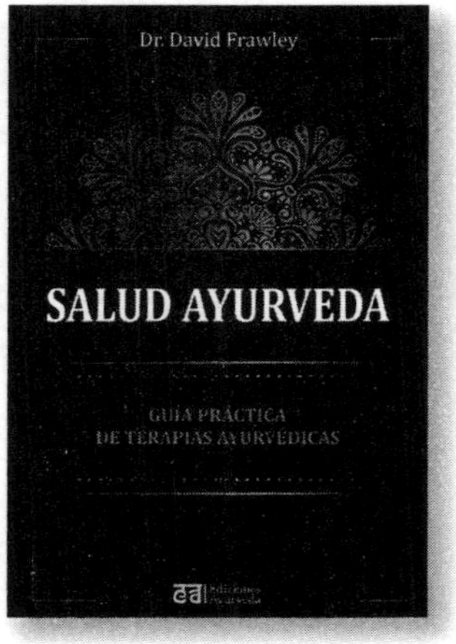


*Salud ayurveda* es un excelente manual de terapias ayurvédicas tanto para los que se acercan por primera vez a esta ciencia milenaria como para la consulta del profesional. Con una simplicidad magistral, el Dr. Frawley presenta una amplia variedad de tratamientos que incluyen dietas, plantas y hierbas, aceites, gemas, mantras y meditación.

Estructurado en tres partes –filosofía ayurvédica, tratamiento de las enfermedades y fórmulas magistrales–, *Salud ayurveda* pone al alcance del lector occidental la sabiduría del antiguo sistema indio de medicina holística del ayurveda. Un libro para los que se toman la salud en serio.